方剂百科：

传统中医方剂全解

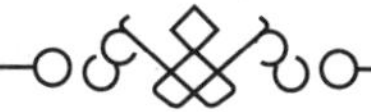

曾培杰 · 编著

朗照清度　唐婉瑜 · 整理

辽宁科学技术出版社
LIAONING SCIENCE AND TECHNOLOGY PUBLISHING HOUSE

拂石医典
FU SHI MEDBOOK

图书在版编目（CIP）数据

方剂百科：传统中医方剂全解 / 曾培杰编著. — 沈阳：辽宁科学技术出版社，2024.1

ISBN 978-7-5591-3409-7

Ⅰ. ①方… Ⅱ. ①曾… Ⅲ. ①方剂学—研究 Ⅳ. ① R289

中国国家版本馆 CIP 数据核字（2024）第 022678 号

出版发行：辽宁科学技术出版社
北京拂石医典图书有限公司
地址：北京海淀区车公庄西路华通大厦 B 座 15 层
联系电话：010-57262361/024-23284376
E-mail：fushimedbook@163.com
印 刷 者：河北环京美印刷有限公司
经 销 者：各地新华书店

幅面尺寸：145mm×210mm
字 数：323 千字 印 张：15
出版时间：2024 年 1 月第 1 版 印刷时间：2024 年 1 月第 1 次印刷

责任编辑：陈 颖 孙洪娇 责任校对：梁晓洁
封面设计：君和传媒 封面制作：王东坡
版式设计：天地鹏博 责任印制：丁 艾

如有质量问题，请速与印务部联系 联系电话：010-57262361

定 价：85.00 元

前言

一位八十多岁的民间中医李老先生，一颗牙齿也没掉，精神矍铄，没事就过来向我传方传药。

他说，小伙子，方剂药性的基础一定要打牢，我小时候老父亲叫我背的汤头药性，现在还能信手拈来，你随便考，我都能背出来！

于是乎，我只要提到一个方剂，他就会把汤头给背出来。

记得前几年参访的几个老中医，陈厚忠老先生，吴拱成老先生，他们都能把经典方歌随口背出来。

还有很多老中医，他们也一样能把四大经典背下来，一辈子受用不尽！

李老先生自幼学方药,但后来并没有当中医,只是做了牙医,他依靠几百个方剂汤头，把自己打理得健健康康的，家人有一些小病小痛，也是他处理好的，真是“业余学，身家用”啊！

他说，我老伴经常闹脾气，胃也不好，还头晕，其他医生都看过，但都拿她没办法，我就用一个合方拿下了。

他拿出一张药方来，我一看：温胆汤合苓桂术甘汤合半夏白术天麻汤。

这张方李老先生用了几十年，他老伴一不舒服，基本都是用这个方加减，可谓是效如桴鼓。

后来我用这个思路调理类似抑郁症、情绪不稳定、睡眠不好的患者，效果真的很好。

这本《方剂百科：传统中医方剂全解》中收录了几百首名方，有方歌，有方解，有名家医案等内容，可以帮助我们打牢方剂药性的基本功，拓宽用药思路，提高诊疗水平。

学中医一定要重视基本功，方剂就是中医的基本功！这是李老先生传给我的学医秘诀，现在我也传给有缘的读者朋友们，希望大家一起把这个基本功练好！

目录

001　一字散

【来源】宋·严用和《严氏济生方》。

【组成】古代用量：雄黄、细辛各半两，川乌头5个，上为细末，每服一字（约相当于今0.5～1g），姜汁或清茶调服。

【方解】

治疗头风的专方，有祛风止痛之功。

“一字”者，古时服药时用汉代五铢钱币炒取药末，填去一字之量。方中雄黄辛温解毒；细辛祛风止痛；川乌头温经止痛。三药相合，有祛风止痛，温经散寒等作用。服后可使风寒去而头痛止。因方中诸药皆为有毒辛温之品，故服用量不宜过大，每用“一字”即可，所以叫作“一字散”。

【适用证】

专治风寒之邪侵袭头部所致的头痛经久不愈，时发时止的头风证。

【临床医案】暂无。

【加减应用】暂无。

002　一抹金

【来源】元·曹世荣《活幼心书》。

【组成】藜芦、蛇床子、铅丹各15g，硫黄、赤石脂、明矾、五倍子、黄柏各6g。上药为末，同轻粉研匀，用生猪油和药末捣烂涂或清油调搽。

【方解】

治小儿疮痈专方，有清热败毒、排脓敛疮之功。

“一抹”，这里指用法，是将药膏涂抹患处；“金”是言方中有铅丹、硫黄、赤石脂、黄柏等药，研细后颜色呈金黄，酷似古代作货币使用的黄金。又因本方功效卓著，外用治疗皮肤疮疡很快就能见效，“金”喻贵重之义，故名曰“一抹金”。

【适用证】

小儿遍身生疮、溃烂、燥痛、脓汁不下等。

【临床医案】暂无。

【加减应用】暂无。

003　一贯煎

一贯煎中生地黄，沙参归杞麦冬藏；

少佐川楝泄肝气，阴虚胁痛此方良。

【来源】清·魏之琇《柳州医话》。

【组成】北沙参10g，麦冬10g，当归10g，生地黄30g，枸杞子12g，川楝子5g。

【方解】

滋阴养肝，疏肝开郁的代表方、常用方，是涵养肝阴第一良方。

“一贯”，即以一理贯串于事物之中。《论理·里仁》云：

“吾道一以贯之。”此方一贯之意在两方面：

（1）用一味疏肝药川楝子以调肝木之横逆，配入大队养阴药之中，寓疏于补，肝肾同治，一药而贯穿全方，此为一贯。

（2）魏之琇言：“此方可治胁痛、吞酸、疝瘕一切肝病。”整首方的配伍体现了多种治法，如重用生地黄养阴清热；枸杞子配当归滋阴养血柔肝；生地黄配枸杞子又可滋水涵木，肝肾同调；沙参可清金制木，肝肺同治；麦冬可培土益木，肝胃同调。如此多治法，但宗旨皆围绕肝阴不足，贯穿治肝这一个核心，此又为一贯，故名“一贯煎”。

【适用证】

主治以肝肾阴虚、津液亏乏所致的胸脘胁痛、吞酸吐苦、咽干口燥、疝气瘕聚等症。现代用于胃溃疡、胃炎、慢性胃病、慢性肝炎、乳腺病、口腔溃疡、失眠、肋间神经痛、高血压、神经官能症等。

【临床医案】

1. 痰嗽巅疼（王孟英医案《乘桴医影》）

庵令宠，患痰嗽巅疼，口干胁跃，不饥而渴，时或吐酸，舌赤脉弦。以一贯煎增损，投匕即安。

2. 少腹瘕聚（王孟英医案《归砚录》）

邱氏妇，年40余，患少腹瘕聚，时欲上冲，昏晕而厥，卧榻数月，足冷面红，夜不成寐，诸治不应。余按脉虚细而弦，口干无液。予大剂一贯煎，覆杯即愈。

3. 妇人脏躁（吴绍伯医案）

王某，41岁，家庭妇女，曾历5次胎育，流产2次。于半个月前值月经初净，偶因猝受惊吓，感到精神欠爽，夜寐不宁，继而多疑善虑，易发嗔怒，烦躁不安，近午尤甚。渐至无故而悲伤恸泣，情不自禁，似有难言之苦，过后则昏睡迷惘，呵欠泛恶不已，如此数日，反复发作，有时自称鬼祟附体，要人予之招魂祈禳，不顺其意，辄愤不欲生。曾到医院诊治，经多方面检查，均未发现异常，乃转诊于余。

望其两颧部发红，舌赤唇燥，诊其脉细数，手心灼热。辨为“脏躁”证，法取《金匮要略》甘平缓急之甘麦大枣汤，令其连服3剂后复诊，默忖此方对是证，必有桴鼓之应。讵意三朝后，其夫来告，服毕仍然继续发作，并且情绪烦乱益甚。药不中病，值得三思。“甘麦大枣汤”乃仲师对脏躁所制之妙绝方剂，已为古今所公颂，缘何投之罔效？抑辨证有误耶？

细究本例患者，其病证系起源于经水适断而卒遇惊恐，恐则伤肾，肾为肝之母，母伤必累及子，阴血当虚损，下虚则上实，水亏则火燔，治疗首当补肝肾之阴虚，重益水之不足，方能杀其火之有余，资金水生化之源，自然能抑肝木之肆虐。因此给予一贯煎加味：

沙参24g，麦冬、枸杞子、炒枣仁、百合各15g，生地黄、当归、炒白芍各10g，川楝子9g，川黄连6g。1剂，水煎分2次服。

服后，躁情随即静止。药既胜证，续服2剂，睡眠烦乱悉平。为防其反复，嘱其再进2剂以巩固疗效。

【加减化裁】

大便秘结，加瓜蒌仁；痰多，加川贝母；烦热而渴，加知母、石膏；腹痛，加芍药、甘草；两足痿软，加牛膝、薏苡仁；不寐，加酸枣仁；郁火亢盛，加黄连；舌红而干，阴亏过甚，加石斛；脾胃阴虚，加石斛、薏苡仁；虚热汗多，加地骨皮；胸胁硬痛，加鳖甲、牡蛎、生麦芽；胆道疾患，早晚加服白金丸，每次 1g；窒闷腻膈，加生麦芽。

004　一捻金

消积一捻金，丑槟朱黄参。

【来源】明·龚廷贤《古今医鉴》。

【组成】大黄 10g，槟榔 10g，炒牵牛子 20g，人参 10g，朱砂 3g，共研为细末，每服 0.3 ～ 0.6g，蜜水调下。

【方解】

为古代医小儿疾病万全之方，有消食导滞、祛痰通便之功。

又名“小儿一捻金”。小儿体质娇嫩，脏腑薄弱，易罹病患。本方既治风痰外感咳嗽，又疗内伤腹胀纳差，内外通治。“一捻”者，言其用手指捻取，每服一字（即汉五铢钱淹没一字的药量），谓分量很轻；“金”者，是形容其效果可靠，非常贵重。有只用少量药物，可奏奇效之意，故名之。现代已做成中成药，为小儿临床常用药。

【适用证】

主治脾胃不和，痰食阻滞所致的小儿内热积滞，如小儿风痰吐沫、气喘咳嗽、痰涎壅盛、内热积滞、停食停乳、肚腹膨胀、不思饮食、二便不利等症。现代研究，一捻金具有抑菌、利胆退黄、止血、抗肿瘤、调整血压等作用。

【临床医案】

1. 小儿惊风（陈景河医案）

旧邻黄姓7岁小儿，素无病，2年前突于某夜惊叫一声，当即四肢抽搐，“八候”毕现（即惊风的八种证候：搐、搦、掣、颤、反、引、窜、视），但少顷平复如初。半年后搐搦再发，十数日一见，近则一日数见。

脉弦滑，手心热，腹稍大。诊为食痫，嘱令购一捻金，每服3.5g，以薄荷叶、钩藤少许为引，煎汤送服。

儿父与余过从甚密，不拘礼仪，直率而言：“一捻金家里现存着，不必现买……你别替我心疼钱，掂量点好药！”余复为之一笑，答曰：“先吃7天，再做道理。”儿父默然而去。

7日后复来，面带喜色，服药后确未一发，且食增眠实。嘱继服3个月而止。病者今过四旬，以刻字为业，子亦20余岁，父子皆无他异。

2. 小儿肺炎

用一捻金1次0.6g，每日2次，空腹蜜水调服。治疗12例，痊愈9例，好转2例，1例合并麻疹转院，总有效率为91.66%。

3. 小儿支气管哮喘

用一捻金每次0.6g，每日2次。治疗69例，痊愈63例，好转6例，总有效率为100%。

【加减应用】

发热，去党参，加栀子；口渴，加生地黄、莲子心；疼痛甚加牡丹皮、丹参；小便赤热加木通。

005 二至丸

二至女贞与旱莲，桑椹熬膏和成圆；
肝肾阴虚得培补，消除眩晕与失眠。

【来源】明·王三才《医便》。

【组成】酒制女贞子60g，旱莲草60g。

【方解】

为补益肝肾之良方，又名“女贞丹”，有补肝养肾、滋阴止血之功。

“二至”，即指夏至和冬至两个节气。旱莲草为草本植物，盛夏时茎叶繁茂，叶黑汁足，所以夏至日采集最佳；女贞子其木隆冬不凋，冬至时果实熟透，味全气厚，所以冬至日采集为佳。

《医方集解》云：“冬青子即女贞实，冬至日采，不拘多少，阴干，蜜酒拌蒸，过一夜，粗袋擦去皮，晒干为末。旱莲草夏至日采，不拘多少，捣汁为膏，和前药为丸。”本方以二药采集时间命名，故名“二至丸”。服之可以补益肝肾，从而使阴血充足而虚火自平。因其价廉而功大，一直为历代医家所推崇。

【适用证】

主治以肝肾阴虚、虚火上炎所致的眩晕耳鸣、口苦口干、失眠多梦、骨蒸潮热、月经量多、咯血、须发早白等症。现代用于更年期综合征、失眠、崩漏、闭经、功能性子宫出血、不孕、神经衰弱、慢性肾炎、上消化道出血、尿血、遗精等。药理研究，二至丸具有抗衰老、益智、调节免疫机能、缩短血液凝血时间、改善血液流变性、抑制肿瘤、抗炎、降血糖、抗疲劳等作用。

【临床医案】

1. 少白头（罗大伦医案）

有朋友问我在节目里讲的治疗少白头的事情，其实节目播出以后，电视台办公室的电话接了很多，直到第3天我偶尔去办公室，还是有人咨询，看来少白头很多。

我当时是在读博士，很辛苦，要搞科研，很多内容都不是中医的东西，涉及颜色科学、计算机分析等，辛苦得连夜干，结果头发白得很厉害，到剪头的时候，理发师总是劝我焗油，头发剪下去像下雪一样。

但是我知道焗油的染料对人体很不好，就一直拒绝，等到毕业了，就在家里给自己开方子，用的是二至丸，女贞子30g，墨旱莲30g，每天熬水当茶喝（3碗水熬剩2碗），这个二至丸中的女贞子是冬至日采，墨旱莲是夏至日采，这个时候药物的药性传统认为是最好的，所以叫二至丸，有滋阴的作用，我大约服用了1年，结果头发变黑了很多，理发师再也不劝我了，而且还向我咨询缘由。

回家以后，母亲也问我头发怎么黑了？那天录节目，大家也都过来看，原来还真是黑的（当然，没有完全黑，还有残余，但是和以前比好多了）。据说二至丸有人买到了中成药，当然这就更方便了。

2. 秃发（孙幼立医案）

患者倪某，男，35岁，后脑部突然出现圆形秃发，范围约3cm×3cm。此乃肝肾阴虚型。患者不愿服六味地黄丸、二至丸等内服药，仅用秃发擦剂治疗。5天后，秃发处出现新发，但头顶部又出现新的圆形秃发，范围约2cm×3cm。告知患者，此种情况必须同时加服中药才能获效，遵嘱服药7剂后，果然不再出现秃发。盖外用药只能治标，内服药才治本，标本同治，方获良效。

【加减应用】

血虚神倦、头晕、心悸甚者，加当归、白芍、玄参等；失眠重者加生龙骨、生牡蛎、栀子，或丹参、酸枣仁、夜交藤；失眠而苔腻夹痰者加合欢皮；腰酸重者加菟丝子、续断；口干少津者加石斛、麦冬；头皮红亮且瘙痒者加白蒺藜、地骨皮。

006 二仙汤

二仙汤将瘾疹医，仙茅巴戟仙灵脾；

方中知柏当归合，调补冲任贵合机。

【来源】《中医方剂临床手册》之《妇产科学》。

【组成】仙茅9g，仙灵脾（即淫羊藿）9g，当归9g，巴戟天9g，黄柏4.5g，知母4.5g。

【方解】

本方原为妇人更年期综合征或高血压所设，有温肾阳、补肾精、泻相火、调冲任之功，为调肾效方。实际临床，如见阴阳失调，肾亏虚证，无论男女，投之皆效，而不独为妇人方。

“二仙”，即本方有仙茅、仙灵脾两药，并以其为首，故名之。另外亦寓运用之后，功效奇特如神似之意。

本方有温补肾阳、滋养肾精之仙茅、淫羊藿、巴戟天；调理冲任之当归、巴戟天；泻肾火之知母、黄柏，全方配伍特点是壮阳药与滋阴泻火药同用，以适应阴阳俱虚于下，而又有虚火上炎的复杂证候，故而效果可靠。

【适用证】

更年期综合征（妇女绝经前后诸证，头目昏眩、胸闷心烦、少寐多梦、烘热汗出、焦虑抑郁、腰酸膝软等），高血压病、闭经，以及其他慢性病见有肾阴阳两虚，虚火上扰者。

【临床医案】

1. 老年精神抑郁症

患者，女，65 岁，3 年来无故自悲，少言寡语，不愿与外界及邻居接触，终日待在家里空坐或干一些家务，出门时不愿见熟人，睡眠差，多梦易醒，饮食及二便正常。在女儿陪同下来诊，见其表情呆滞，面色正常，精神差，言语少，舌诊正常，脉弱，诊为肾中阴阳俱虚，处以二仙汤加味：

仙茅 12g，淫羊藿 12g，巴戟天 12g，知母 12g，黄柏 12g，当归 12g，龟甲 12g，生龙牡各 12g。水煎服，日 1 剂，并嘱其多接触社会，多走亲戚串朋友。

治疗期间精神表现逐渐正常，1 个月后自己一个人能乘公交车来诊，又按二仙汤为基础方加减调理半年后一切正常而停药。

2. 原发性不孕症

患者，女，24 岁，婚后 3 年未孕。患者自幼身体羸弱，婚前月经延期，量少色淡，婚后经调补治疗后月经期基本正常，但 3 年未孕，在妇科经内分泌及超声检查诊为卵巢功能低下，卵泡未破，转中医科治疗，诊时见体型瘦弱，性生活正常，月经量正常，饮食睡眠可，白带色黄，舌略胖色红，苔白润。

诊为天癸不足，肾精亏虚，兼湿热下注，处以二仙汤加味：仙茅 12g，淫羊藿 12g，巴戟天 12g，知母 12g，黄柏 12g，当归 12g，苍术 12g，川牛膝 12g，薏苡仁 12g，龟甲 12g。水煎服，日 1 剂。服药 2 个月后，超声监测卵泡发育正常，又坚持服药 2 月余，已孕。

3. 过敏性哮喘

患儿，女，8 岁，支气管哮喘 3 年。患儿 3 年来每遇到气候变化则发哮喘，发作时呼吸困难，喉中哮鸣有声，胸膈满闷窒塞，痰黏不爽，面色晦暗，每次发作均在本村医疗诊所输液后缓解。去年 1 次发作时，曾在市医院住院治疗 1 周，缓解后出院。某日，天气骤冷再次发作而来就诊。查症状如前述，体征见身体壮实，端坐呼吸，喉中哮鸣，呼吸困难，舌苔白滑，脉浮紧，诊为支气管哮喘。先予射干麻黄汤 3 剂后哮喘缓解，缓解后如常人，家长要求坚持服中药治疗以杜绝反复发作，即给予缓解期治疗，处以二仙汤加味：

仙茅 10g，淫羊藿 10g，巴戟天 10g，知母 10g，黄柏 10g，当归 10g，五味子 10g，车前子 10g，葶苈子 10g，水煎服，日 1 剂。

自服上述中药后，一直未再发作，家长喜出望外，患儿也愿服中药，共坚持服药半年，天气转暖后停药，至今已 2 年有余，随访一直未再复发。

【加减应用】

妇女更年期综合征，加紫苏子、丹参、沉香、白薇；抑郁症，加石菖蒲、夜交藤；懒言少动、表情呆滞者，重用石菖蒲，加郁金；心烦不寐者，重用夜交藤、酸枣仁；纳呆畏寒者，去黄柏，加用干姜；情绪极度抑郁，难以入眠者，加合欢皮、茯神；精液异常，合用五子衍宗丸。

007 二妙散

二妙散中苍柏兼，若云三妙牛膝添；
再加苡仁名四妙，湿热下注痿痹痊。

【来源】元·朱丹溪《丹溪心法》。

【组成】炒黄柏、炒苍术各等分，研为细末，每服3～5g。

【方解】

是治湿热的基本方、常用方，清代名医徐大椿言其为“湿热腰痛之专方”，《绛雪园古方》记载其“治阴分之湿热，有如鼓应桴之效”。

方中黄柏苦寒，清下焦湿热；苍术苦温，燥湿强脾，二者配合，苦寒而不伤脾胃，为治阴分之湿热痿证的妙药。药仅两味，但功效卓著，作用神妙，故名“二妙散”。现代为便于服用，专制成中成药丸剂，故又名“二妙丸”。

【适用证】

主治以湿热下注为主证的筋骨疼痛、脚膝无力、足膝红肿热痛、湿热带下、淋浊等症。现代用于阴囊湿疹、阴道炎、下肢丹毒、结节性红斑、慢性湿疹、皮炎等下肢皮肤病、风湿性关节炎、类风湿关节炎、痛风性关节炎、慢性前列腺炎、梨状肌综合征。药理研究，二妙散有抗菌消炎、扩张血管降压、解热、降低血糖等作用。

【临床医案】

1. 腿痛（李克绍医案）

在省中医院门诊遇一患者。主诉：腿痛，并不甚剧烈，只是疼痛不适，不红不肿，无特殊体征，亦无明显病因。诊查：按其脉象，细濡稍数。辨证：湿热证。

处方：苍术 6g，黄柏 5g，防己 6g，威灵仙 3g。药共 4 味，剂量极轻，给予 3 剂。患者服第 1 剂后，全身骤然自觉发热，不久热退，腿痛消失。

2. 伤后腿肿（熊继柏医案）

3 年前我曾治一男子，车祸后双腿疼痛半年不愈，行走不便，伴有双腿微肿，诸医皆以外伤论治。但经医院多次拍片及 CT 检查，其腿部骨折已经愈合。详视患者，双腿虽肿，但皮肤并无瘀紫之状，双腿虽痛而行步障碍，但其膝与趾却可以屈伸。询及双足阵发烦热，伴口苦，尿黄。察其舌苔黄腻，脉象濡数。辨证为湿热痹阻之证，以加味二妙散治之，旬日即愈。

3. 坐骨神经痛、膝关节肿痛

王氏报道，十几年来，用妙散汤剂，针对病情，随证加药，无不获效。

4. 盆腔炎（王幸福医案）

刘某某，女，28 岁。甘肃人，回民，人白净，在医院找到我，要求看妇科。刻诊：自述近 1 个多月少腹胀痛，腰酸困，白带多，有臭味，舌尖边红，苔白腻，饮食少，小便黄有热，大便溏，心烦急躁。西医检查化验：盆腔炎，二度宫颈糜烂。输注左氧氟沙星1周，略为好转，但不除根，过几天又犯，搞得人没心情工作，要求中医彻底治疗。

辨证：肝经郁热，湿热下注。用二妙散加味：黄柏30g，苍术15g，怀牛膝10g，生薏苡仁50g，忍冬藤30g，车前草30g，败酱草30g，红藤15g，生甘草10g，白头翁30g，7剂。2周后，少腹已不痛，白带减少，效不更方，前方减白头翁、败酱草，加芡实、山药、海螵蛸，又7剂痊愈，3个月后随访没有再犯。

【加减应用】

（1）三妙丸：二妙散加牛膝，能强筋骨，导湿热下行，除湿热功效较之二妙散稍强。

（2）四妙丸：三妙丸加薏苡仁，能清热化湿，专治下焦水肿沉重不堪等症，祛湿之力更强。

（3）若湿热痿证，可加豨莶草、木瓜、萆薢等；若湿热脚气，宜加薏苡仁、木瓜、槟榔等；若下部湿疮，可加赤小豆、土茯苓等。

008　二陈汤

二陈汤用半夏陈，益以茯苓甘草臣；

利气调中兼去湿，一切痰饮此为珍。

【来源】宋·《太平惠民和剂局方》。

【组成】制半夏9g，橘红9g，茯苓15g，炙甘草3g，加生姜3g、乌梅1个，同煎服。

【方解】

是治痰的主方、代表方，《医方集解》言“治痰通用二陈”，有燥湿化痰、理气和中之功。

方中半夏、陈皮，属于“六陈”之一，以储存陈久者入药为佳。所谓“六陈”，即《珍珠囊药性赋》云：“枳壳陈皮半夏齐，麻黄狼毒与茱萸，六般之药宜陈久，入药方知奏效奇。”因这些药较燥烈，只有久陈以后，才可行气祛病而不伤正。其命名意义皆在于此。

方中半夏、陈皮燥湿理气，祛已生之痰；茯苓、甘草健脾渗湿，杜生痰之源，四味药标本兼顾，共奏燥湿化痰，理气和中之功。

【适用证】

主湿痰证，如咳嗽痰多、恶心呕吐、胸膈痞闷、肢体困重，或头眩心悸等。现代用于慢性支气管炎、慢性胃炎、梅尼埃病、神经性呕吐等。

【临床医案】

1. 中风（朱丹溪医案《名医类案·中风》卷一）

孙文正年 61 岁，患中风，手足瘫痪，痰壅盛，头眩。二陈加南星、姜汁、竹沥服之，愈。

2. 气厥，笑哭不常（倪维德医案《名医类案·哭笑不常》卷三）

一妇病气厥，笑哭不常，人以为鬼祟所凭。倪诊，脉俱沉。胃脘必有积，有所积必作疼。遂以二陈汤导之，吐痰升许而愈。此盖积痰类祟也。

3. 夜咳（赵振兴医案）

笔者据张家口市老中医李春茂“夜间咳甚，多为血虚，可用二陈汤加当归治之”的实践经验，施用于临床，颇获良效。

如张某，女，20岁。咳嗽、胸闷20天，夜间咳重，胸部憋闷，五心烦热，食欲尚可，舌质淡胖，边有齿痕，苔薄白，脉弦细微滑。胸透无殊。处方：陈皮9g，清半夏6g，茯苓12g，甘草3g，当归30g。服后夜咳消失，诸症获愈。

4. 梅核气（焦树德医案）

胡某某，男，34岁。1周来咽部有东西堵感，如有虫子在里面，常欲咽唾把物咽下或吐出。经耳鼻喉科检查正常。小便黄，胃胀如气囊隐痛，微有呕恶，舌苔白，脉细滑。诊为痰气凝结所致之梅核气。治以理气化痰。处方：陈皮9g，半夏9g，茯苓9g，厚朴6g，紫苏梗6g，全瓜蒌30g，麦冬9g，玄参9g，枳壳9g，共服6剂而痊愈。

【加减应用】

（1）加黄连6g、栀子6g，名连栀二陈汤，可治疗胸膈中有热痰，令人呕吐，吐物味苦等症。

（2）加砂仁5～6g、枳壳6～9g，名砂壳二陈汤，可用于痰盛气滞而胸腹胀满，功可行痰利气。

（3）加枳实6g、竹茹6g，名温胆汤，能清胆和胃，除烦止呕，主要用于痰气互阻、虚烦不眠、胃胀少食、苔腻脘闷等症。

（4）加胆南星9g、炒枳实9g，名导痰汤，能燥湿豁痰，行气开郁，用于治疗顽痰胶固、头眩脘闷、呕恶少食、坐卧不安、痰盛晕厥等症。

（5）加炒枳实6g、竹茹6g、胆南星9g、石菖蒲6g、远志9g、党参6～9g（气实者可不加），名涤痰汤。能化痰开窍。主治中风痰迷心窍之舌强不语、神蒙错乱、手足不遂等症。

（6）治湿痰，可加苍术、厚朴；治寒痰，可加干姜、细辛；治风痰眩晕，可加天麻、僵蚕；治食痰，可加莱菔子、麦芽；治郁痰，可加香附、青皮、郁金；治痰流经络之瘰疬、痰核，可加海藻、昆布、牡蛎。

009 十灰散

十灰散用十般灰，柏茅茜荷丹榈随；

二蓟栀黄皆炒黑，凉降止血此方推。

【来源】元·葛可久《十药神书》。

【组成】大蓟、小蓟、荷叶、侧柏叶、茅根、茜根、栀子、大黄、牡丹皮、棕榈皮各9g，各药烧炭存性，为末，藕汁或萝卜汁磨京墨适量，调服9～15g；亦可作汤剂，水煎服，用量按原方比例酌定。

【方解】

是古代急救止血的常用方，有凉血止血之功。

“十灰”，即指方中十味药物，均烧“灰”存性，研极细末，为散备用。烧灰即是烧作炭用，可以加强收敛止血作用，换而言之，十灰散又可称为十炭散。用藕汁或萝卜汁磨京墨调服，其意亦在增强清热降气止血之效。

全方集凉血、止血、清降、祛瘀诸法于一方，但总以凉血止血为主，属于急则治标方，对于突然来势汹汹的出血证，以此方能立止，清代医家张秉成在《成方便读》注到：“治一切吐血、咯血不止，先用此遏之。”故对于虚寒性的出血证则不宜使用此方。

【适用证】

主治血热妄行以上部出血为主的，如呕血、吐血、咯血、嗽血、衄血等。现代用于上消化道出血、支气管扩张及肺结核咯血等。

【临床医案】

1. 支气管扩张咯血（刘树农医案）

30 年前我曾因支气管扩张，大量咯血，住院治疗，用了各种止血药，均无效，后服十灰丸，1 日 2 次，每次 9g。次日，咯血即止。唯连服几天后，引起大便干结难下，灌肠始通。

2. 治咯血研究（程法森）

程氏将咯血患者 33 例（支气管扩张者 26 例，肺结核者 2 例，肺癌者 2 例，慢性支气管炎者 3 例），根据《咯血诊疗常规》分为肺热壅盛证、肝火犯肺证、阴虚肺热证三型。

肺热壅盛证用桑白皮 15g，黄芩 10g，黄连 3g，仙鹤草 30g，藕节炭 15g，川牛膝 15g，生甘草 6g。

肝火犯肺证用青黛（包煎）12g，蛤壳 15g，桑白皮 15g，地骨皮 12g，龙胆草 6g，黄芩 10g，生甘草 6g。

阴虚肺热证用百合 30g，麦冬 15g，生地黄 20g，阿胶（烊冲）15g，知母 10g，银柴胡 10g，花蕊石（先煎）30g，旱莲草 30g。

水煎，凉后送服十灰丸，每次 15g ～ 30g，或取十灰丸 30g 入药同煎取汁凉服。结果：临床治愈 8 例，显效 13 例，有效 8 例，无效 4 例，总有效率为 87.88%，其中肺热壅盛证总有效率为 100%，肝火犯肺、阴虚肺热证分别 83.33% 和 40.00%。提示本法对阴虚肺热型效果较差。

【加减应用】

四生丸：生荷叶、生艾叶、生柏叶、生地黄各等分，共研为丸。有凉血止血之功，主治血热妄行所致之吐血、衄血，血色鲜红，口干咽燥等，此方与十灰散，均为凉血止血之剂，均可用于治疗血热妄行所致的上部出血证。但十灰散诸药炒炭，意在治标；此方四药生用，为标本兼顾之方。

010 十枣汤

十枣非君非汤剂，芫花甘遂合大戟；
攻逐水饮力峻猛，悬饮水肿实证宜。

【来源】东汉·张仲景《伤寒论》。

【组成】芫花（熬）、甘遂、大戟各等分捣为散。强人每服 1g，虚弱人 0.5g。用水 300 毫升，先煮肥大枣 10 枚，取 240 毫升，去滓，纳入药末，平旦温服；若下少病不除者，明日更服，加 0.5g，得快下痢后，可进米粥，护养胃气。

【方解】

是泻下逐水的代表经方，有攻逐水饮之功。张仲景言：“此治水之急方。”柯韵伯又言：“仲景利水治方，种种不同，此其最峻者也。”

方中所用的三味主药，都是攻逐水饮，泻下的峻药，且含有毒性，对肠胃的刺激极强，因此用大枣一味补益肠胃，减少其刺激，缓解其毒性，以达到寓攻于补、下不伤正之目的。

《医方论》云：“仲景以十枣命名，全赖大枣甘缓以救脾胃，方成节制之师也。”因此，方名“十枣”，一是说明方中有大枣十枚；二是强调大枣在该方中缓其峻毒顾护胃气的特殊作用。

【适用证】

主治悬饮，咳唾胸胁引痛，心下痞硬，干呕短气，头痛目眩；水肿，一身悉肿，尤以身半以下肿甚，腹胀喘满，二便不利等症。现代用于渗出性胸膜炎，肝硬化，腹水，急、慢性肾炎水肿，全身水肿，系统性红斑狼疮合并尿毒症，晚期血吸虫病等。药理研究，十枣汤能消除水肿、抑制肿瘤生长、增强免疫功能等。

【临床医案】

1. 胸痛（赵守真医案《治验回忆录》）

罗妇冬英，原有胸痛宿疾，一年数发，发则呼号不绝，惨不忍闻。今秋发尤剧，几不欲生。医作胸痹治，投瓜蒌薤白枳实厚朴半夏汤及木防己汤多剂皆不效。

因迎余治，按脉弦滑，胸胃走痛，手不可近，吐后则稍减，已而复作，口不渴，小便少。但痛止则能食，肠胃殊无病。

证似大陷胸而实非，乃系痰饮之属，前药不效，或病重药轻之故欤？其脉弦滑，按与《金匮要略》痰饮篇中偏弦及细滑之言合，明是水饮结胸作痛，十枣汤为其对症之方，不可畏而不用。

予以甘遂、大戟、芫花各 5 分，研末，用大枣 10 枚煎汤，一次冲服。无何，肠鸣下迫，大泻数次，尽属痰水，痛遂止，续以六君子汤调理。

2. 胃痛（印会河医案《现代医案选》）

患者叶姓妪，年 50 余，农民，江苏靖江普正乡人，素有胃痛之证，遇冷则发，1952 年冬，因作劳过度，兼之感寒较深，发作转甚，阵阵剧痛，痛甚则肢冷脉伏，昏沉不语，予之汤药，入口即吐，屡经西医注射阿托品、吗啡之类的药物，无效。

笔者前往诊时病已延续 2 日，患者气息微弱，语音低沉，约半小时即可因痛而昏厥一次，按脉则沉弦有力，舌白，肢冷如冰，过于肘膝，胸胁部不可手近，大便 3 ～ 4 日未一行。余亦根据悬饮内痛法，投以十枣剂，服后得大便狂下稀水而愈。

3. 疟疾（朱丹溪医案《名医类案·疟》）

一少妇身小味厚，疟月余，间日发于申酉。头痛身热，口干寒多，喜饮极热辣汤，脉伏，面色惨晦。作实热痰治之。以十枣汤为末，粥丸黍米大，服 10 粒，津咽，日 3 次，令淡饮食，半月后大汗而愈。

4. 急性肾小球肾炎（赵明锐医案《经方发挥》）

任某，男，52 岁。患者发寒热 2 日后，接着全身浮肿，小便不利，在农村服中、西药治疗数日，肿势日渐增重，全身呈重度水肿，经医院确诊为急性肾小球肾炎。患者要求服中药治疗，遂给十枣汤。大戟、芫花、甘遂各 5g，大枣 10 枚，煮汤煎药，每剂分 10 次服。

服 2 剂后，水肿日渐消退，到服药后第 4 日，水肿全消，以后化验尿常规完全正常。随访半年来未见复发。

【加减应用】

（1）控涎丹：本方去芫花、大枣，加白芥子而得，是由十枣汤化裁而来，有搜剔内外痰结之功，可使痰涎得以控制，故以此命名。

（2）治疗留饮咳喘，痰浊壅盛，加皂荚、杏仁、白芥子、紫苏子；治肝硬化腹水，加大腹皮、枳壳、厚朴、莪术、白术。

011 十香返魂丹

【来源】清·孟文瑞《春脚集》。

【组成】公丁香、木香、沉香、藿香、苏合香、降香、乳香、香附、诃子肉、僵蚕、天麻、郁金、瓜蒌仁、礞石、莲子心、檀香、朱砂、琥珀各60g，牛黄、安息香、麝香各30g，甘草120g，冰片15g，共23味药，研末和匀，炼蜜为丸（现代金箔多已略去不用）。

【方解】

是古代治疗中风昏厥的急救丸，有开窍化痰、镇静安神之功。

此方又名十香返生丹，因其方中有辛温开窍醒神之十余种“香”命名之药物，用之可使神昏危重之症即刻复苏，故而称为“十香返魂丹”。

【适用证】

中风痰厥，猝然昏倒，牙关紧闭，不省人事之急症，或痰涎壅盛，口眼歪斜，烦躁不安，狂言乱语，哭笑无常，精神恍惚等症。现代用于脑血管意外、中暑、癫痫、精神分裂症、癔症、休克、昏厥、冠心病、心绞痛、胃脘痛、腹痛、胸胁痛、食物中毒等。

【临床医案】

神志昏迷（孔伯华医案）

此药开窍化痰，通灵解郁，镇静安神，功效卓著，先生每用于神志失其常度、迷离错乱、哭笑无常之痰迷心窍患者，恒多配伍于汤剂中化服，重则日服一二粒，轻则一粒分四角，两日分服之，多取良效。

附：《红楼梦》第九十一回

宝钗不能说话，手也不能摇动，眼干鼻塞。叫人请医调治，渐渐苏醒回来。薛姨妈等大家略略放心。早惊动荣宁两府的人，先是凤姐打发人送十香返魂丹来，随后王夫人又送至宝丹来。

【加减应用】

因不同病症，而配合不同汤剂送服。

如见鬼神，自言自语，或登高者，姜汤送下；中暑卒晕死者，香薷煎汤送下；夜寐怔忡，神魂游荡，重复又卧，醒后不知人事者，灯心草、赤金煎汤送下；孕妇怀胎 7 ～ 9 个月，突然死去，此为胎晕，人参、朱砂煎汤送下；孕妇胎动，莲子心煎汤送下；如醉，赤金、姜煎汤送下；小儿急、慢惊风，天吊仰视，口吐痰沫，手足抽搐，薄荷、灯心草煎汤送下。

012 七气汤

四七汤理七情气，半夏厚朴茯苓苏；

姜枣煎之舒郁结，痰涎呕痛尽能纾。

【来源】宋·《太平惠民和剂局方》。

【组成】半夏 150g，茯苓 120g，紫苏叶 60g，厚朴 90g，每服 12g，生姜 7 片，枣 1 枚共煎服。

【方解】

治七情郁结（即喜、怒、忧、思、悲、恐、惊）所致之梅核气的常用方，有行气开郁、降逆化痰之功。

本方即半夏厚朴汤加一味大枣而成，方中半夏、生姜开郁除痰；茯苓渗湿强脾，合半夏能行停痰留饮；厚朴宽中降气；紫苏宣散郁气；大枣缓中益脾，协和诸药。方中夏、苓、苏、朴为主药，专行气祛痰；生姜、大枣为引药，能和中健脾，诸药配合，则可使气机舒畅，郁结得解，痰喘消除，呕恶平息。

由于本方主治因七种情志不调所致之气郁证，故称“七气汤”。又因用四种药物治疗七情郁结之病，取四、七两个数字，亦称“四七汤”。

【适用证】

七情郁结，痰涎凝聚所致的咽中如有物阻，状如棉絮，或如梅核，咯吐不出，吞咽不下等症。现代用于胃脘胀痛，而有恶心呕吐、七气郁结、心腹绞痛、不能饮食等。

【临床医案】

1. 心情不悦以致精神不佳（《古今医案按》）

吴球治一贵宦，年70，少患虚损，好服补剂。一日事不遂意，头目眩晕，精神短少，遂告医以居常多服人参，其效甚速。乃竞用人参熟地汤药，及固本丸并进，反加气急。

吴诊其脉大力薄，兼问病情，因得之曰，先生归休意切，当道苦留，抑郁而致病耳。医者不审同病异名同脉异经之说，气郁而概行补药，所以病日加也。宦者曰，斯言深中予病，竟用四七汤数剂宽快而愈。

2. 未时头胀痛（《实用中医杂志》）

周某，女性，35岁，患者头痛3个月，加重1周，每日中午12时左右即感胸部开始憋闷，继则咽喉堵塞，烦躁不安。头痛难忍，双眼发胀，持续数分钟后逐渐减轻，下午4时左右痛自止，入暮则安。曾服布桂嗪未能止痛。

诊见患者面色润泽，目睛有神，舌淡红，苔薄白，脉弦细。病属阳虚阴盛，法宜助阳散寒，平冲降逆，投桂枝加桂汤3剂：桂枝30g，白芍15g，炙甘草10g，大枣6枚，生姜30g，每日1剂水煎服，一煎在病发前服药，5日后二诊诉头痛愈，胸闷眼胀似失，但仍有咽部堵闷不舒，咳吐无物，吞咽不下，舌淡红，苔薄白，脉弦滑，证属气滞痰郁，改用加味四七汤，3剂后症状消失而愈，随访至今未复发。

【加减应用】暂无。

013 七仙丹

【来源】明·方广《丹溪心法附余》。

【组成】何首乌120g，人参、生地黄、熟地黄、天冬、麦冬、炒小茴香、白茯苓各60g，共8味，研为细末，炼蜜为丸，如弹子大。空腹时用黄酒或盐汤送下。

【方解】

古代的乌须黑发方，有补心肾、驻容颜、滋阴养血之功。

方中药虽八味，何以称“七仙丹”？是因除小茴香之外，其余七味药物，均是古代医家认为延年益寿、久服成仙之品，均有补益气血、滋养肝肾之作用，故名“七仙丹”。

而须发早白，多与肝、肾两脏关系密切，因肝藏血、肾藏精，精血充足则须发荣泽，肝肾不足，则血虚不荣上荣，故须发枯燥，久则变白。七仙丹能滋养肝肾阴血，故对须发早白卓然有效。

【适用证】

心肾阴亏血虚所致的心悸失眠、腰痛耳鸣、虚弱骨蒸、口干咽燥、头发早白等症。

【临床医案】暂无。

【加减应用】暂无。

014 七厘散

七厘散治跌打伤，血竭红花冰麝香；

乳没儿茶朱砂末，外敷内服均见长。

【来源】清·谢元庆编《良方集腋》。

【组成】血竭 30g，麝香、冰片各 0.36g，乳香、没药、红花各 4.5g，朱砂 3.6g，儿茶 7.2g，共 8 味，研为末，黄酒冲服或调敷。

【方解】

古代伤科常用方，流传极广，现代已做成中成药，为大众所熟用，有活血祛瘀、止血止痛之功，内服外用皆可。

“七厘”，指服用量，即今之 2.1g。

方中血竭、红花活血祛瘀；乳香、没药散瘀行气；麝香、冰片窜通经络；朱砂安神定惊，儿茶凉血止血，故此方能对治外伤瘀血作痛，亦能对治内伤血瘀胸痛等症，皆有奇效。

综观全方，虽有散瘀定痛，止血愈伤之效，但多数药为香窜辛散，行气活血之品，内服易耗伤正气，不宜多量久服，一般每次只服“七厘”，所以以其每次用量而命名为“七厘散”。

【适用证】

跌打损伤、血瘀疼痛、骨断筋折、创伤出血等外伤症。外敷一切无名肿毒。现代研究证实，七厘散具有抑菌、扩张血管、抗血栓等作用。

【临床医案】

带状疱疹后遗神经痛（王朝霞医案）

王朝霞使用七厘散加减，治疗带状疱疹后遗神经痛 32 例，处方：血竭、儿茶、木香、青皮、陈皮、细辛、白芷各 3g，乳香、没药、红花各 5g，生地黄、白芍各 10g。临证时可随机加减，治疗 2 ～ 6 周，平均 3 疗程，总有效率为 97%。

【加减应用】

腰腿疼痛明显者，可加桑寄生、杜仲；肢体僵屈者，可加生薏苡仁、木瓜、茯苓；脊柱僵直，弯曲变形者，可加金狗脊、鹿角胶。

015　七宝美髯丹

七宝美髯何首乌，菟丝牛膝茯苓俱；
骨脂枸杞当归合，专益肝肾精血虚。

【来源】明 · 汪昂《医方集解》引明 · 邵应节方。

【组成】赤、白何首乌各18g，赤、白茯苓各18g，牛膝9g，当归9g，枸杞子9g，菟丝子9g，补骨脂6g，共7味药，研为末，炼蜜为丸服用。

【方解】

古代美容悦颜方，助老长寿之良药，现已制成中成药，为临床使用较广的抗衰老、乌须黑发验方。有滋补肝肾、填精养血之功。

“七宝”者，指方中用七味药物益肝补肾，功宏如宝；“美髯”者，指须发乌黑而润泽。三国时关云长因须长而黑，有“美髯公”之称。喻服本方后，能使肝肾得补，精血充足，发乌髯美，神悦体健，故称“七宝美髯丹”。

据《本草纲目》记载，此方原为唐李翱方，明嘉靖初年，邵应节真人以此丹上进，世宗肃皇帝服饵有效，连生皇嗣，于是何首乌之方，天下大行矣。

此方有三个灵魂，一明、一暗、一隐。明者为何首乌，暗者为补骨脂，隐者为黑豆。尤以黑豆为重要，方中虽未明用黑豆，但炮制过程中却用黑豆达18升。豆为肾之谷，黑色入肾，故补肾之力尤壮。此方炮制复杂，但丝丝入扣，为起效必不可少之关键。

【适用证】

肝肾不足，气血亏损所致的须发早白，牙齿松动，梦遗滑精，筋骨无力，中年早衰之白发、脱发，崩漏带下，牙周病，齿牙动摇，腰膝酸软，肾虚无子，消渴，淋沥遗精，痈疮，痔肿，以及男子不育症者。现代研究表明，七宝美髯丹能显著延长家蚕寿命和细胞繁殖传代的存活寿命，具有抗氧化、增强细胞免疫功能、抗疲劳、增强记忆力和提高耐缺氧能力的作用。

【临床医案】

1. 再生障碍性贫血（《新编中成药手册》）

以七宝美髯丹为主，结合辨证分型治疗再生障碍性贫血 35 例。结果：12 例基本治愈；11 例缓解；9 例明显进步；3 例无效。其中阳虚及阴阳两虚型皆有效。

2. 男性不育症（《辽宁中医杂志》）

改丸为汤剂（何首乌、白茯苓、牛膝、当归、枸杞子、菟丝子、补骨脂）随证加减，每日 1 剂，水煎服。30 剂为 1 疗程，每疗程结束后复查 1 次精液。治疗期间忌酒及辛燥之物。经治疗 35 例，显效 22 例，有效 8 例，无效 5 例。

【加减应用】

（1）肾阳亏虚症见夜尿频多者，加五味子、益智仁、肉苁蓉等。

（2）阴虚甚症见遗精、盗汗、五心烦热等，加女贞子、鳖甲、枸杞子、熟地黄等。

016　七制香附丸

【来源】明 · 李梴《医学入门》。

【组成】香附与当归、莪术、牡丹皮、艾叶、乌药、延胡索、川芎、三棱、柴胡、红花、乌梅等共 12 种药物炮制而成，水糊为丸，黄酒送服。

【方解】

为妇人调经方，疏肝理气、调和气血之功，现已制成中成药方便使用。

因本方炮制方法特异，具体是将香附 14 两分为 7 等分，分别同当归 2 两酒浸；莪术 2 两童便浸；牡丹皮、艾叶各 1 两米泔水浸；乌药 2 两米泔水浸；川芎、延胡索各 1 两水浸；三棱、柴胡各 1 两醋浸；红花、乌梅各 1 两盐浸，以春季 3 天或夏季 2 天，秋季 7 天，冬季 10 日为浸泡时间，此后单取香附为末糊丸，由于用香附一味与六种辅料 7 次炮制，故名“七制香附丸”。

本方君药香附，被誉为气病之总司，女科之主帅，可谓是妇人调经方中必不可缺之品。再配伍乌药、延胡索、川芎、柴胡等开郁行气之品，莪术、牡丹皮、三棱、红花等逐瘀通经之药，气血并行，皆在香附统帅之下并肩作战，对治妇科诸疾，与越鞠丸、逍遥散可谓不相上下。

【适用证】

妇女气滞血虚所致的月经不调诸症，如痛经、经期胸胁胀痛、经行量少、行经小腹胀痛、经前双乳胀痛等。

【临床医案】暂无。

【加减应用】暂无。

017 九分散

【来源】清·费山寿《急救经验良方》。

【组成】马钱子粉 25g，麻黄 25g，制乳香 25g，制没药

25g，4 味药共研为末，每服 2.7g，黄酒调下。外伤青肿者，用烧酒调涂；已破者，用细末干撒。

【方解】

为伤科要药，有活血散瘀、消肿止痛之效，既可内服，又可外敷，现代已制成中成药服用。

方名“九分散”者，一则说明本方内服，每次以 9 分（相当于 2.7g，4 种药物共同研磨之量）之内为宜；一则告之本方中有剧毒药物，慎勿过量，以少为宜。

方中主药马钱子粉能通络止痛，散瘀消肿，但因其苦寒有毒，故须少用；辅以乳香、没药活血散瘀，行气消肿止痛；佐以麻黄宣开腠理达表，解散寒湿，温经通络。服此方后，如觉心中不安，周身发麻，此是药力行动，无须恐慌。

【适用证】

跌打损伤、筋骨受损、红肿作痛、坠车落马、伤筋动骨、青肿疼痛等症。

【临床医案】

痹证（《四川中医》）

采用九分散加味（制马钱子 45g，制乳香 30g，制没药 30g，麻黄 30g，肉桂 30g，全蝎 30g），共为细末装入空心胶囊或制成蜜丸。每次 0.3g，每日服 4 次，浓糖开水冲服，治疗痹证效果满意。但本药有毒，应用量应由小到大，个别人服后肌肉发紧或轻度抽搐，一般 1 日后即可恢复。若反应强烈可加用安定之类的镇静剂，亦可根据体质强弱掌握用量，体弱者每次服 2 ～ 2.5g，体强者每次服 3 ～ 3.5g，均于每晚入睡前一次用糖水冲服。

治疗 1 例腰及全身关节疼痛已 20 余年顽疾，曾多次中西药物治疗效果不著，用此法治疗前后共 8 次，治疗 3 个多月共服九分散 300 余克，20 年顽疾竟获痊愈。

【加减应用】暂无。

018　八正散

八正木通与车前，萹蓄大黄滑石研。
草梢瞿麦兼栀子，煎加灯草痛淋蠲。

【来源】宋·《太平惠民和剂局方》。

【组成】车前子、瞿麦、萹蓄、滑石、栀子、炙甘草、木通、大黄，各 1 斤（500g），散剂，每服 6 ～ 10g，灯心草煎汤送服。

【方解】

是清利湿热的常用方，有清热泻火、利水通淋之功。《医略六书》言：“此泻热通窍之剂，为热结溺闭之专方。”

方名“八正”者，“八”，谓本方由八味主要药物组成；“正”者，乃正治之意。朱丹溪曰：“小便不通有热有湿，有气结于下，宜清宜燥宜升，有隔二隔三之治。如不因肺燥，但因膀胱有热，则泻膀胱，此正治也。”因此本方以八味药物为散，通过正治之法（热者寒之），以奏清热通淋之功，故称“八正散”。

方中瞿麦、萹蓄、木通、车前子，皆是通膀胱利尿专药，具有强大的泻热通淋作用；甘草梢是甘草的细根茎，专能通达茎中，以辅助利尿；栀子、大黄专能泻热通闭，以助利尿药泻火下行；再加一味灯心草为引药，引火下行。全方配伍，清热通淋功效甚是强大，故不单可以治疗下焦的热赤淋证，在上焦的热郁肿痛诸症，如目赤肿痛、咽喉肿痛等，用其引热下行，亦有良效。

【适用证】

主湿热淋证，如尿频尿急、溺时涩痛、淋沥不畅、尿色浑赤等。现代用于泌尿系感染如膀胱炎、尿道炎、急性前列腺炎、泌尿系结石、肾盂肾炎，术后或产后尿潴留，癃闭不通，小腹急满等属湿热下注者；大人、小儿心经邪热，一切蕴毒见咽干口燥、大渴引饮、心悸面热、烦躁不宁、目赤睛疼、唇焦鼻衄、口舌生疮、咽喉肿痛；又治妊娠心气壅，胎气 8 个月散坠、手足浮肿、急痛不安、难产；小儿伤寒壮热、潮热积热、斑疮水痘、心躁发渴、大便不通、小便赤涩、口舌生疮等。

【临床医案】

术后尿潴留（刘奉五医案）

裴某，女，29 岁，主诉：术后不能自行排尿已 10 天。

现病史：患者因胎盘早期剥离及子宫卒中，在全身麻醉下行子宫全切术。术后 10 天来，小便一直不能自解，大便秘结。药物次保留导尿管，并配合针灸和其他诱导法及口服酚酞 2 次，二便仍不能自解。今晨拔掉导尿管，现感下腹发胀，仍不能自行排尿，口咽干燥，渴欲饮冷，急躁胸闷，食纳尚可，两脚发麻。

西医诊断：术后尿潴留。

中医辨证：心经火盛，小肠热结。治法：清心解热，利尿通便。

方药（八正散加味）：瞿麦 4 钱，萹蓄 4 钱，车前子 3 钱，大黄 2 钱，甘草梢 2 钱，木通 2 钱，滑石块 5 钱，栀子 3 钱，灯心草 5 分，玄明粉（分冲）3 钱，急煎服。

服头煎后3～4小时，小便已能自解，尿色黄浊，无尿痛现象；5～6小时后自解大便；现无不适感，症状缓解。

【加减应用】

如便溏者去大黄；血压高者，加杜仲、桑寄生、白芍；浮肿消退较慢者，加茯苓；气血虚弱者，去大黄，加当归、川芎、枸杞子。

019 八珍汤

气血双补八珍汤，四君四物合成方；
煎加姜枣调营卫，气血亏虚服之康。

【来源】明·薛己《正体类要》。

【组成】人参3g，炒白术10g，白茯苓8g，当归10g，川芎5g，白芍8g，熟地黄15g，炙甘草5g，加生姜3片，大枣5枚，水煎服。

【方解】

本方为气血双补的代表方，又名“八珍散”，是补气四君子汤与补血四物汤合方，因此既能健脾养胃以益气，又能养肝行滞以补血，可适用于一切因气血不足所致之证。

张秉成曰：“夫人之所赖以生者，气与血耳，而医家之所以补偏救弊者，亦惟血与气耳。故一切补气诸方，皆从四君化出；一切补血诸方，又当从此四物化出也。”八味药物皆为补气养血之珍品，故名“八珍汤”。其运用十分广泛，是保健常用方，可作煲汤服，药食同源；还可作膏服、丸服。

【适用证】

主气血两虚证，如面色苍白或萎黄、头晕目眩、四肢倦怠、气短懒言、心悸怔忡、饮食减少、病后虚弱。广泛用于各种慢性疾病、贫血、手术后切口长期不愈合者，以及月经不调、功能性子宫出血、顽固性溃疡等。

【临床医案】

1. 产后发热（怀抱奇医案《古今医彻·女科》）

一女子产后失血过多，乃发寒热，肢冷脉微。余以八珍汤入姜、附，1剂而寒热止，数剂而食进神旺，遂得霍然。

2. 内伤发热头晕（吴楚医案《吴氏医验录全集》）

汪右老盛使（名义贵）空心自郡中归，又复冷水洗浴，夜即发热，次日发晕之极。云是感寒，索发散药。余诊其脉，浮缓无力。余曰："此空虚之极，非感寒也。"为立方，用八珍汤加黄芪。汪右老忍予有误，嘱再斟酌。予复诊之日曰："断乎不差，如用补有误，我当罚。"

依方服2剂。因参少，虽少效，尚未愈；第3日有参2钱，嘱令尽参作1剂服下，诸症顿失。

【加减应用】

（1）十全大补汤：八珍汤加黄芪、肉桂，能补一切久病虚羸，五劳七伤。

（2）人参养荣汤：八珍汤去川芎，加入五味子、远志和陈皮，更能益气补血，养心安神。

（3）泰山磐石散：八珍汤去茯苓，加续断、黄芪、黄芩、糯米、砂仁，能清热养胃安胎，为颐养胎元之专方。

（4）血虚为主、眩晕心悸明显者，重用熟地黄、白芍；气虚为主，气短乏力明显者，重用人参、白术；兼见不寐者，加酸枣仁、五味子。

020 人参养荣汤

人参养荣即十全，除却川芎五味联；
陈皮远志加姜枣，脾肺气血补方先。

【来源】宋·《太平惠民和剂局方》。

【组成】白芍 10g，当归 10g，陈皮 9g，黄芪 10g，肉桂 3g，人参 6g，白术 6g，炙甘草 6g，熟地黄 15g，五味子 12g，茯苓 12g，远志 12g，加生姜、大枣煎服。

【方解】

气血双补的代表方，有补益气血、健脾养心之功。《名医方论》言："若气血虚而变见诸症，勿论其病其脉，但用此汤，诸症悉退。"

以"人参"命名，因其以人参为补气药之首，取气为血帅之意，气行则血行。"荣" 即营，这里指营血。喻以大补气血之品，滋养营血，使身体恢复健康，故名"人参养荣汤"。

柯韵伯言："补气药品宜加行气药，则其效益佳；补血药品宜去行血药，则其效益宏。"故本方由四君子汤加陈皮一味行气药，四物汤去川芎一味行血药，同时再配合五味子、人参、黄芪敛汗固表以强外，远志化痰安神以安里，如此气血双补，外强内安，何患病之不去，邪之复来？

【适用证】

主治气血两虚所致的神疲乏力、呼吸气少、面色萎黄、形瘦神疲、食少乏味、毛发脱落、失眠心悸、自汗发热、妇女月经不调等。现代研究，人参养荣丸有抗贫血、强心、抗心肌缺血、镇静镇痛、抗菌消炎、利尿、降低血糖及提高机体免疫功能等作用。

【临床医案】

1. 六年感染五剂愈（郝万山医案）

患者王某，男，23 岁，初诊右侧耳前瘘管近五六年来多次感染，皆用抗生素得以控制。10 月上旬感染又发，经用抗生素治疗 2 周未能取效，遂于 10 月 22 日在某医院扩创引流。术后除局部用药外，乃继用数种抗生素口服、肌内注射，并服过清热解毒散、托里排脓散等中药十数剂，但管口迁延月余不能愈合。

视其瘘管周围轻度红肿，分泌物清稀。问其症，尚有乏力、口干、头晕、寐差。脉细少力，舌红苔少。遂用人参养荣汤，5 剂，嘱效可继服。

后随访，本方服至 2 剂，分泌物即明显减少。服完 5 剂，局部病灶好转，未再用药。其后感染从未再发。

2. 抑制白细胞减少

研究报道，对 30 例妇科癌症患者，在放疗或化疗的同时，给予人参养荣丸治疗，66% 的患者自觉不良症状均有不同程度的改善。临床检查表明，该方能明显抑制白细胞减少，对放疗所产生的食欲不振、倦怠、恶寒、恶心、呕吐及造血功能障碍出现的白细胞减少，特别是对中性粒细胞和血小板减少有明显的抑制效果，并能使血小板很快恢复正常。

【加减应用】

遗精便泄，加龙骨1两；咳嗽，加阿胶；热象不显者，白芍之量宜减。

021 三仁汤

三仁杏蔻薏苡仁，朴夏通草滑竹伦；
水用甘澜扬百遍，湿温初起法堪遵。

趣味记忆：三仁爬竹竿，扑通滑夏来。

【来源】清·吴鞠通《温病条辨》。

吴鞠通，是继叶天士、薛雪之后的温病学派重要代表人物。乾隆五十八年（1793年）京都大疫流行，不少患者因治疗不当而死亡，吴鞠通利用叶天士之法奋力抢救，抢救了数十患者，但由于当时学医未成，他深感锥心疾首，他的境遇与汉代张仲景感于宗族数百人死于伤寒而奋力钻研极其相似。于是吴鞠通有感于当时医生墨守伤寒治法不知变通，撰写《温病条辨》七卷，提出温病的三焦辨证学说，因此，这本《温病条辨》成为了温病学的一座里程碑，不朽的中医著作。

他的另一重大贡献，就是在《温病条辨》当中，为后人留下了许多优秀的实用方剂，像银翘散、桑菊饮、藿香正气散、清营汤、清宫汤、犀角地黄汤等，都是后世医家极为常用的方剂。临床上使用的方子，《温病条辨》方占十之八九。

【组成】杏仁15g，飞滑石18g，白通草6g，白蔻仁6g，竹叶6g，厚朴6g，生薏苡仁18g，半夏15g，用甘澜水2升，煮取 750 毫升，日三服。

【方解】

治湿温病初起，且湿重于热的代表方，有清热利湿、宣畅气机之功。

方中用苦温肃降的杏仁开宣上焦肺气，以芳香苦辛的白蔻仁宣通中焦脾气，以甘淡渗湿的滑石、竹叶、通草、生薏苡仁利下焦膀胱湿热，再以半夏、厚朴燥湿降逆，诸药组合，即围绕辛香祛湿、甘淡渗湿、温热燥湿三点，又能上中下三焦齐利，使湿利热清，诸症自解。

由于本方以杏仁宣肺气，白蔻仁调中气，生薏苡仁利下湿，这三仁为主药，故称“三仁汤”。

【适用证】

湿温初起之头痛恶寒、身重疼痛、面色淡黄、胸闷不饥、午后身热等。现代药理研究，三仁汤有利尿、消肿、抗菌、消炎、镇咳、止吐、止泻等作用，故常用于肠伤寒、急性胃肠炎、急性肾小球肾炎、肾盂肾炎、急性卡他性中耳炎、妊娠呕吐、伤寒百日咳及关节炎等属湿重于热者。

【临床医案】

1. 咳嗽月余（江尔逊医案）

患者，男，36 岁。感冒后，咳嗽缠绵，已历月余，曾经输液，服多种西药抗菌消炎，止咳祛痰；中药曾用过桑菊饮、止嗽散等十余剂，均乏效。

刻诊：胸膈满闷，咳声重浊，痰黏量多，小便黄，大便黏滞，口干，舌质红，苔黄白相兼而厚腻，脉滑。辨证为湿热咳嗽，邪恋三焦，治宜宣畅三焦，化痰清热，虽非“舌白……脉弦细而濡”，宜用三仁汤化裁：杏仁 15g，薏苡仁 30g，桔梗 10g，法半夏 15g，柴胡 15g，黄芩 10g，车前草 30g，鱼腥草 30g，瓜蒌皮 10g，服 3 剂，咳嗽大减，厚腻苔消退强半；上方加仙鹤草 30g，又服 3 剂，咳止。

2. 肺结核外感（刘安平医案）

20 世纪 70 年代后期，我在山区卫生院工作，出诊一妇女，李姓，40 余岁，看其面似 60 多岁老人，极显瘦弱，因其本有肺结核病史多年，故如此。此患者于冬日生病，整天坐在火炉边，身体缩成一团，胸闷气短，浑身酸困，体温正常，不饥不渴，本院一医开了十全大补汤加减 2 剂，谁知服 1 剂后，更不饮食，卧床不起，急召唤外地工作的子女回家，有办后事的打算。我当时给开了 2 剂三仁汤，一天 1 剂，因时间关系中午才能服药，嘱其夜九点之前必须 1 剂所煮的 3 次药服完，另当患者面嘱咐家人，夜间需有专人伺候，凌晨（夜 12 点左右）当有腹中响声（肠鸣音逐步加重，自觉饥饿欲食，但不允许食多的食品，只准喝几口白米稀粥，一个小时喝几口，待到凌晨 4 ～ 5 点时，若大饥难忍，准其吃点馒头或饼干，喝半碗稀粥，半饱即止，不可过饱，然后自然入睡，不要打扰，第 2 天中午时可正常进食，当然起初还是吃易消化食物）。患者的表现果如其言，几天后生活如常人，患者家属及乡邻皆连称赞。

3. 发烧不退（刘安平医案）

2012 年春，严某，男，42 岁，干部，在春节期间常食荤菜，又因家中有暖气，常觉燥感，兼食有凉菜、水果类，复兼外感，竟致发烧不退。住进当地大医院，各种检查都做了，包括脏器病、血液病、结核病、恶性疾病、细菌培养等，都未查出病因，发烧延至第18天，家属恐慌，请中医参与治疗。患者面色晦黄，全身困痛，但能忍受，舌质红，苔薄黄满布稍腻，脉细濡数，大便不畅，小便浅黄。每天下午3点左右开始发烧，体温在39℃上下，至第2天黎明前后胸汗出（4～5点）发热渐退，上午稍好，下午又发烧依旧，纳呆，但能食，口不甚渴。

处方以三仁汤加黄芩、猪苓、茯苓皮、大腹皮、常山、草果等，3剂。1剂发热退，3剂病全退了，后又复诊2次，皆以健脾、利湿、益气、养阴方治疗善后并告康复。

【加减应用】

若湿温初起，气分症状较明显者，可加藿香、香薷；若寒热往来者，可加青蒿、草果；若热重者，可加黄芩、焦栀子；湿重者，可加陈皮、茯苓；腹胀胸闷，可加枳壳、木香、大腹皮。

022　三消汤

【来源】清·鲍云韶《验方新编》。

【组成】党参、白术、当归、茯苓、生地黄各3g，黄柏、知母、黄连、麦冬、天花粉、黄芩各2.1g，甘草1.5g，共12味药物。

【方解】

通治一切消渴方，有益气滋阴、清热生津之功。

“三消”，即上消、中消、下消。上消以多饮多渴为主；中消以消谷善饥为主；下消以多饮多溺为主。本方中党参、白术、茯苓、甘草健脾益气；当归、地黄滋阴养血；知母、黄柏、黄芩、黄连育阴清热；麦冬、天花粉生津止渴。诸药配伍，通治上消、中消、下消之证，故名“三消汤”。

【适用证】消渴。

【临床医案】暂无。

【加减应用】暂无。

023　三拗汤

三拗汤用麻杏草，宣肺平喘效不低。

【来源】宋·《太平惠民和剂局方》。

【组成】甘草、麻黄、杏仁各等分，研为粗末，每服15g，水220毫升，加生姜5片，同煎至160毫升，去滓，口服。以衣被盖覆睡卧，取微汗为度。

【方解】

治外感咳嗽的经典方，有宣肺解表、止咳平喘之功。

三拗汤源于张仲景《伤寒论》，既为麻黄汤去桂枝而成，又可为麻杏石甘汤去石膏而成，后被《太平惠民和剂局方》卷二收录。

“拗”，有拂逆不顺从之意，此方中三味药，麻黄不去节，杏仁不去皮尖，甘草不炙，而麻黄汤及麻杏石甘汤中所记载的三药，是麻黄当切断去根节，杏仁当煮后去外皮和尖，甘草当用蜜炙，此方与古方炮制之法相违拗，故名“三拗汤”。

麻黄发汗散寒，宣肺平喘，其不去根节，为发中有收，使不过于汗；杏仁宣降肺气，止咳化痰，以不去皮尖，为散中有涩，使不过于宣；甘草不炙，乃取其清热解毒，协同麻黄、杏仁利气祛痰。《太平惠民和剂局方》认为此方长于开宣肺气、降逆平喘，因去辛温之桂枝，发汗力不及麻黄汤，可放心使用。历代医家以三拗汤为基本方加减，治疗感冒风寒、头痛身疼、喘咳胸满、痰白清稀、风寒犯肺、肺气闭郁等，取得了显著的疗效，因而成为治疗外感咳嗽的经典方剂。

【适用证】

外感风寒，肺气不宣证，症见鼻塞声重，语言不出，或伤风受寒，头痛目眩，四肢拘急，咳嗽痰多，胸满气短等。现代药理研究，三拗汤有镇咳、平喘、祛痰、镇痛、抗炎、抗菌、抗病毒和抗过敏作用，常用于小儿支气管哮喘、小儿过敏性咳嗽、小儿下呼吸道感染、耳咽管炎、儿童肺炎支原体感染、慢性肺源性心脏病、慢性支气管炎急性发作、毛细支气管炎、咳嗽变异性哮喘等病症。

【临床医案】

1. 哮喘（李用粹医案）

秦商张玉环感寒咳嗽，变成哮喘，口张不闭，语言不续，呻吟有声，外闻邻里，投以二陈枳桔，毫不稍减，延余救之。诊其右手寸关，俱见浮紧，重取带滑，断为新寒外束，旧痰内抟，闭结清道，鼓动肺金。当以三拗汤，宜发外邪，涌吐痰涎为要。若畏首畏尾，漫投肤浅之药，则风寒闭固顽痰何由解释？况《黄帝经内经》曰："辛甘发散为阳。"麻黄者辛甘之物也，禀天地轻清之气，轻可去实，清可利肺。肺道通而痰行，痰气行而哮喘愈矣。乃煎前方予服，果终剂而汗出津津，一日夜约吐痰斗许，哮喘遂平。

2. 小儿过敏性咳嗽（《河南中医》2008年第12期）

应用三拗汤合止嗽散治疗小儿过敏性咳嗽38例，与西医应用酮替芬、氨茶碱常规治疗38例作对照，疗程7日。以咳嗽症状完全消失，2周以上未发作者为痊愈标准。结果：治疗组总有效率94.74%，对照组76.32%。

【加减应用】

（1）五拗汤：三拗汤加荆芥不去梗，桔梗蜜拌炒，治感受风寒，症见形寒肢冷、痰嗽咳连声等。

（2）兼痰湿者，加半夏、陈皮、茯苓；兼里热者，加石膏或黄芩；兼里寒者，加干姜、细辛、五味子；兼阴虚者，加麦冬、沙参；兼寒痰者，加荆芥、桔梗；兼热痰者，加半夏、黄连、瓜蒌。

024 三痹汤

【来源】明·薛己《校注妇人良方》。

《校注妇人良方》是明代著名医学家薛己以宋·陈自明《妇人大全良方》为蓝本校注编著的。薛己是医学上的多面手，各科兼擅。他对前辈女科大师陈自明的《妇人大全良方》非常尊崇，为了让后人更好地学习和运用《妇人大全良方》，薛己对该书进行了校注。薛己不仅将他先进的思想贯穿其中，将他诊治女科疾病的400多个医案也录入其中，而且还在第24卷“拾遗方”中补充了24种妇人外科疾病的诊治。在他61岁时终于完成了对《妇人大全良方》的校注工作。《校注妇人良方》使《妇人良方》有了完整的标准版本，使《妇人大全良方》更加贴近临床，辨证论治观点更加鲜明，这对于后人正确学习《妇人大全良方》，指导妇产科临床有着十分重要的意义。

【组成】续断、杜仲、防风、桂心、华阴细辛、人参、白茯苓、当归、白芍、甘草各30g，秦艽、熟地黄、川芎、独活各15g，黄芪、川牛膝各30g，共16味药，嚼咀为末，加生姜3片，大枣1枚，每服15g。

【方解】

古代治痹证专方，有益肝肾、补气血、祛风湿、止痹痛之功。古人言凡治三气袭虚而成痹证者，宜准诸此。

本方为《备急千金要方》独活寄生汤化裁而来，喻嘉言曰："此方用参芪四物一派补药。"如有黄芪强壮肌表而能祛湿为主药；独活、细辛温通肾经；秦艽、防风疏通经络，升阳祛湿；当归、熟地黄、川芎、白芍以活血养血；人参、茯苓、桂心、炙甘草以益气助阳，合续断、杜仲、牛膝强筋健骨。

本方集祛风除湿、散寒止痛、补气和血、益肾滋阴诸药于一剂，专治风、寒、湿三气袭虚所致之行、痛、着痹，故称"三痹汤"。

【适用证】

偏枯，手足拘挛，或肢节屈伸不利，半身不遂，下肢麻痹尤甚，不能下床。

【临床医案】

1. 腰椎管狭窄症

患者，男，81岁，首诊双下肢疼痛，麻木，无力，伴间歇性跛行1年余，近来行走20米即需休息，并有下肢畏寒，

CT 报告腰椎骨质增生，椎间盘膨出伴椎管狭窄、神经根管狭窄。现患者行走受限，稍走即感下肢乏力麻木，精神萎靡，语声低微，舌质淡，苔薄，脉细弦。中医诊断：腰腿痛，证属气血不足、肝肾亏虚、经络不和；西医诊断：腰椎管狭窄症。

患者年高，畏惧手术，乃予三痹汤加味以益气血、补肝肾、通经活络。3 剂病情减轻，7 剂痛麻轻，能行 100 多米；二诊加重黄芪 45g、牛膝 30g，15 剂；三诊加重黄芪为 60g，续服 15 剂，病情缓解，气力增，能行 400 ～ 500 米。

2. 产后痹证

患者，女，27 岁，产后 3 月余，遍身关节疼痛，腰痛，腿软，畏寒怕风，气虚乏力，舌淡苔薄白，脉沉细无力。中西医皆诊断为产后关节痛，证属气血亏虚，肾气不足，为风寒所袭，痹阻经络，投予三痹汤加减，并药渣煎水泡足。服 7 剂后，病情明显好转，效不更方，加重黄芪、牛膝，续投 14 剂，病愈。

【加减应用】

下肢痹证日久，适加虫类药，如地龙、全蝎、蜈蚣；强直性脊柱炎，疼痛著者，加制川乌、制草乌，或附子、干姜、麻黄；补肾强督，加鹿角胶；产后肢节疼痛，加乳香、没药；膝踝关节骨关节炎属风寒湿痹者，加泽兰、泽泻、益母草、生薏苡仁；上肢疼痛为重者，可去牛膝，重用桂枝、细辛，加姜黄、羌活、伸筋草。

025 三品锭子

【来源】明·汪机《外科理例》。

汪机，新安医学奠基人，字省之，别号石山居士，安徽省祁门县城内朴墅人。其家世代行医，祖父汪轮、父亲汪渭均为名医。汪机少时勤攻经史，后因母长期患病，其父多方医治无效，遂抛弃科举功名之心，随父学医。他努力钻研诸家医学经典，取各家之长，融会贯通，医术日精，很快便青出于蓝而胜于蓝。不仅治愈了母亲头痛呕吐的疾病，且“行医数十年，活人数万计”，医学著述10余部。明嘉靖年间，县内瘟疫流行，死亡相继，哭声载道，汪机倾囊购药，免费施治，救人不可胜计。汪机生活俭朴，不喜奢靡，布衣蔬食，不追求名利，“至义之所当为，视弃百金如一羽”，在当地老百姓中素负盛誉。

汪机一生究心医学，撰写医学著作，直至古稀之年，仍刻意钻研，握笔不辍。其著述态度相当谨严，如《伤寒选录》数十年始完成，《医学原理》亦8年而成，朝究暮绎，废寝忘食。时隔数百年后，2000年，在“千年徽州杰出历史人物”评选中，汪机以其医学大家的身份得以入选仅有30人的徽州千年历史人物。

【组成】

上品：白明矾60g，白砒31g，乳香10g，没药10g，牛黄9g。

中品：白明矾60g，白砒45g，乳香、没药各9g，牛黄6g。

下品：白明矾60g，白砒45g，乳香7.5g，没药7.5g，牛黄1g。

【方解】

本药由三种不同处方组成，分称上、中、下三品，如法炮制，研极细末，糯米糊和为梃子，状如线香，阴干，每次一锭，置疮内。

“品”，在古代常常用来表示某些事物的种类或等级。本方有三种处方，分治三类不同的疾病，故名“三品锭子”。

【适用证】

上品锭子外用治疗一切痔疮；中品锭子由上品锭子去牛黄一味，并调整剂量而成，外用治疗痔瘘、六瘤（即骨瘤、脂瘤、肉瘤、脓瘤、血瘤、粉瘤）、气核、瘰疬；下品锭子由上品锭子调整剂量而成，外用治疗瘰疬、气核、疔疮、发背、脑疽诸疮。

【临床医案】暂无。

【加减应用】暂无。

026 三子养亲汤

三子养亲祛痰方，芥苏莱菔共煎汤；

大便实硬加熟蜜，冬寒更可加生姜。

【来源】明·韩懋《韩氏医通》。

【组成】紫苏子、白芥子、莱菔子各9g。

【方解】

为祛痰基本方、常用方，有温肺化痰、降气消食之功，适用于老人中虚喘嗽、痰壅气滞之症。

“三子”，为紫苏子、白芥子、莱菔子，紫苏子降气化痰，莱菔子下气祛痰，白芥子促痰外出，三子皆是行气消痰之品。

原书记载：三士人求治其亲，年高咳嗽，气逆痰痞。予不欲以病例，精思一汤，以为甘旨，名三子养亲汤，传梓四方。有太史氏赞之曰：“夫三子者，出自老圃，其性度和平芬畅，善佐饮食奉养，使人亲有勿药之喜，是以仁者取焉。老吾老以及人之老，其利博矣！”

有三位读书人来请韩懋为他们的父母亲看病。老人年纪大了，咳嗽，气不顺，而且有痰。这是老人常见的问题，因此，韩懋并不想就病开方，而是仔细构思出一个有广泛适用性的方子来，这个方子就是“三子养亲汤”，其中的三味本草都是菜园子里的东西：莱菔子就是萝卜子，紫苏子是紫苏的种子，白芥子是芥菜的种子，它们性味平和，还常用于各种膳食，味道甘美，老人喝这三子养亲汤，不会感觉是在喝药，因此十分开心。这三子养亲汤一问世，马上传遍乡里，大家纷纷用此汤来奉养自己家里的老人，一时惠及四方。

《医方考》的作者，明代名医吴鹤皋言：“奚痰之有飞霞子（即韩懋）此方，为人事亲者设也。”故以“三子养亲汤”为名矣。

【适用证】

主治痰壅气逆食滞证，如咳嗽喘逆，痰多胸痞，食少难消，舌苔白腻，脉滑。现代药理研究，三子养亲汤有平喘、镇咳、祛痰、抑菌作用，常用于治疗顽固性咳嗽、慢性支气管炎、支气管哮喘、小儿急性支气管炎、梅核气、肺心病、胸腔积液症、心力衰竭、自发性气胸等。

【临床医案】暂无。

【加减应用】

痰涎盛者，加苍术；咽喉肿痛者，加牛蒡子、僵蚕；喘息甚者加地龙、葶苈子；鼻塞恶寒等表证重者，加防风、荆芥；食滞脘满者，加枳实、白术、神曲；气滞气逆者，加厚朴、杏仁、沉香；寒痰凝滞者，加干姜、细辛、半夏等；大便实硬者，加少许熟蜜送服；冬天寒冷，加生姜3片。

027 三甲复脉汤

三甲复脉用牡蛎，鳖甲龟甲配伍奇；
炙草地麦麻胶芍，潜阳补水心动医。

【来源】清·吴鞠通《温病条辨》。

【组成】炙甘草18g，干地黄18g，生白芍18g，麦冬15g，阿胶9g，火麻仁9g，生牡蛎15g，生鳖甲24g，生龟甲30g，共9味药。

【方解】

为祛风定惊方，有滋阴清热、潜阳息风之功。

“三甲复脉汤”源于张仲景的“炙甘草汤”。因炙甘草汤主治“心动悸，脉结代”，故又名“复脉汤”。而复脉汤去参、桂、姜、枣之阳药，加白芍收敛阴气，又叫“加减复脉汤”，专治温病后期阴虚脉结代之证。

吴鞠通言："在仲景当日，治伤于寒者之结代，自有取于参、桂、姜、枣，复脉中之阳；今治伤于温者之阳亢阴竭，不得再补其阳也。用古法而不拘用古方，医者之化裁也。"于是吴鞠通在加减复脉汤的基础上，又加入牡蛎、鳖甲、龟甲三味，增强滋阴潜阳，重镇惊厥之力，故名"三甲复脉汤"，专治温病后期，出现"心中憺憺大动，甚则心中痛者"。

【适用证】

主治下焦温病，症见手足蠕动、心悸、抽搐、口干舌燥等。现代常用于治疗脑膜炎后遗症、癫痫、小脑病变综合征、帕金森综合征、心脑病、精神分裂症，以及各种以眩晕、抽搐为主要临床表现的病症。

【临床医案】

1. 风湿性心脏病（刘渡舟医案）

李某，女，43 岁。有风湿性心脏病史 5 年，近日来头目眩晕，肢体颤动，站立不稳，心悸不宁，神乱少寐。舌红少苔，脉沉取弦细，举之则大而无力。

处方：炙甘草 12g，党参 12g，桂枝 6g，大枣 7 枚，生地黄 30g，麦冬 18g，白芍 18g，火麻仁 18g，阿胶 10g，龟甲 18g，鳖甲 18g，牡蛎 30g。

服药 1 剂则能安卧，肢颤止，眩晕减轻，能自行步走。但有纳谷不香而脘闷，方中加米醋一大盅，又服 3 剂而症消。

2. 心悸抽搐（刘渡舟医案）

朱某，女，45 岁。患病抽搐已 15 年。每夜入眠后，突发心悸不安，继之手足抽搐，周身发麻。腹胀大如孕状，周身浮肿，口咽发干。舌红绛无苔，脉沉滑。值经期则病剧，每夜可发生

2～3次。

处方：龟甲30g，鳖甲30g，牡蛎30g，白芍18g，生地黄30g，麦冬30g，阿胶10g，五味子6g，玄参18g，钩藤10g，甘草12g。

服2剂而身麻愈，服6剂而肿胀消，服至12剂则抽搐大减，夜能安睡。

3. 小儿多动症

据冯步珍报道，用三甲复脉汤治疗小儿多动症68例，其中症状消失者61例，好转3例，无效4例。治疗方药有：生地黄、麦冬、鳖甲、龟甲、白芍、太子参、阿胶（烊化）、炙甘草、郁金、远志、川芎、生牡蛎、石菖蒲、地龙，上药水煎服，日1剂，连服1个月为1个疗程。

【加减应用】

（1）一甲复脉汤：加减复脉汤去火麻仁，加牡蛎1两，主治温热病后期阴液亏虚证、内科杂病、甲状腺功能亢进致心悸不宁、夜不能寐者。

（2）二甲复脉汤：加减复脉汤加生牡蛎、生鳖甲，主治温病热邪深入下焦，手指微微蠕动，有发痉厥之势，或痉厥已作者。

（3）大定风珠：三甲复脉汤加鸡子黄、五味子，主治虚风内动症，如乙脑后遗症、抽搐、麻痹、甲状腺功能亢进和腰腿痛综合征等。

028 大定风珠

大定风珠鸡子黄，麦地麻芍牡草方；

龟甲鳖甲胶五味，滋阴熄风最相当。

趣味记忆：贯母五弟要归，阿妈买草鸡。

【来源】清・吴鞠通《温病条辨》。

【组成】生白芍18g，阿胶9g，生龟甲12g，干地黄18g，火麻仁6g，五味子6g，生牡蛎12g，麦冬连心18g，炙甘草12g，生鸡子黄2个，生鳖甲12g。

【方解】

为平息内风的代表方，有滋阴养液、柔肝息风之功。

吴鞠通曰："名定风珠者，以鸡子黄宛如珠形，得巽木之精，而能息肝风。肝为巽木，巽为风也。龟亦有珠，具真武之德而镇震木，震为雷，在人为胆，雷动而未有无风者，雷镜而风亦静矣。元阳真上巅顶，龙上于天也。制龙者，龟也。古有豢龙御龙之法，失传已久，其大要不出乎此。"本方中多用甘润救阴之药，尤添鸡子黄其形如珠，功在滋阴液，息风阳，因作用较"小定风珠"为强，故称"大定风珠"。

方中君药为鸡子黄、阿胶，鸡子黄既能交通心肾，又可滋养肺肾，还可中补脾胃，上中下兼顾，张仲景在经方中亦常用，配伍阿胶滋阴养液以息内风，故可说此方亦是由黄连阿胶汤（连、芩、芍、胶、鸡）化裁而来。臣药为地黄、麦冬、白芍，三味药即可滋阴柔肝，又可清热；佐药为龟甲、鳖甲、牡蛎，三味药又称三甲，皆是介类药。明末清初著名易学家喻嘉言曾说“蓄鱼千头者，必置介类”，在此用介类药，即取其育阴潜阳之功，如三甲复脉汤等复脉汤亦是此意。最后三味：火麻仁养阴润燥，五味子、甘草酸甘化阴。

本方特点，即是以大队滋阴药填补真阴，再稍佐介类药以潜阳。吴鞠通在原文中言“以大队浓浊（形容滋腻的药叫浓浊），填阴塞隙”，填补真阴，缺少、空隙都把它填满。“再结合潜阳镇定”，用介类潜阳镇定。这种治法功用便叫做滋阴息风，专治疗温病后期“病邪已去八九，真阴仅存一二”的真阴极度亏虚证。

【适用证】

治温病后期，真阴大亏，虚风内动，神倦瘈疭，舌绛苔少，现代常用于乙脑后遗症、眩晕、放疗后舌萎缩、甲亢、甲亢术后手足搐搦症、神经性震颤等属于阴虚风动者。

【临床医案】

1. 春温（范文甫医案）

徐志舜，温热人于少阴，邪盛元虚，神倦不寐，手足瘈疭，津液被灼，舌绛而干，脉数无伦次。证实险重之至，请高明调治则吉。方为：炒火麻仁 12g，生牡蛎 24g，炙甘草 6g，麦冬 12g，大生地 18g，西党参 9g，炙鳖甲 9g，龟甲 15g，真阿胶 9g。

二诊：见瘥。前方加西洋参 3g（泡茶服）。

2. 荨麻疹

李某确诊患荨麻疹 5 年余，每于夏天，遇热则发作较频，躯干四肢散发大小不等的风团样皮疹，奇痒难忍，月经前后加剧，伴有面色少华，大便干燥，口干多饮，脉细数，舌红，少苔。证属阴血亏虚，虚热内扰。予大定风珠加白芍 15g，白蒺藜 15g，小胡麻 15g。连续服药 1 个月后，诸症解除，皮疹未发，随访 1 年，未见发作。

【加减应用】

气虚喘急，加人参；气虚自汗，加人参、龙骨；气虚心悸，加小麦、茯神；若低热不退，加地骨皮、白薇。

029 三物备急丸

三物备急巴豆研，干姜大黄不需煎；

猝然腹痛因寒积，速投此方急救先。

【来源】东汉·张仲景《金匮要略》。

【组成】大黄、干姜、巴豆各等分。

【方解】

古代急救方，治疗急腹症的主要方，有攻逐寒积之功。《医方考》言：“饮食自倍，冷热不调，腹中急痛欲死者，急以此方主之。”《张氏医通》又言：“备急丸为治寒实结积之峻药。”

“三物”，即指本方三味主药；“备急”，即以备用于逐暴寒实之急证，故名“三物备急丸”。汪昂在《医方集解》论述此方“三药峻厉，非急莫施，故曰备急”。《金匮要略》原文记载：“治心腹诸卒暴百病，若中恶客忤，心腹胀满，卒痛如锥刺，气急口噤，停尸卒死者。”

本方配伍精简，但药力却十分峻猛。方中巴豆辛热峻下，开通闭塞；大黄荡涤肠胃，助巴豆以泻下，同时还可解其毒；

干姜温中，既可助巴豆以祛寒，又可调和大黄寒凉之性，使得此方成为温泻方。三药配合，力猛效捷，制丸储藏，专治饮食不调，食停肠胃，以致上焦不行，下脘不通，猝起暴急寒实之病。

因巴豆对于肠胃刺激极强，故而体质弱、胃肠寒积聚者，慎勿用之。

【适用证】

主治寒实冷积内停，心腹诸卒暴百病，卒中恶风气忤，迷绝不知人；干霍乱，心腹胀满，搅刺疼痛，手足厥冷，甚者流汗如水，大小便不通，求吐不出，求利不下，须臾不救，便有性命之虑，猝死及感忤口噤不开者。喉痹水浆不下：小儿木舌，肿胀满口中。

现代研究表明，本方有调节胃肠机能、抗粘连、抗菌的作用。常用于急性肠梗阻、急性胰腺炎、食物中毒属于寒积冷结而体质壮实者。

【临床医案】

1. 突发咽痛伴手足厥冷（吉益南涯医案《续建殊录》）

一男子，当食时，忽咽痛，少间，手足厥冷，如死者状。二医诊之。

一医以为寒疾。一医以为缠喉风，曰："此证宜备急丸。"然未之试，故辞不疗。乃迎先生审之。先生曰："备急丸固的当也。"予之，一时许，大便快通，疾如洗。

2. 伤食（罗谦甫医案《卫生宝鉴》）

元人有军官叫博儿赤马刺，因食烤肉过多，又饮牛奶斗余，当晚就腹胀如鼓，疼痛呼叫，吐泻不得，躁扰欲死。适罗天益在军中，急延其诊之。罗氏认为："若非峻急之剂，岂能斩关夺门。”遂用备急丸10粒，分2次服，又予无忧散5钱，药后，大吐大泻，腹中渐空快，次日少予稀粥，调理数日而愈。

3. 食厥（程杏轩医案《杏轩医案》初集）

许细长，石工也，病起少腹胀痛，坚硬如石。医用消导药，转至吐蛔，便溺俱闭。更医目为寒凝厥阴，投以干姜、附子、吴茱萸，痛剧而厥，肢冷脉伏，急来延予。

余以手按其少腹，见其眉攒难忍之状，谓其妇曰：“此食厥证也。”

妇曰：“病果因食冷面而起，然已服过消导药无效，或药力不及，亦未可知。第停食小恙，何至厥逆吐蛔，便溺俱闭？”

予曰：“谷食下行，由少腹右角后出广肠，今食积不下，故大便不通；直肠紧胀，撑迫膀胱，小溲因而不利；下既不通，气反上行，故为呕吐；呕多胃逆，蛔必上攻，是以随呕而出。务得大便一通，通则不痛，诸症自释矣。但病经多日，凝冱已坚，非精锐之品，不能奏绩。”

旋进备急丸3钱，顷之腹中雷鸣，下结粪数枚；再予钱半，复泻十余行，厥回脉出，痛减腹软。后畏药不服，将息而起。

【加减应用】暂无。

030 大补阴丸

大补阴丸绝妙方，向盲问道诋他凉；
地黄知柏滋兼降，龟甲沉潜制亢阳。

注：陈修园老先生说这个方子很绝妙，如果你去问盲人（此

处指不明白道理的人），他就会说这个方子太凉了，这就属于问道于盲，你问的人不知此中真道。

【来源】元·朱丹溪《丹溪心法》。

【组成】熟地黄（酒蒸）、龟甲（酥炙）各180g，知母（酒浸，炒）、黄柏（炒褐色）各120g，上为末，用猪脊髓蒸熟，炼蜜为丸。

【方解】

是朱丹溪专治阴虚火旺发热证的基础方，有降阴火、补肾水之功。

朱丹溪在原文中讲："阴常不足，阳常有余，善卫生者，宜常养其阴，俾阴与阳齐，则水能制火，体强无病……是方能骤补真阴，承制相火，较之六味，功效尤捷。"言此方为大补肾阴良方，功效不逊六味地黄丸，故称"大补阴丸"。

全方用药仅四味，分别为两组对药，代表两种治法。熟地黄合龟甲，专能添精补髓，滋阴潜阳；黄柏合知母，专能清热降火，合起来便是滋阴降火方，再加上猪脊髓和蜂蜜，一个为血肉有情之品，可以以髓补髓；一个能甘缓滋补，专能调和方中苦寒药知母、黄柏的药性。

本方虽曰大补阴丸，实则为补泻兼施之方，是滋阴与降火并重之方，故陈修园先生赞此方："此治阴虚发热之恒法也。"现代唯有胡庆余堂坚持将此药制成中成药，以方便使用。

【适用证】

骨蒸潮热，盗汗遗精，咳嗽咯血，心烦易怒，足膝疼热，或消渴易饥，舌红少苔，尺脉数而有力。现代用于治疗肺结核、肾结核、甲状腺功能亢进、骨结核、甲亢、附睾炎、肾盂肾炎、糖尿病、血栓闭塞性脉管炎、更年期综合征等属阴虚火旺之证。

【临床医案】

1. 牙痛（熊寥笙医案）

范某某，女，30 岁。主诉：患牙痛已 7 日，去市口腔医院诊治，内服西药痛不减，建议做拔牙手术，患者因上下大牙均疼痛，恐不胜其术，更怕拔时痛不可支，遂求中医诊治。

诊查：症见满口上下牙热痛，漱冷水痛稍缓，入夜尤痛不可忍，脑如针刺，连续 3 夜未能入睡。舌质红，脉洪数。辨证：证属虚火牙痛。治法：滋阴补肾。拟大补阴丸加味。处方：生地黄 24g，炒知母 12g，盐水炒黄柏 12g，炙龟甲 24g，怀牛膝 12g，地骨皮 12g。3 剂，每日 1 剂，水煎，分 3 次服。药后痛止病愈，牙坠如故。复诊嘱服知柏地黄丸以巩固善后。

2. 胎滑骨蒸（钟育衡医案）

王某，女，39 岁。主诉：患者 1 年内流产 3 次，流产过程相同：怀孕后 40 日左右骨蒸发热，神疲肢倦，曾用寒凉及养血安胎等药物不效，渐至身无半缕，卧于土地之上，借土地之凉以缓解骨内之热，直到孕后 2 月余流产，疾病不药而愈。今又妊娠近 40 余日，前症复作而求治。

诊查：形体消瘦，面色微红，自觉壮热而扪之不热，但欲寐。脉沉细滑数，舌质深红少津，光亮无苔。辨证：此为真阴不足之证。治法：拟大补真阴立法，取大补阴丸化裁。处方：大生地 50g，炒熟地 50g，盐黄柏 20g，盐知母 25g，炙龟甲 60g，炙鳖甲 50g，山萸肉 15g，枸杞果 15g。1 剂，先煎龟甲、鳖甲 2 小时，再合诸药煎 30 分钟，取汁分 2 次温服。

二诊：服药后诸症减轻，继用药 2 剂。三诊：发热已退，无任何不适。更进药 1 剂，法同前。直到足月分娩，身无疾病。

生一男孩，身体壮实。

【加减应用】

（1）滋肾通关丸（李东垣）：大补阴丸减熟地黄、虎骨，加肉桂一味，有利湿清热，通利膀胱之功，专治癃闭。后世有人称大补阴丸即是由此方化裁。

（2）虎潜丸（朱丹溪）：为大补阴丸加陈皮、白芍、锁阳、虎骨、干姜，在滋阴降火的基础上，更能强筋壮骨，故可治疗肝肾不足，阴虚内热之痿证。

（3）阴虚较重者，可加天冬、麦冬；阴虚盗汗者，可加地骨皮；咯血、吐血者，可加仙鹤草、旱莲草、白茅根；遗精者，可加金樱子、芡实、桑螵蛸；盗汗，可加浮小麦、煅牡蛎。

031 大青龙汤

大青龙汤桂麻黄，杏草石膏姜枣藏；
太阳无汗兼烦躁，风寒两解此为良。

【来源】东汉·张仲景《伤寒论》。

【组成】生麻黄 20g，桂枝 10g，炙甘草 10g，杏仁 15g，生姜 15g，大枣 20g，生石膏 50g。

【方解】

古代伤寒病的发汗峻方，有发汗解表、清热除烦之功。

古有“左青龙右白虎”之说。青龙，是神话中东方木神，色主青，主发育万物，能飞腾，能翻江倒海，能行云降雨。言青龙者，必然与水有关系，大青龙汤发汗解表之功甚强，犹如大龙行云作雨，故名“大青龙汤”。

本方为麻黄汤加重麻黄的剂量，再加石膏、生姜、大枣而成。《伤寒论》条文中言：“太阳中风，脉浮紧，发热，恶寒，身疼痛，不汗出而烦躁者，大青龙汤主之。”大青龙汤证，是外有表邪重，内里发热也重。风寒越盛，毛窍越闭塞，在里的卫气就越不能外达，积郁在里面，则发热，则伤津，则烦躁，则汗不得出。

麻黄汤原是发汗解表峻剂，在此基础上加重麻黄用量，可见其发汗解表之力更强。而加石膏，则是取其泻热除烦之功；加姜、枣，即是令其汗大出而不伤津，解表邪而和胃气。

【适用证】

治外感风寒，表实无汗兼有里热证，症见寒热头痛、昏谵口渴、便秘经旬、面赤烦躁等。现代用于病毒性感冒、肺炎、皮肤病、汗腺闭塞症、白癜风、空调病等。

【临床医案】

1. 感冒高热，无汗烦躁（荒木性次医案）

一妇人因感风寒，发热数日不解，服 2 ～ 3 种西药不效，发热近 40℃，头痛如刀割，咽干，欲饮水，苦闷，夜间不寐，时时恶寒，如欲死状，坐卧不安。其主症为不汗出而烦躁，故予大青龙汤。服后大汗出，诸症霍然而愈。

2. 伤寒烦躁（张锡纯医案）

曾治一人冬日得伤寒证，胸中异常烦躁。医者不识大青龙证，竟投以麻黄汤。服后分毫无汗，胸中烦躁益甚，自觉屋隘莫能容。诊其脉洪滑而浮，治以大青龙汤加天花粉 24g。服后 5 分钟，周身汗出如洗，病若失。

3. 溢饮（刘渡舟医案）

《伤寒论》："病溢饮者，当发其汗，大青龙汤主之。"

某女，32岁。患两手臂肿胀，沉重疼痛，难于抬举。经过询问得知，冬天用冷水洗衣物后，自觉寒气刺骨，从此便发现手臂肿痛，沉重酸楚无力，诊脉时颇觉费力。但其人形体盛壮，脉来浮弦，舌质红绛，苔白。此乃水寒之邪郁遏阳气，以致津液不得流畅，形成气滞水凝的"溢饮"证。虽然经过多次治疗，但始终没有用发汗之法，所以缠绵而不愈。处方：麻黄10g，桂枝6g，生石膏6g，杏仁10g，生姜10g，大枣10枚，甘草6g。服药1剂，得汗出而解。

【加减应用】

便秘腹胀，加大黄；咽喉疼痛充血，加连翘；浮肿者，加茯苓、泽泻。

032 小青龙汤

小青龙汤治水气，喘咳呕哕渴利慰；

姜桂麻黄芍药甘，细辛半夏兼五味。

【来源】东汉·张仲景《伤寒论》。

【组成】生麻黄10g，桂枝10g或肉桂6g，细辛10g，干姜10g，生甘草10g，白芍10g，五味子10g，姜半夏10g。

【方解】

古代治疗水气病咳喘的专方，有解表散寒、温肺化饮之功。

张秉成《成方便读》言："名小青龙者，以龙为水族，大则可兴云致雨，飞腾于宇宙之间；小则亦能治水驱邪，潜隐于波涛之内耳。”小青龙汤逐水饮之功极佳，犹如龙卷波涛，水泛能除，因其发汗力较大青龙汤稍弱，故名“小青龙汤”。

小青龙汤素为历代医家所推崇，被誉为“治喘神剂”。《伤寒论》条文言：“伤寒表不解，心下有水气，干呕发热而咳，或渴，或利，或噎，或小便不利少腹满，或喘者，小青龙汤主之。”小青龙汤证，是外感寒邪，内有寒饮。外有寒则头痛，内有寒饮则阻滞气机，肺气一上逆，就容易咳喘，痰多清稀。水饮居久了就会泛滥到周身，因此出现诸如身体沉重、四肢浮肿、小便不利等各种症状。

因此治疗就必须表里同治。小青龙汤以麻黄配桂枝，发汗解表散寒；用干姜、细辛、五味子温散水饮，所谓“若要痰饮退，宜用姜辛味”；再以白芍酸收养阴，防止发汗太过；用半夏燥湿化痰，甘草调和诸药。全方配伍，散中有收，开中有合，外散风寒，内化痰饮，是经方中极具代表的治水饮方，运用相当广泛。

【适用证】

慢性支气管炎、支气管哮喘、喘息性肺炎、百日咳、花粉症、肺心病、过敏性鼻炎、鼾病、鼻塞、病毒性结膜炎、泪道炎、小儿急性支气管炎、小儿哮喘等。

【临床医案】

1. 产后外感咳嗽（曹颖甫医案）

赵某，26岁。新产满月，由并州返忻州。途中感受风寒，致娇脏失却清肃之令、肺气壅遏而咳嗽不休。虽经多方医治，均未中病，迁延已逾月余。倦怠神疲，日渐消瘦，自疑肺结核而来就诊。经胸透，心、膈、肺未见异常，求服中药。

望其面色萎黄，略显浮肿，形态畏冷，时已至夏，头仍双巾。舌质淡红，苔白滑。询知恶寒，无汗，夜间鼻塞，咳喘气短，痰涎清稀，且泛白沫。胃纳不馨，时呕吐清水，二便正常。诊得脉象沉细。观其脉症，知为风寒束肺，支饮停结。治宜辛温发散，宣肺化饮。拟小青龙汤加味：

麻黄 6g，桂枝 6g，白芍 6g，甘草 4.5g，半夏 10g，茯苓 10g，细辛 3g，五味子 3g，生姜 6 片，2 剂。

药后汗出津津，当晚咳嗽大减，2 剂后咳逆全止。患者得陇望蜀，因乳汁不足，要求同治，遂拟六君子汤加味治之。

2. 心衰垂死（李可医案）

我在 1961—1981 年这 20 年间，为救心衰垂死患者，径用小青龙汤原方原量（新中国成立初期沿用 1 斤等于 16 两，1 两等于 10 钱的旧制，尚未改用克制），实际超过汉代用量 1/2，为求稳妥，遵医圣“中病则止，不必尽剂”的原则，采用每剂药煮 1 次，分 3 次服，服 1 次若病退大半，则止后服，停药糜粥自养，不效则迭加，随症情变化，消息进退之法，确有“一剂知，二剂已”的神效。

【加减应用】

烦躁、口干，加石膏，名小青龙加石膏汤；体弱心悸喘促，去麻黄，加茯苓、山萸肉；喉中痰鸣，加杏仁、射干、款冬花；鼻塞，清涕多者，加辛夷、苍耳子；水肿者，加茯苓、猪苓；支气管哮喘慢性期，见面色黄、肌肉松弛、浮肿者，加玉屏风散。

033 大承气汤、小承气汤、调胃承气汤

大承气汤大黄硝，枳实厚朴先煮好；
峻下热结急存阴，阳明腑实重证疗。
去硝名为小承气，轻下热结用之效；
调胃承气硝黄草，缓下热结此方饶。

【来源】东汉·张仲景《伤寒论》。

【组成】

大承气汤：生大黄12g，厚朴24g，枳实12g，芒硝9g。

小承气汤：生大黄12g，厚朴6g，枳实9g。

调胃承气汤：大黄12g，炙甘草6g，芒硝9g。

【方解】

大承气汤，为古代急用方，有峻下热结之功。

小承气汤，为大承气汤去芒硝，厚朴、枳实减量而成，同为攻下方，力量稍弱，有轻下热结之功。

调胃承气汤，为大承气汤去厚朴、枳实，加炙甘草而成，在攻下基础上，还能调和脾胃中州，有缓下热结之功。

承者，受也、顺也、制也。王晋三《绛雪园古方选注》言："承气者，以下承上也。"柯韵伯《伤寒来苏集》云："诸病皆因于气，秽物之不去，由于气之不顺，故攻积之剂必用行气药以主之。亢则害，承乃制，此承气之所由；又病去而无气不伤，此承气之义也。"六腑以通为用，胃气以下降为顺，三方皆能承顺胃气，使腑气得降，热结得通，故名"承气汤"。

大承气汤主治的证候，概括起来不过痞、满、燥、实四字，

痞即胸脘痞塞；满即胁肋胀满；燥即大便燥结坚硬；实即宿食与热邪相结而为热实积滞。而大承气汤四味药，正好分别对应这四证：大黄苦寒泻实，芒硝润燥软坚，枳实行气消痞，厚朴消胀除满。全方配伍，攻下之力强，因此称其为峻下方，亦是寒下的代表，使用此方讲究中病即止，后用缓下或补气药善后，以防正气损伤太过。

小承气汤主治的证候，则只有痞、满、实而不燥，热邪与宿食互结不甚，因此去掉润燥软坚的芒硝，同时减少厚朴、枳实的用量，同为攻下，但主治较之要轻，故称为轻下热结方，是后世治疗热实互结不甚的基础方，应用十分广泛。

调胃承气汤主治的证候，是痞、满、燥、实之轻症，尤其以上部热甚为主，胃肠有热，热性升散，即表现为发斑、吐衄、咽肿等，此时用调胃承气汤，不单能清胃中燥热，因其有甘草，能缓和大黄与芒硝的寒凉之性，使之成为缓下热结方。

此三方，分别为峻下、轻下、缓下，症状皆以痞、满、燥、实之轻重而取用。三方历代为医家所推崇，一直沿用至今，临床运用极广，效果极佳。

【适用证】

大承气汤：多系统器官功能衰竭、传染病过程中的昏迷、流行性乙型脑炎、败血症、肝昏迷、粘连性肠梗阻、蛔虫性肠梗阻、粪石性肠梗阻、动力性肠梗阻、腹腔结核性肠梗阻、阑尾炎、急性胰腺炎、肠麻痹、铅中毒、呼吸窘迫综合征、脊髓损伤、躁狂抑郁性精神病、精神分裂症、库欣综合征等。

小承气汤：病毒性肝炎、胆道感染、胃肠手术后肠胀气、顽固性呃逆、肠梗阻、急性胰腺炎、急性感染性疾病等各种发热性疾病。

【临床医案】

1. 燥屎内结（曹颖甫医案）

余尝诊江阴街肉庄吴姓妇人，病起已六七日，壮热，头汗出，脉大，便闭，7日未行，身不发黄，胸不结，腹不胀满，惟满头剧痛，不言语，眼胀，瞳神不能瞬，人过其前，亦不能辨，证颇危重。余曰："目中不了了，睛不和。燥热上冲，此《阳明篇》三急下证之第一证也。不速治，病不可为矣。"于是，遂书大承气汤方予之。大黄 12g，枳实 9g，厚朴 3g，芒硝 9g。并嘱其家人速煎服之。竟一剂而愈。

2. 痉病（黎庇留医案）

里海辛村潘女，八九岁，发热面赤，角弓反张，谵语，以为鬼物。符卜无验，乃召余诊，见以渔网蒙头，白刃拍桌，而患童无惧容。余曰："此痉病也。非魅！切勿以此相恐，否则重添惊疾矣。"投以大承气汤，一服，即下两三次，病遂霍然。

3. 胃石症（李欣医案）

某男，14岁，傍晚吃黑枣半市斤后睡眠，次日晨起即感腹痛、腹胀、恶心、呕吐，不能进食，来院就诊。查体一般状态良好，左上腹肌紧张，深触诊时可触及鸡卵大小的硬块，边缘光整，局部有明显的压痛。X线检查：服钡剂后见胃内有广泛的团块状充盈缺损，在团块周围钡剂围绕呈网格状颗粒状阴影及斑点状阴影大小几乎相似，团块影随胃蠕动与推压时或变换体位时而移动变位。

当即用中药调胃承气汤治疗。8天后X线钡剂胃肠透视复查，见胃内团块阴影显著缩小。又继续服上述中药1周后胃内团块阴影完全消失治愈。

【加减应用】

（1）桃核承气汤：调胃承气汤去甘草，加桃仁、桂枝，能泻热逐瘀，主治下焦蓄血证。

（2）白虎承气汤：调胃承气汤去芒硝，加石膏、玄明粉、知母、陈仓米，能清热泻火，通便，主治伤寒阳明病，邪火壅闭，昏不识人，谵语发狂者。

（3）导赤承气汤：调胃承气汤去甘草，加生地黄、赤芍、黄连、黄柏，主治小便赤痛，大便秘结，时时烦渴者。

（4）增液承气汤：调胃承气汤去甘草，加玄参、生地黄、麦冬，主治热结阴亏，燥屎不行，下之不通者。

034　大陷胸汤

大陷胸汤用硝黄，甘遂为末共成方，

专治水热结胸证，泻热逐水效非常。

【来源】东汉·张仲景《伤寒论》。

【组成】大黄、芒硝各10g，甘遂1g。

【方解】

本方是泻下之峻剂，有泻热逐水之功，专治热实结胸证。

“结胸”，顾名思义，即是指邪气与痰水共结于胸膈，而出现的心下痛、按之硬满的病症。而结胸证又分为寒实与热实，其中，热实结胸又分为大、小两种结胸证。大结胸证的病位，在整个胸膈脘腹，尤其是中焦整个腹部，都会有硬满疼痛，按之石硬的症状。而“大陷胸汤”，则是专治大结胸证的方剂。

成无己在《伤寒论注解》中讲：“结胸为高邪，陷下以平之，故治陷胸曰‘陷胸汤’。”说明此方除胸中痰热互结之邪，如同陷阵，故名“陷胸汤”。

方中甘遂苦寒峻下，既能泻热，又可逐水，擅长泻胸腹之积水。大黄泻热通便，芒硝软坚泻热，辅佐甘遂一同将水热互结的实邪从大便泻出。三药合用，力专效宏，为泻热逐水，开结通便的峻剂。

本方与大承气汤虽同为寒下峻剂，都用大黄、芒硝以泻热攻下，但大承气专主肠中燥粪，大陷胸并主胃腹水热之邪。在煮法上，大承气先煮枳、朴，而后下大黄，大陷胸先煮大黄而后纳诸药。尤在泾在《伤寒贯珠集》中曾说：“夫治上者制宜缓，治下者制宜急，而大黄生则行速，熟则行迟。”正因为大黄先下，使大陷胸汤整首方的泻下之力都变缓，更助于泻中上部的热。而大承气汤因为后下大黄，使得整首方泻下之力更峻猛、快速。

【适用证】

主治水热互结之结胸证，如心下疼痛，拒按，按之硬，或从心下至少腹硬满疼痛，手不可近。伴见短气烦躁、大便秘结、舌上燥而渴、日晡小有潮热、舌红、苔黄腻或兼水滑、脉沉紧或沉迟有力等。现代常用于治疗急性胰腺炎、急性肠梗阻、肝脓肿、渗出性胸膜炎、胆囊炎等属于水热互结者。

【临床医案】

1. 胸脯痰涎（曹颖甫医案）

沈家湾陈姓孩，年 14，独生子也。其母爱逾掌珠。一日忽得病，邀众出诊。脉洪大，大热，口干，自汗，右足不利伸屈，病属阳明。然口虽渴，终日不欲饮水，胸部如塞，按之似痛，不胀不硬，又类悬饮内痛。大便5日未通，上湿下燥，于此可见。且太阳之湿内入胸膈，与阳明内热同病，不攻其湿痰，燥热焉除？于是，遂书大陷胸汤予之。制甘遂4.5g，大黄9g，芒硝6g。服后，大便畅通，燥屎与痰涎先后俱下，其他诸症均各霍然。

2. 艺高才能胆大：治孕妇结胸（叶橘泉医案）

曾治门人徐同江之姊，时适怀孕6个月。却值夏令，食物不慎，一日忽发胸腹大痛，转辗床褥，呼号叫喊，烦躁不宁，发热口渴，大便不行，舌白厚腻，诸医均谓胎动攻冲，势必流产，议论纷纷，不敢处方。

余诊得胸脘胀实，按之更痛，断为结胸，用大陷胸汤加柴胡、黄芩、知母等，众医互视以目，咸皆腹诽，其夫亦持方不敢购药，徐生以侍诊之故，深信经方，力主购服。进药后大便畅下，酣然入睡（因已两昼夜不得安睡故）。醒后诸症悉退，以理中汤调治，二三日而痊。

3. 结胸证（刘渡舟医案）

天津罗某，素有茶癖，每日把壶长饮，习以为常。身体硕胖，面目光亮，每以身健而自豪。冬季感受风寒历，自服青宁丸与救苦丹，病不效而胸中硬疼，呼吸不利，项背拘急，俯仰为难。经人介绍，乃请余诊。

其脉弦而有力，舌苔白厚而腻。辨为伏饮居于胸肠，而风寒之邪又化热入里，热与水结于上，乃大陷胸丸证。为疏：大黄6g，芒硝6g，葶苈子、杏仁各9g，水两碗，蜜半碗，煎成多半碗，后下甘遂末1g。服1剂，大便泻下2次，而胸中顿突爽。又服1剂，泻下4次此病告愈，而饮茶之嗜亦淡。

【加减应用】

大陷胸丸：大陷胸汤减芒硝，加葶苈子、杏仁，力量较缓，而泻肺行水，下气定喘之力加强，更能治肺有痰火所致的喘咳胸满，兼腹满大便燥结，这也是结胸证的一种。

035 小陷胸汤

小陷胸汤连夏蒌，宽胸散结涤痰优；
痰热内结痞满痛，苔黄脉滑此方求。

【来源】东汉·张仲景《伤寒论》。

【组成】黄连 6g，半夏 12g，瓜蒌实 20g。

【方解】

治结胸证的常用方，有清热化痰、宽胸散结之功。

小陷胸汤与大陷胸汤同名“陷胸”，同治结胸证，但大陷胸汤治疗的大结胸证，主要是水热互结，病位在心胸及整个腹部，按之不单痛，更有硬满；而小陷胸汤治疗的小陷胸证，主要是痰热互结，阻滞胸中气机，病位只在胸脘部，而不达腹部，且按之有痛，但没有硬满之感。因此小陷胸汤较之大陷胸汤，药力更和缓，故名为“小”。

因痰热互结，则需要化痰、清热、散结，而小陷胸汤的三味药，则分别治此三证。半夏辛温，专能化心下痰饮；黄连苦寒，专能泻心下热结；瓜蒌滑利，既能助黄连泻火，又可助半夏化痰，同时还能润肠通便，使痰热从大便下行。三药合用，则是辛开苦降，清热化痰散结之良方。

郝万山教授对大小陷胸汤的方药组成，进行了十分清晰易懂的对比：

小陷胸汤：清热（黄连），除痰（半夏），散结（瓜蒌）——和缓。

大陷胸汤：泻热（大黄），逐水（甘遂），破结（芒硝）——峻烈。

【适用证】

寒热往来，胸胁痞满，按之疼痛，呕恶不食，口苦且黏，目眩，或咳嗽痰稠，苔黄腻，脉弦滑数等。现代常用于急性胃炎、胆囊炎、胃溃疡、十二指肠溃疡、肝炎、冠心病、肺心病、急性支气管炎、急慢性呼吸系炎症、胸膜炎、胸膜粘连等属痰热互结心下或胸膈者。

【临床医案】

1. 胃脘痛（刘渡舟医案）

孙某某，女，58岁，胃脘作痛，按之则痛甚，其疼痛之处向外鼓起一包，大如鸡子，濡软不硬。患者恐为癌变，急到医院作X光钡餐透视，因需排队等候，心急如火，乃请中医治疗。切其脉弦滑有力，舌苔白中带滑。问其饮食、二便，皆为正常。辨为痰热内凝，脉络瘀滞之证。为疏小陷胸汤：糖瓜蒌30g，黄连9g，半夏10g。共服3剂，大便解下许多黄色黏液，胃脘之痛立止遂消，病愈。

2. 肺心病（崔德成医案）

燕某，男，56岁，住县医院内科病房。久患肺心病、心功能不全，每日靠强心、利尿、抗感染药物维持，仍喘促不得卧，口出浊气，咳唾涎沫，便秘，小陷胸三症悉见，辨为痰热互结，遂服用小陷胸汤：瓜蒌 60g，半夏 10g，黄连 4g。1 剂便畅喘减，3 剂药后症情好转。

3. 发热（孙一奎医案）

徐某，每日午发热，直至天明，夜热更甚，右胁胀痛，咳嗽吊痛，坐卧俱痛，脉尺弦大，右滑大搏指，此肝胆之火为痰所凝，郁而为疼，夜甚者，肝邪实也。乃以小陷胸汤为主。瓜蒌 30g，黄连 9g，半夏 6g，前胡、青皮各 3g，水煎饮，夜服当归芦荟丸微下之，夜半痛止热退，2 剂全安。

【加减变化】

口苦，寒热往来，合小柴胡汤，名柴胡陷胸汤；呕恶，加竹茹、生姜；胸痛，加枳实、枳壳；胁肋痛甚，合四逆散；呼吸道疾病，与麻杏甘石汤或三拗汤合用；冠心病、心绞痛，加瓜蒌、薤白、川芎。

036　干颓汤

【来源】清 · 张锡纯《医学衷中参西录》。

【组成】生黄芪 150g，当归 30g，枸杞子 30g，山萸肉 30g，生乳香 9g，生没药 9g，真鹿角胶（捣碎）18g，共 7 味药。

【方解】

治疗肢体痿废、中风偏瘫的专方，有益气和血、滋补肝肾之功。

“干”者，有制止、干预之意；“颓”者，即败坏、颓废之意。“干颓”，顾名思义，即是能干预，制止偏枯、痿废之证的发展，使颓废的肢体重新振复，故名“干颓汤”。

中风偏瘫，即中医所说痿痹之证，其病因不外两点：精血不荣与经络不通。

方中重用生黄芪以补中益气，使清气上达，则头脑清醒。张锡纯素来将黄芪视为醒脑复瘫之要药。如治疗内外中风者，他拟有逐风汤、加味黄芪五物汤、加味玉屏风散等；治疗肢体痿废，拟有补偏汤、振颓汤；治疗脑中风后遗症，拟有干颓汤、补脑振痿汤、起痿汤；治疗风袭肌肉经络而致麻木不仁者，则有逐风通痹汤；治疗脑贫血，则将当归补血汤加味，并重用黄芪1两；治疗瘰疬疮疡破后的内托生肌散，黄芪用量均达4两。以上诸方均以黄芪为主药，且多重用、生用。张锡纯认为，黄芪要生用，使其“补气分以生肌肉”，从而达到“补中有宣通之力”的功效。他说：“愚自临证以来，凡遇肝气虚弱不能条达，用一切补肝之药皆不效，重用黄芪为主，而少佐以理气之品，服之覆杯即见效验。”

再加当归这生血主药，当归、黄芪并用，古代称之为补血汤，黄芪得当归濡润，而不至燥热。山萸肉补肝，枸杞子补肾，肝肾充足，元气必然壮旺，二药又可助当归生血。乳香、没药，善开血痹，血痹开，则痿废者久瘀之经络自然畅通。鹿角胶，则专能补肾生精，补充脑髓。诸药合用，正符合中医治疗痿痹的思路，使气血精并荣，同时令经脉畅通。如此，则可令萎废偏枯之躯，重归平人状态。

【适用证】

肢体痿废，或偏枯，脉象极微细无力者。现代用于中风、偏瘫、脑中风后遗症等。

【临床医案】

四肢痿废（张锡纯医案）

天津于某，年过四旬，自觉呼吸不顺，胸中满闷，言语动作皆渐觉不利，头目昏沉，时作眩晕。延医治疗，投以开胸理气之品，则四肢遽然痿废。再延他医，改用补剂而仍兼用开气之品，服后痿废加剧，言语竟不能发声。愚诊视其脉象沉微，右部尤不任循按，知其胸中大气及中焦脾胃之气皆虚陷也。

于斯投以拙拟升陷汤加白术、当归各 2 钱。服 2 剂，诸病似皆稍愈，而脉象仍如旧。因将黄芪、白术、当归、知母各加倍，升麻改用钱半，又加党参、天冬各 6 钱，连服 3 剂，口可出声而仍不能言，肢体稍能运动而不能步履，脉象较前有起色似堪循按。因但将黄芪加重至 4 两，又加天花粉 8 钱，先用水 6 大盅将黄芪煎透，去滓，再入他药，煎取清汤 2 大盅，分 2 次服下，又连服 3 剂，勉强可作言语，然恒不成句，人扶之可以移步；遂改用干颓汤，惟黄芪仍用 4 两，服过 10 剂，脉搏又较前有力；步履虽仍需人，而起卧可自如矣；言语亦稍能达意，其说不真之句，间可执笔写出；从前之头目昏沉眩晕者，至斯亦见轻。

【加减应用】暂无。

037 千捶膏

【来源】清·顾世澄《疡医大全》。

《疡医大全》是现存内容最为丰富的一部中医外证全书。

作者顾世澄少时学习儒家典籍，壮年继承家学，而更精于外科，行医40年，治人无数。他认为现有的医学著述，都对内科诸证阐发无遗；而在外科方治方面，少有完整的著作。于是他竭力搜集古今名医方论，上自《黄帝内经》《难经》各家学说，下至当时名医的言论，同时并录其先祖宁华、父青岩家藏秘方，凡涉及外证的，都绘图立说，按证立方，先后编写30年，成书于乾隆二十五年（1760年）。虽名曰“疡医”大全，实际上已远远超出了目前临床所说的“疮疡肿毒”外科范畴，除外科以外，内、妇、皮、儿、性病、男科、传染科等，凡有外证可见者，无不涉及。因此，该书不仅有重要的文献价值，而且具有极高的临床使用价值，是外科书中巨著。

【组成】松香120g，巴豆5粒，蓖麻子21g，杏仁3g，乳香3g，没药3g，铜绿3g。

【方解】

治疗疮疡初起，肿痛未溃或溃破初起方，有解毒消瘰、祛腐止痛之功。

由于本方制法比较特殊，先将杏仁、蓖麻子入石臼中，用木槌捣烂如泥，然后将余药研成细末，置于石板之上，边加边用木槌去捶打，击千余下，使药物达到充分混合，成为软膏方止，方名则根据其制作方法而言，故称“千捶膏”。

方用蓖麻子、松香、乳香、没药等既具消肿散瘀作用，又有提脓祛腐作用之药，多外用，用时随疮大小用手捻成薄片，贴疮上，以绢覆盖即可。

【适用证】

痈疽疖疔初起、瘰疬、小儿鳝拱头、臁疮久不收口、溃后脓腐不净等。现代常用于治疗暑疖、多发性疖（发际疮、坐板疮）、颜面手指疔疮、脑疽、发背等外科感染性病症之初期。

【临床医案】

1. 疔疮

《外科经验选》：千捶膏外贴，配合内服中药清热解毒，治疗颜面部疔疮，如颧疔、颊疔、眉棱疔、眼胞疔等，初起粟米样脓头，根深坚肿，麻痒热痛，形如钉子之状。有消肿托脓之功，可使轻者消散，重者托之。

《湖南医药杂志》：千捶膏合九一丹、红升丹药捻等外敷，配合内服中药蒲银合剂，治疗头面、手足部疔疮 100 例。结果：痊愈 99 例，好转 1 例；平均治疗 9.7 天。

2. 头疽《中医杂志》

治疗有头疽初起、脓栓未溃或将溃，千捶膏外贴；或在疮头上撒九一丹、八二丹后，再外贴。有聚肿托毒、提脓拔疔之功。治疗重症有头疽 129 例。结果：治愈 127 例，疗程 15 ～ 61 天。

【加减应用】

若痈疽溃破，加用八二丹或九一丹，则更增提脓祛腐的作用。

038　川芎茶调散

川芎茶调有荆防，辛芷薄荷甘草羌；
目昏鼻塞风攻上，偏正头痛悉能康。

【来源】宋·《太平惠民和剂局方》。

【组成】薄荷叶（不见火）240g，川芎、荆芥各 120g，炒香附子 250g，防风 45g，白芷、羌活、甘草各 60g，共 8 味药。

【方解】

治外感风邪头痛的常用方、代表方，有疏风止痛之功。

因此方以川芎为主药而制成散剂，用清茶（即绿茶）调服，治风邪上犯头目，阻遏清阳之头痛，故名“川芎茶调散”。

本方之所以为专治头痛方，因遵照汪昂在《医方集解》中所提到的“巅顶之上，唯风药可到”的理论，集众多辛散疏风药为一方。以川芎为主药，《治病主药诀》提到：“头痛必须用川芎”，因川芎辛温香窜，可以上至巅顶，下行血海，旁开郁结，是血中气药，既能活血，又可行气，善治少阳经、厥阴经头痛，而羌活善治太阳经头痛，白芷善治阳明经头痛，细辛善治少阴经头痛，四味药可谓是将整个头部的循行经络皆疏通，再合荆芥、防风，解表散寒，更助其驱散外感寒邪。

方中还有一特点，则是薄荷用量极大，是其他药的2～3倍，薄荷质轻，何以重用？因本方中所用的这些风药，皆是辛温香燥之品，而薄荷辛凉，能清风散热，用它既能清理头目，又能抑制方中诸药的温燥之性。用绿茶调服，也正因为绿茶性凉，能清火调下，这样既有升散，又有清降，可谓升降有度，折中平和。

最后再用甘草以调和诸药，共奏疏风止痛之功。现代研究制造的“太极通天液”（治疗偏正头痛等各种头痛症）的基本组方，则是川芎茶调散。

【适用证】

用于感冒头痛、偏头痛、血管神经性头痛、慢性鼻炎头痛等属于风邪所致者。

【临床医案】

1. 头剧痛（刘渡舟医案）

刘某，男，40岁。夏日酷热，夜开电扇，当风取冷，而患发热（39.5℃）与头痛、气喘等症，急送医院治疗。医生听诊肺有啰音，诊断为感冒继发肺炎，经用抗炎退热等法，5日后发热与喘已退，而体温恢复正常。惟头痛甚剧，患者呼天喊地、不能忍耐，须注射“杜冷丁”方能控制，但止痛时间很短。不得已，邀刘老会诊。切脉浮弦，无汗，苔白，舌润。刘老辨为风寒之邪，伤于太阳之表，太阳经脉不利，其头则痛，所谓不通则痛也。为疏川芎茶调散：

荆芥10g，防风10g，川芎10g，羌活6g，细辛3g，薄荷3g，白芷6g，清茶6g。

此方服至第2剂，头痛全止。医院主治医某君指方曰：“中草药的止痛作用，比西药哌替啶为上，值得研究与开发。”

2. 慢性鼻塞（刘渡舟医案）

患者，女，38岁。患鼻塞、流浊涕近20年，曾在当地多方求治不效而来京，经某大医院诊断为慢性鼻窦炎、过敏性鼻炎，给予滴鼻药物治疗，收效不显，后劝其手术治疗，患者不允，后来我处就诊。刻下症见：鼻塞、流浊涕，不闻香臭，头及目眶压痛，每于感冒后诸症加重。夜卧则鼻塞不息，张口代鼻呼吸，甚为难受，以致严重影响睡眠。兼有咽喉不适，咳嗽吐黄痰。舌苔白，脉浮弦。

脉症合参，辨为风热上攻于脑，当疏散风热，通利鼻窍。用川芎茶调散加减：川芎10g，荆芥6g，防风6g，生石膏20g，薄荷（后下）2g，白芷10g，羌活5g，半夏12g，细辛

3g，清茶（自加）10g。7剂。

药后疗效显著，鼻塞、流浊涕已明显减轻，夜寐时已能用鼻自由呼吸，咳嗽吐痰已瘳，守上方续服，继以轻清疏散风热之方以资巩固。后经随访，鼻渊已彻底治愈。

【加减应用】

外感风热头痛，加菊花、僵蚕，名“菊花茶调散”；外感风寒头痛，加紫苏叶、生姜；外感风湿头痛，加苍术、藁本；头风头痛，宜重用川芎，并酌加桃仁、红花、全蝎、地龙等。

039 小续命汤

小续命汤桂附芎，麻黄参芍杏防风。

黄芩防己兼甘草，六经风中此方通。

注：六经，与六腑相对，即指表证。

【来源】唐·孙思邈《备急千金要方》。

【组成】麻黄、防己、人参、黄芩、桂心、甘草、白芍、川芎、杏仁各1两，附子1枚，防风1两半，生姜5两，共12味药。

【方解】

是治疗中风的经典方，流传至今已上千年，在唐宋以前颇为广泛，效果显著，被当时众医奉为“诸汤之最要”，《备急千金要方》将其放在治风剂之首，仲圣《金匮要略》亦将其收录其中。

“续命”，即延续生命，这里有去病延年之意。旧俗于端阳节以彩带系臂，可避灾延寿，其丝便名续命丝。而中风证属正虚邪实，病情危急，治疗不当则一蹶不振。本方服之可转危为安，延续生命，故称“小续命汤”。

清代名医魏之琇对中风治法，提出“急则先开关，继则益气充血，盈脉络通利，则病可痊愈”的理论，第一步先“开关”，先解其表；第二步益气充血去瘀，再解其内，以预后调理。而小续命汤，则是第一阶段的急解表证，陈修园在《医学三字经·中风第二》中说：“人百病，首中风，骤然得，八方通，闭与脱，大不同，开邪闭，续命雄。”孙思邈亦言：“依古法用大小续命二汤，通治五脏偏枯贼风……效如神。”皆是印证其开闭急救之功。

而黄芪桂枝五物汤、补阳还五汤这类治疗中风的名方，虽然也是以“通”为主，但却不是以解表为主，而是以祛瘀为主，在治法上则属第二阶段。

而且本方可谓是一首多方混合的大复方，既有麻黄汤、桂枝汤（桂、芍、麻、杏、姜、枣、草）合用，以祛风散寒，发汗解表；又有四逆汤主药（姜、附），以温中固本，助阳胜寒。诸药共用，合奏温补扶正，使邪去而正不伤，通治六经风证。

【适用证】

中风不省人事，神气溃乱，筋脉拘急，口眼歪斜，半身不遂，语言謇涩等。现代用于脑卒中及脑卒中后遗症、重症肌无力、周期性瘫痪、急性感染性多发性神经炎、高血压病、风湿性关节炎、类风湿关节炎、严重的皮肤瘙痒症、脂溢性皮炎等病症。

【临床医案】

1. 风痱危证（余国俊记江尔逊医案）

患者雷某，男，18岁。突然手足麻木，不完全性瘫痪，同时出现严重的阵发性呼吸、吞咽困难，有气息将停之象，时而瞳孔反射消失，昏昏似睡，呼之不应，检查为急性脊髓炎、上行性麻痹，即中医所谓“风痱”。入院7天各科全力抢救，皆以为不可治矣，乃邀江老会诊，亦投以本方配合针刺。仅服药1剂，次日危象顿除，连服4剂，诸症渐愈。我近年亦曾用本方迅速治愈过2例“急性脊髓炎”。有位西医惊讶本方之灵验，遂依样画葫芦，医治十余例“多发性神经炎”，亦奏速效，康复如常人。

2. 水泄（李时珍医案《本草纲目》）

一锦衣夏月饮酒达旦，病水泄，数日不止，水谷直出。服分利消导升提诸药则反剧。时珍诊之，脉浮而缓，大肠下弩，复发痔血。此因肉食生冷茶水过杂，抑遏阳气在下，木盛土衰，《黄帝内经·素问》所谓“久风成飧泄也”。法当升之扬之。遂以小续命汤投之，一服而愈。

3. 中风偏枯（张惠五经验）

河南省名老中医张惠五用小续命汤治疗中风偏枯症88例，结果总有效率为98.86%，认为小续命汤对中风偏枯症有确切疗效，甚至对某些曾用多种药物治疗效果不佳或病程长久者，只要辨证准确，均可获效。

【加减应用】

日久不大便，胸中不快，加大黄、枳壳；脏寒下痢，去汉防己、黄芩，倍附子，加白术；呕逆加半夏；身痛发搐，加羌活；口渴加麦冬、天花粉；烦渴多惊，加犀角、羚羊角；汗多去麻黄、杏仁，加白术；舌燥去桂心、附子，加石膏。

040 天王补心丹

天王补心柏枣仁，二冬生地黄当归身，

三参桔梗朱砂味，远志茯苓共养神。

【来源】明·洪基《摄身秘剖》。

【组成】人参、茯苓、玄参、丹参、桔梗、远志各15g，当归、五味子、麦冬、天冬、柏子仁、炒酸枣仁各30g，生地黄120g，共13味药，炼蜜为丸，朱砂为衣。

【方解】

是滋养安神的代表方、常用方，有滋阴清热、补心安神之功。

“天王”，指邓天王；“补心”，即补养心血心力。道藏偈记载：“昔志公禅师日夜讲经，邓天王悯其劳，锡以此方（赏赐）。”《医学入门·杂兵用药赋》言此方“专治玩读著作，劳神过度”，说明此方可使心气和而神自归，心血足而神自藏，专能对治读书人过用心神所致的失眠、虚烦、惊悸等心神不归宁之证，故称“天王补心丹”。

方中以玄参、二冬滋阴增液，尤其重用生地黄，专能滋养肾中精水，以使心肾相交，水火既济；又以丹参、当归、人参，补心血，养心气；再以茯苓、远志、酸枣仁、柏子仁，皆是宁心安神之上品；最后以五味子收敛心气（或改用石菖蒲，开心除痰之力更佳），以桔梗载药上升至心胸。诸药合用，共奏补心血、清心火、敛心气、养心神之功，因方中滋阴药甚多，故善对治阴血暗耗之证。现代已制成中成药，更便于使用。

【适用证】

用于虚烦心悸、睡眠不安、精神衰疲、梦遗健忘、不耐思虑、大便干燥或口舌生疮等。现代常化裁用于治疗神经衰弱、精神分裂症、心脏病、甲状腺功能亢进（甲亢）及复发性口腔炎、荨麻疹等属心肾不足、阴亏血少者。

【临床医案】

1. 神经衰弱（柳吉忱医案）

孙某，男，47岁，部队干部，神经衰弱十几年，伴有十二指肠球部溃疡、慢性肝炎病史。经常膝关节疼痛，心悸，气短，胸闷，头晕，失眠，耳鸣，面色萎黄。心电图大致正常，血压140/90mmHg，肝功能正常。舌质紫绛无苔，脉沉短无力。证属心营不畅，致心悸时发；清窍失荣，致头晕耳鸣。予天王补心丹易汤化裁。

处方：红参10g，白术15g，杭菊花12g，麦冬20g，生地黄15g，当归15g，茯苓15g，龙骨、牡蛎各20g，夜交藤30g，远志12g，牡丹皮10g，桑椹30g，瓜蒌15g，炙甘草10g，生姜3片，大枣4枚引。水煎服。

药后诸症悉减，仍宗原意。患者欣然相告：续服药10剂，诸症豁然，心悸眩晕息，胸闷短气除，入寐可。予以天王补心丹、柏子养心丸以善后。

3. 慢性荨麻疹（刘友凤医案）

陈某，女，53岁，初诊，全身风疹块，瘙痒难忍，反复发作1年。缘患者有风湿性心脏病史，1周前在家中搞卫生，劳累后再现风疹，瘙痒，伴心慌、心悸而来诊。症见精神疲倦，面色不华，寝食不佳，全身可见隆起红斑成片状，瘙痒难忍，疹块色暗，舌淡红，苔薄白，脉细弱。诊为瘾疹（慢性荨麻疹），证属心血亏虚，血虚生风。治以养心安神，补血祛风。拟天王补心汤加减。

处方：防风、乌梢蛇、生地黄、玄参各15g，党参20g，当归、川芎各10g，柏子仁、麦冬、远志各12g，甘草6g，每日1剂，水煎服，4剂。药后各症均减，疹块已退，为巩固疗效，嘱服天王补心丸半月，后未再复诊。随访1年未复发。

【加减应用】

心悸不安，不能入眠者，加龙眼肉、夜交藤；遗精滑泄者，加芡实、金樱子、覆盆子；心火较盛者，加栀子、灯心草；心悸较甚，加磁石、龙齿。

041 天台乌药散

天台乌药木茴香，巴豆制楝青槟姜；
行气疏肝止疼痛，寒疝腹痛是良方。

【来源】金·李东垣《医学发明》。

【组成】天台乌药、木香、微炒小茴香、青皮、炒高良姜各15g，槟榔9g，川楝子、巴豆各12g，共8味，其中巴豆与川楝子同炒黑，去巴豆，水煎取汁，冲入适量黄酒服。

【方解】

治寒疝的常用方，有温通破积、行气止痛之功。

“天台”，一为县名，在浙江省境内，属台州；一为山名，在天台县北，为先霞岭山脉的东支。苏敬《新修本草》曰：“‘乌药’今台州、雷州、衡州均有之，以天台者为胜。”因此地所产的乌药为上，故名“天台乌药”。而本方正以其为主药，且为散剂应用，故名“天台乌药散”。

古人云，诸疝皆归肝经；张景岳谓，治疝必先治气。故本方以温通行气的乌药为君，领导大批既能入肝经，又可行气散寒之品，即木香、小茴香、青皮、高良姜、槟榔、川楝子、巴豆，诸药相须为用，使寒疝所致的各种牵引疼痛，皆通过温通行气法，以达到通而不痛之效。

其中最特殊的是，巴豆与川楝子炒后，并不用于方剂，而是去掉了巴豆，这正是中医去性存用之法，去其苦寒毒性，而用其辛热散结之功。整首方集众多辛温行气疏肝，散寒通滞之药，重在行气疏肝，散寒破滞，从而使肝脉调和，寒凝得散，疝痛可消。

《成方便读》形容此方组药：“一如用兵之法，巴、楝，钦点之上将也，青、槟，前导之先锋也，乌药、木香，为偏裨之将，茴香、良姜，为守营之官，立方之神，真战无不克也。”

【适用证】

小肠疝气，少腹引控睾丸而痛，偏坠肿胀，或少腹疼痛，苔白，脉弦等症。现代常用于睾丸炎、附睾炎、胃及十二指肠溃疡、慢性胃炎、慢性浅表性胃炎、慢性结肠炎肠胀气、妇科炎症、肠痉挛、晚期癌痛等属寒凝气滞者。

【临床医案】

1. 久疝不愈（吴鞠通医案）

乙酉年，治通廷尉久疝不愈，时68岁，先是通廷外任时，每发疝，医者必用人参，故留邪在久不得愈。至乙丑季夏，受凉复发，坚结肛门，坐卧不得，胀痛不可忍，汗如雨下，7日不大便。余曰："疝本寒邪，凡坚结牢固，皆属金象，况现下势甚危急，非温下不可。"亦用天台乌药散1钱，巴豆霜分许，下至3次始通，通后痛渐定，调以倭硫黄丸，兼用《金匮要略》蜘蛛散，渐次化净。

2. 阑尾炎（《陕西中医》报刊）

某男，34岁，农民，初诊自述右下腹反复疼痛3年余。曾求治西医，诊断为阑尾炎，每次发作时给予消炎止痛药物治疗，时轻时重，近年来发作频繁，故转诊中医。近3天转移性上腹部疼痛后右下腹疼痛纳呆，食后上腹部不适，大便可，小便清长，在家用药效果不显，经人推荐来诊。

西医诊为慢性阑尾炎，中医辨证：属寒凝肝脉，气机阻滞，肝脉失和，凝滞或细急而疼。治以温经散寒、理气止疼。方用天台乌药散加延胡索10g，如法煎服，首服后患者腹泻5次，大便稀清，见大量白色黏冻，腹痛减轻；继服腹泻减轻，仍时有腹痛，淬剂仍有腹泻，腹痛消失。后巴豆同麸皮炒川楝子改去巴豆炒川楝子，继服5剂，腹痛完全消失。随访1年未再复发。

【加减应用】

（1）四磨汤：取天台乌药散中天台乌药、沉香、槟榔3味药，再加1味人参，专治七情所伤，肝气郁结之证。

（2）睾丸偏坠肿胀者，可加荔枝核、橘核等；寒甚者，可加肉桂、吴茱萸等。

042 五皮饮

五皮散用五种皮，苓腹陈姜桑白齐；
利水消肿理健脾，脾虚湿滞皮水医。

【来源】汉·华佗《华氏中藏经》。

【组成】生姜皮、桑白皮、陈皮、大腹皮、茯苓皮各 9g。古代多研末为散剂。

【方解】

治疗皮水的常用方（皮水，即水气停留，泛溢于皮肤肌表的病症），最早是一道药用菜肴，有利水消肿、理气健脾之功。

由于方中五药皆用其皮，取其“以皮治皮”，善行皮肉间水气之意，故称“五皮饮”。

皮水证，多因脾肺气滞所导致，方中茯苓皮能甘淡健脾，利水消肿；大腹皮行气消胀，利水化浊；陈皮理气和胃，醒脾化湿；桑白皮肃降肺气，通调水道；生姜皮辛温，散水消肿。五味药共奏利水消肿，理肺健脾之功，使气行水行，则皮水自化。正如徐大椿在《医略六书》上言此方：“使胃气调和，则脾气亦健，而滞结自消，皮肤溢饮亦化，何患浮肿之不退哉？此疏利湿热之剂，为湿淫气滞水肿之专方。”

附：《太平惠民和剂局方》五皮饮，无桑白皮、陈皮，而加五加皮、地骨皮，行气之力较差，而补肝肾，强筋骨，祛风湿之力更强。

【适用证】

如全身水肿、胸腹胀满、上气促急、小便不利、妊娠水肿等。

也常用于各种原因引起的水肿，但以急性肾炎水肿、妊娠水肿、经期水肿及腹水等较为多用。

【临床医案】

1. 疟疾预后浮肿（谢映庐《得心集医案》）

汪廷选，秋间患疟，私取截疟膏药贴背。疟邪虽止，渐加浮肿腹胀……咳嗽气促，呻吟不已，视形容、面色、舌苔、脉象，俱属大虚。拟以土火伤败。

予术、附、姜、桂，按服数日，色脉如原，肿尤甚，改进五皮饮，加薏苡仁、桑白皮予服……肿乃消，此证原是脾肺两脏，气化不行，水壅经络，泛溢皮肤。注：汪氏所服五皮饮，为五加皮易桑白皮。

2. 肾炎

用本方加减治疗慢性肾炎 21 例，小儿急性肾炎、急慢性肾炎 30 例，慢性肾小球肾炎 26 例等均获得满意疗效。

3. 荨麻疹

以散改汤加减（茯苓皮 20g、陈皮 15g、大腹皮 15g、桑白皮 10g、生姜皮 5g），水煎服，每日 1 剂，早晚分服，用至疹消。治疗 9 例，均取得较好疗效。

【加减应用】

（1）七皮饮：本方去桑白皮，加青皮、地骨皮、甘草皮，治证同上 。

（2）偏寒者，可加附子、干姜；偏热者，可加滑石、木通；妊娠水肿，可加白术；血尿，可加小蓟；尿少，可加车前子、泽泻。

043 五色丸

【来源】宋·钱乙《小儿药证直诀》。

【组成】水银、朱砂、雄黄末、珍珠粉、铅。

先将铅与水银煎熬后，再与余药末混合，炼蜜为丸，金银器、薄荷煎汤送服。

【方解】

古代专治小儿痫证方，有镇静息风之效。《育婴家秘》言："治痫之法，幼科所载，其方甚多，而无可取者也。惟钱氏五色丸、《卫生宝鉴》琥珀寿星丸及甘遂猪胆汤和苏丸三者，诚治痫之要药也。"

痫证，为儿科常见疾病，以发作性神志恍惚，或突然昏仆，四肢抽搐，或口中如有猪羊叫声等为特征的神志异常疾病，又称癫痫，俗称"羊癫风"。钱乙曾言："小儿发痫，因血气未充，神气未实，或为风邪所伤，或为惊怪所触，亦有因妊娠时七情惊怖所致。若眼直目牵，口噤涎流，肚膨发搐，项背反张，腰脊强劲，形如死状，终日不醒，则为痉。凡治五痫，皆随脏治之，每脏各有一兽之形，通用五色丸为主。"

方中珍珠粉色青，朱砂色赤，雄黄色黄，水银色白，铅色黑，五种药物具备五种颜色，杂合为丸，用以治疗五种痫证（指风、火 、痰、食、郁五因引起之痫证），故名"五色丸"。五味药多为金石矿物类药，故有重镇定惊之效。现已少用，因具有一定毒性。

【适用证】五痫。

【临床医案】暂无。

【加减应用】暂无。

044　五苓散

五苓散治太阳腑，白术泽泻猪苓茯；
桂枝化气兼解表，小便通利水饮逐。

【来源】东汉·张仲景《伤寒论》。

【组成】猪苓 9g，泽泻 15g，茯苓 9g，桂枝 6g，白术 9g。

【方解】

治疗水逆证专方，通利水饮的常用代表方，有利水渗湿、温阳化气之功。赵羽皇《名医方论》云："五苓散一方，为行膀胱之水而设，亦为逐内外之水饮之首剂也。"

"五苓"者，因方中由五味药组成，且利水主药有猪苓、茯苓，合称"二苓"，故以此名为"五苓散"，以示其方以利水为主，同时，"苓"亦有使水听令之意。

《伤寒论》条文言："中风，发热六七日，不解而烦，有表里证，渴欲饮水，水入则吐者，名曰水逆，五苓散主之。"胡希恕胡老释义："得了中风病，持续发热六七天不好，心烦，表证与里证都存在，口渴想喝水，但是喝水后即刻吐出，这种情况就叫水逆证。"而究其原因，则是内有水湿停留，膀胱的气化功能又减弱所致。因此用猪苓、泽泻、茯苓，三味药能甘淡渗湿，通调水道，强大膀胱利水力量；再加桂枝，能温通阳气，增强膀胱气化功能；再加白术，则是为培土健脾，以燥湿利水。

五味药合用，将利水三大原则尽展：渗湿利窍、温阳化气、健脾燥湿。曾师比喻为水陆军三队齐用，故一切水饮内停之症，皆可消之于无形 。

【适用证】

水肿、泄泻、痰饮、脐下动悸、吐涎沫而头眩等。现代常用于急慢性肾炎、水肿、肝硬化腹水、心源性水肿、急性肠炎、尿潴留、脑积水等属水湿内停者。

【临床医案】

1. 蓄水（俞长荣医案）

一程姓患者，症见高热口渴，谵语不眠，小便短赤，脉浮洪大。连给大剂人参白虎汤 3 剂，不但症状无减，口渴反而增剧。我素遵家训（家父言：伤寒方治病效若桴鼓，但用之不当，祸亦不浅。凡伤寒用药逾 3 剂而病不减者，就要退让高明，万勿固执已见，贻误患者。先祖有“伤寒不过三”遗训），因此向病家告辞，请其改延他医。

可是病家苦苦挽留，诚恳之情，又使我难以推却。正踌躇间，恰病者邻居程某来访，谓：他不知医理，但闻乡前辈某曾治一患者，口渴喜热饮，后用桂附之类云云。我猛然大悟，急问病者，喜热饮否？答道：喜热饮，虽至手不可近，亦一饮而尽。再细察其舌，质红无苔而滑。

因思：脉浮洪大，发热，虽似白虎证，但口渴喜热饮实非白虎汤所宜。此乃无根之火上浮，故口渴喜热，舌红而滑；虚火扰及神明，故谵语，火不归位，膀胱气化失职，故小便短赤。当按膀胱蓄水证治之。选用五苓散改汤剂，桂枝用肉桂以引火归元（每剂用桂 8 分研末，分 2 次冲服）。仅 2 剂，热退口和，小便清利。后调理半月复原。

2. 尿崩症（李克绍医案）

王某，男，7 岁，初诊患儿多饮多尿，在当地医院检查尿比重为 1 ：007，诊断为“尿崩症”，治疗无效。诊见神色、脉象无异常，惟舌色淡有白滑苔，像刷了一层薄薄不匀的浆糊似的。因思此证可能是水饮内结，阻碍津液的输布，所以才渴欲饮水，饮不解渴。其多尿只是多饮所致，属于诱导性，能使不渴少饮，尿量自会减少。因予五苓散方：

白术 12g，茯苓 9g，泽泻 6g，桂枝 6g，猪苓 5g，水煎。

3. 失音（刘渡舟医案）

碧某，女，失音 4 个多月，已到了不能言语的程度，而由其家人代诉病情。曾服用大量滋阴清热之品及西药，均未获效。患者音哑无声，咽喉憋塞，口渴欲饮，头目眩晕。问其大便尚调，惟排溺不利，色白而不黄。切其脉沉，视其舌则淡嫩，苔水而滑。治须温阳下气，上利咽喉，伐水消阴，下痢小便，方用五苓散为最宜。

茯苓 30g，猪苓 15g，泽泻 16g，白术 10g，桂枝 10g。

服药 5 剂，咽喉憋闷大减，多年小便不解症状亦除。惟有鼻塞为甚，嗅觉不敏，于上方加麻黄 0.5g，续服 3 剂，病愈。从此未见复发。

【加减应用】

（1）猪苓汤：五苓散去桂枝、白术，而加阿胶、滑石，利水同时又能养阴清热，主治水热互结之证，如小便不利、发热、口渴欲饮，或心烦不寐等。

（2）四苓散：五苓散去桂枝，主要能渗湿利水，治疗内伤饮食有湿、小便赤少、大便溏泄等。

（3）胃苓汤：五苓散合平胃散，专治夏秋之间，脾胃伤冷，水谷不分、泄泻不止等症。

（4）水肿兼有表证者，可与越婢汤合用；水湿壅盛者，可与五皮散合用；泄泻偏于热者，须去桂枝，可加车前子、木通以利水清热。

045　五淋散

五淋散用草栀仁，归芍茯苓亦共珍。
气化原由阴以育，调行水道妙通神。

【来源】宋·《太平惠民和剂局方》。

【组成】赤茯苓6两（180g），去芦当归、甘草生用各5两（各150g），去芦赤芍、栀子各20两（各300g），研为细末。每服2钱（6g）。亦可用饮片作汤剂煎服，各药用量按常规剂量酌定。

【方解】

治淋证专方，有清热祛湿、利水通淋之功。“五淋”，是石淋、气淋、膏淋、劳淋、血淋的合称。

《医学三字经》言，石淋“下如沙石”（即尿中夹杂有砂石，尿色黄浊，或呈血尿）；膏淋“下如膏脂”（即小便混浊如米泔，或如脂膏之物，尿出不畅）；劳淋“劳力而得”（即病久不愈，遇劳则发）；气淋“气滞不通，脐下闷痛”（下腹至阴囊胀痛，小便涩滞）；血淋"瘀血停蓄、茎中割痛"（排尿有疼，并兼尿血）。还特别指出"五淋病，皆热结；五淋汤，是秘诀"，对治这五淋证的专方，则是此方，故称"五淋散"。

五淋散最大的特点是，虽治疗五淋，但却没有一味利尿通淋的药。常规的萹蓄、滑石、车前子都不用，而是用栀子、茯苓治心肺，通上焦之气；用当归、赤芍滋养肝肾，安下焦之气；再用甘草调中焦之气。朱丹溪讲："淋有五，皆属乎热。"上述的五淋证，都是有瘀热在里透不出，而五淋散整个配伍，使上中下三焦的气机都通畅，热随水泻，淋证自消。

附：五淋散和八正散均治疗湿热蕴结膀胱之证，所不同者在于五淋散重在清热凉血，故以治血淋为主；八正散集诸多利水通淋之品于一方，重在清热通淋，故以治疗热淋为主。

【适用证】

现代研究表明，五淋散具有抗菌、抗炎、利尿、促进肾功能恢复和减少结石形成的作用，常用于慢性肾盂肾炎、泌尿系结石、前列腺术后并发症、淋病性尿道炎、子宫颈炎、前列腺肥大等病症。

【临床医案】

1. 小便不利（《保婴金镜》）

一小儿小便不利，及茎中涩痛，或尿血石。此禀赋肾热为患，先用五淋散以疏导，又用滋肾丸、地黄丸补其肝肾，渐愈。出痘色紫，小便短赤，颏间右腮或赤或白。属肺肾气虚而热也。用补中益气汤、六味地黄丸而痊愈。

2. 急性肾盂肾炎

患者，女，74 岁。主诉：尿频尿急伴小腹胀痛 7 天。

现病史：患者诉7天前无明显诱因出现尿频、尿急、尿痛，最多达20余次/日，尿灼热感，量短少，伴有小腹胀满疼痛较甚，覆以热水袋而腹痛加重，眼睛胀痛难睁且干涩，颜面轻微浮肿，头痛头晕，恶心呕吐，口干口苦，手足心热，形寒畏冷，大便溏稀，3～4次/日，夜寐较差，心烦气躁，平素性格急躁。舌暗红，根部薄黄腻，脉弦而数。

既往史：多发性脑梗死，小脑萎缩，肾盂肾炎，干眼症，支气管炎病史。

诊断：中医诊断——淋证；西医诊断——急性肾盂肾炎。

处方：四逆散合五淋散加味，3剂。

疗效：患者予以急诊留观，服上方当晚疼痛即减，可安眠入睡。3剂后自觉小腹胀痛减轻50%，尿频尿急减至7～8次/日，恶心欲呕已除，眼睛胀痛难睁显减。后转入住院部继续治疗。

【加减应用】

血尿较明显，加白茅根、小蓟，热象较明显，加金银花、紫花地丁、车前草；腹胀便秘者，加枳实、大黄，小腹坠胀者，加川楝子、乌药；结石盘踞日久者，加金钱草、海金沙、石韦；血虚较明显，加白芍、阿胶等。

046 五痿汤

【来源】清·程国彭《医学心悟》。

【组成】人参3g，白术3g，茯苓3g，炙甘草1.2g，当归4.5g，薏苡仁9g，麦冬6g，黄柏1.5g，知母1.5g，共9味药。

【方解】

治五痿证专方，有清热利湿、健脾益气、滋肾降火之功。“五痿”，即肝痿、心痿、脾痿、肺痿、肾痿的合称，又名“五脏痿证”。

《医宗金鉴·杂病心法要诀·痿病总括》：“五痿皆因肺热生，阳明无病不能成，肺热叶焦皮毛瘁，发为痿躄不能行。”痿证多由于肺热叶焦、湿热伤筋、肝肾亏损等，导致肢体痿废之病症。本方灵活化裁，通治五痿之证，故名“五痿汤”。

方用四君子汤将元气补足，再以当归补肝脾之血养血，薏苡仁健脾益气，麦冬养心肺津液，黄柏合知母，能金水相生，清肺肾膀胱之热，一方集益气、补血、滋阴、清热之法于一体，且五脏皆有所入，故通治五痿证。

【适用证】五痿证。

【临床医案】暂无。

【加减应用】

如心气热，加黄连、丹参、生地黄；肝气热，加黄芩、牡丹皮、牛膝；脾气热，加连翘，生地黄；肾气热，加生地黄、牛膝、石斛；肺气热，加天冬、百合；挟痰，加川贝母、竹沥；湿痰，加半夏曲；瘀血，加桃仁、红花。

047　五子衍宗丸

五子衍宗枸杞子，覆盆菟车五味子；
精气虚寒命火衰，传代衍宗此方治。

【来源】明·王肯堂《证治准绳》。

【组成】枸杞子、菟丝子各240g，北五味子60g，覆盆子120g，车前子60g，上为细末，炼蜜为丸。

【方解】

是补肾阳良方，治疗阳痿不育、遗精早泄代表方，又名“五子补肾丸”。

“五子”，即指方中五药皆为种子，种子类药质润，既能滋补阴血，同时还蕴含生生之机，能以子补子；“衍宗”，即繁衍宗嗣。此方通过以子补子，添精补肾，以达到繁衍宗嗣的作用，故称“五子衍宗丸”。

王肯堂云：“嘉靖丁亥得于广信郑中函宅，药止五味，为繁衍宗嗣种子第一方也，故名。”道教的《悬解录》记载张果献唐玄宗一圣方，名“五子守仙丸”，便是五子衍宗丸的前身。早在唐代，便成为宫廷贵族保健的秘方，为历代医家所推崇。被誉为“古今种子第一方”，“补阳方药之祖”，还有“五子壮阳，六味滋阴”之说（六味地黄丸）。

方中菟丝子温肾壮阳，枸杞子填精补血，五味子敛肺补肾，覆盆子固精益肾，四味药皆能补肾养精，唯独车前子一味利尿药，能泻而通之，使涩中兼通（酸涩收敛的同时也带疏泄宣通），补而不滞。

【适用证】

肾虚遗精、阳痿早泄、小便后余沥不清、久不生育，以及气血两虚、须发早白等症。现代常用于不孕症、滑胎、闭经、精子缺少症、慢性前列腺炎、慢性肾炎、神经衰弱等属肾虚精少者。

【临床医案】

1. 白带量多

王某某，女，34 岁，会计，罹患疾病已 2 年余，白带状如米泔，经常头昏眼花，困倦乏力，腰痛腿酸，渐见脱发。近来，突见白带量多，势如堤缺，脉虚大，左尺沉细，舌淡苔白腻。

此系属肾气虚亏，水湿内蕴，固摄失权所致，治宜补肾固气，利湿固带。以五子衍宗丸加味水煎服，3 剂完，崩势渐缓，进药 6 剂，精神转佳，病愈七八，继服善后调理，相隔近载，询问旧疾，迄今未犯。

2. 阳痿遗精

孙某某，男，32 岁，公务员。患者失眠多年，阳痿遗精，近 1 年来彻夜不寐，腰酸乏力，健忘，性情急躁，手足心汗出而黏，溺后带白黏，舌质淡红，脉来细数无力。检查：前列腺肿大如核桃，阴囊潮湿。

此系肾精虚衰，脑髓不足，心神不敛，复兼肝肾寒湿，拟补肾填精，重镇安神，以五子衍宗丸加味煎服 14 剂，每夜能入睡 5 ～ 6 小时，精神转旺，记忆力增强，清晨阳事能举，前列腺肿块见消，再服 10 余剂，痊愈出院。

【加减应用】

肾阳虚明显者，可加巴戟天、淫羊藿；遗精早泄者，可加芡实、金樱子、山茱萸；尿后余滴，夜尿频多者，可加益智仁、乌药。

048 五味消毒饮

五味消毒疗诸疔，银花野菊蒲公英；
紫花地丁天葵子，煎加酒服效非轻。

【来源】清·吴谦编撰《医宗金鉴》。

【组成】金银花 20g，蒲公英 15g，紫花地丁 15g，紫背天葵子 15g，野菊花 15g，水煎后，加酒适量和服，药渣捣烂可敷患处。

【方解】

治疗痈肿疔疮的首选方、代表方，有清热、解毒、消肿之功。

由于本方由五味药物组成，均有消痈解毒之功，故名为“五味消毒饮”。

方中金银花和野菊花，都是清热解毒良药，最能治疗疔疮，尤其金银花，解毒时宜量大，能发汗透毒。疔疮的毒较深，因此要发汗使其透出。再加蒲公英与紫花地丁，消痈毒，散热结；紫背天葵子，透疹解毒，消瘀散肿。药仅五味，但功专力宏，是历代医家治疗火毒结聚而引起痈疮疖肿的首选方剂。之所以要加酒煎服，因酒能通经脉，能助药势更好地活血通脉。

【适用证】

主治疔疮初起，发热恶寒，疮形如粟，坚硬根深，形状如铁钉；或痈疡疖肿，红肿热痛，舌红苔黄，脉数。现代常用于治疗疔疮、多发性疖肿、蜂窝组织炎、急性扁桃体炎、急性乳腺炎、败血症、急性肾炎、大叶性肺炎；又有用于治疗心内膜炎、慢性骨髓炎、牛皮癣、痢疾、产褥感染、赤带等病症属热毒者。

【临床医案】

1. 治唇疱疹

唐某，女，35 岁。上唇疱疹已月余，服多种中西药无效，唇周疱疹密布，以上唇为甚。肿痛外翻，稍红，疹痒，说话及饮食不便，舌边尖红质淡嫩，苔薄白，脉细数。诊为脾气虚衰，邪毒侵袭，为本虚标实之证。治宜扶正祛邪，用香砂六君子汤内服，每日 1 剂，五味消毒饮煎汁擦、含漱，一日数次。3 日后肿痛疹痒基本消失，食纳好转。再服 2 剂基本告愈。续用野菊花、蒲公英泡茶含漱，香砂养胃丸调理善后，至今未发。

2. 急性痛风性关节炎（《中国中医药报》）

急性痛风性关节炎，是原发性痛风最常见的首发症状，发病年龄多在 40 岁以上，患病率随年龄增长而增加。近年来，随着人们生活水平的提高及饮食结构的变化，其发病呈年轻化趋势。笔者自 2003 年 2 月至 2006 年 5 月采用中药治疗急性痛风性关节炎 46 例，并与西药治疗的 40 例进行对照，结果表明用五味消毒饮加减治疗急性痛风性关节炎可以收到满意的效果。

4. 热淋（《云南中医中药杂志》）

白某，男，65 岁，退休工人，1997 年初诊。患者反复尿频、尿急、尿痛 8 年，再发加重 2 天来诊。既往有“慢性肾盂肾炎”病史，2 天前无明显诱因而突然起病。现症见：尿频、尿急，尿灼热疼痛，尿量较少，色黄赤，排尿艰涩，伴有腰部疼痛，烦躁，发热，恶寒口干，舌苔黄腻，脉濡数，证属下焦膀胱湿热，气化不利。治用清热解毒，利湿通淋，活血祛浊之法。拟用加减五味消毒饮。组成：金银花、野菊花、蒲公英、紫花地丁、紫背天葵子各15g，车前草、白茅根、瞿麦各20g，川萆薢、甘草各10g。共服药6剂，诸症悉平。

【加减应用】

如热重，可加黄连、连翘之类清泻热毒；血热毒盛，可加赤芍、牡丹皮、生地黄等，以凉血解毒。

049 止嗽散

止嗽散为心悟方，白前百部桔甘襄；
陈皮紫菀配荆芥，统治诸般咳嗽良。

【来源】清·程钟龄《医学心悟》。

【组成】炒桔梗、荆芥、紫菀、百部、白前各2斤，炒甘草12两，陈皮1斤，共研为末，每服6～9g。

【方解】

是治疗外感咳嗽的常用基础方，后世备受推崇，被誉为“治嗽第一名方”。方中诸药性皆温和，用其加减可治各种外感咳嗽，程钟龄言其可治“诸般咳嗽”，故名“止嗽散”。

方中以桔梗苦辛微温，能开宣肺气；白前辛甘微寒，能下痰止嗽，两味药一升一降，有助于肺气更好地宣通。紫菀、百部，亦是治疗咳嗽的名药，二者皆能辛温润肺，同时温而不燥，润而不腻，止咳化痰之效极佳。荆芥疏风解表，将外感风邪解除；陈皮理气化痰，将肺气不宣后带来的痰湿清利；甘草既能调和诸药，同时与桔梗搭配，能利咽止咳，即《伤寒论》中的桔梗甘草汤。

诸药合用，能解表邪、宣肺气、止咳嗽、化痰涎，正如程钟龄在《医学心悟》中所言："本方温润和平，不寒不热，既无攻击过当之虞，又有启门逐贼之势，是以客邪易散，肺气安宁，宜其投之有效欤。"

附：程钟龄自幼家境贫寒，少时多病，常卧病不起，饱尝有病不得医的贫苦，年长后立誓习医，钻研多年，23岁悬壶乡里，名声大噪。他医术高明，用药精当，因此每天登门求治的病患众多，仰慕他高超医术并倾心拜他为师的人同样众多，他也因此被誉为"大国手"。

康熙年间，由于"三藩之乱"，程钟龄的家乡安徽徽州府歙县深受战乱之苦，战后又匪患不绝，百姓流离失所，疾苦不堪，安徽徽州府的很多百姓患了外感风寒后，要么因无钱治疗而拖延，要么虽经治疗但不彻底，持续长时间咳嗽的患者众多。

程钟龄睹此情形，苦心琢磨，探究共同规律，创制出治疗外感风寒的止嗽散，经反复临床验证有效后，自掏腰包将其制成散剂，"普送"（即免费赠送）给广大患者使用，有时甚至令门人主动到行人众多之处免费诊疗送药。作为医者，程钟龄不愿自己"幼年有病不得医"的苦痛在他人身上重现。由此可见，止嗽散正是"医者父母心"的完美诠释。

【适用证】

邪犯肺所致的咳嗽咽痒，微有恶风发热，舌苔薄白等症。现代常用于上呼吸道感染、急慢性支气管炎、百日咳等。

【临床医案】

1. 外感发热咳喘（熊继柏医案）

朱某，女，1岁，家长诉前1日受凉后出现发热，最高温度达 38.5℃，自行喂服布洛芬混悬液后热退。刻下低热、咳嗽喘息、呕逆、面红、时有喷嚏、大便未解、小便量少色偏黄等。舌红苔薄白，指纹淡止于风关。处方三拗止嗽散：炙麻黄 2g，杏仁 5g，甘草 6g，桔梗 8g，紫菀 8g，百部 6g，白前 8g，陈皮 8g，荆芥 5g，石膏 15g，川贝母 8g，法半夏 5g，矮地茶 10g。每日 1 剂，水煎服。2 剂后热退，再服 3 剂后未见喘咳。

2. 治慢性咽炎（熊继柏医案）

王某，女，45 岁，慢性咽炎病史 8 月余，间断服用清咽利喉类中成药，觉效果欠佳。诉咽干、咽中略红、反复咳嗽、痰量少难以咯出、咳甚欲呕、时有鼻塞等。舌红苔薄白，脉滑。处方玄贝止嗽散：玄参 10g，川贝母 8g，桔梗 10g，炙紫菀 10g，百部 10g，白前 10g，陈皮 10g，荆芥 10g，甘草 6g，苍耳子 10g，辛夷 10g，白芷 15g，薄荷 10g，法半夏 10g，杏仁 10g，炙枇杷叶 10g，牛蒡子 10g，射干 10g。每天 1 剂，水煎服。服 20 剂后上述诸症均缓，再服 15 剂愈。

【加减应用】

龚士澄经验：风寒咳嗽，鼻塞声重者加紫苏叶、杏仁；寒束皮毛，喜暖畏冷咳嗽且喘加杏仁、紫苏子，以麻黄易荆芥；喉间有痰作哮再加射干；风热咳嗽，咽喉红肿，身热有热不退，去百部、紫菀、荆芥，加牛蒡子、浙贝母、蝉蜕、金银花、连翘；咳嗽而胸胁作痛加瓜蒌壳、橘络；热甚加黄芩；寒热往来加青蒿或柴胡；发热夜重晨轻加白薇或地骨皮；秋感凉燥而咳嗽，去荆芥、桔梗、白前，加松子仁、款冬花、杏仁，冰糖为引；温燥咳嗽，去百部、荆芥、陈皮，加北沙参、麦冬、川贝母、桑叶、枇杷叶为引。

050　中满分消汤

中满分消汤朴乌，归萸麻夏荜升胡；
香姜草果参芪泽，连柏苓青益智需。
丸用芩连砂朴实，夏陈知泽草姜俱；
二苓参术姜黄合，丸热汤寒治各殊。

【来源】金·李东垣《兰室秘藏》。

【组成】川乌、泽泻、黄连、人参、青皮、当归、生姜、麻黄、柴胡、荜澄茄、干姜各 0.6g，益智仁、半夏、茯苓、升麻、木香各 0.9g，黄芪、吴茱萸、厚朴、草豆蔻、黄柏各 15g，共 21 味药。

【方解】

治中满寒胀、腹水专方，有健脾行气、泻热利湿之功。

李东垣的《兰室秘藏》中记载此有两方，一为汤剂，即本方；二为丸剂，即“中满分消丸”。中满分消汤主治中满寒胀、寒疝，见大小便不通、腹中寒、心下痞等症；中满分消丸主治中满热胀、鼓胀、气胀、水胀等证。

“中满”，即中焦痞满；“分消”，即是指将中焦的痞满通过上下分消掉。王晋三在《绛雪园古方选注》有云：“分消者，上下分消其邪，谓以辛热散之，苦热泻之，淡渗利之，使其阴阳自然分化，不必泻秽以下之也。”故名“中满分消汤”。

中焦脾满，多因为脾肾虚寒，湿浊内郁所致。方中用干姜温中散寒，以助脾运化水湿；吴茱萸散寒燥湿，温助脾肾之阳，二药共为君药。荜澄茄（即南方山苍子）既能暖脾胃而行滞气，又可温肾与膀胱；草豆蔻温中止呕；川乌散寒除湿；益智仁温暖脾肾散寒；茯苓、泽泻渗湿利窍，使湿浊从小便而去。

青皮、陈皮、厚朴理气燥湿，消痞除满；人参、黄芪补气健脾，以助脾运；升麻、柴胡升清气，清升则浊降；麻黄开毛窍，使寒湿从汗而出；半夏燥湿化痰，和胃降逆；当归和血；生姜温胃散寒；黄连、黄柏清热燥湿，以去湿郁之热。

诸药相配，可谓标本同治，正邪兼顾，使寒能散，虚能补，气能顺，湿亦从上下分消，则中满寒胀自除。

附：中满分消丸，由白术、人参、炙甘草、猪苓、姜黄、白茯苓、干姜、砂仁、泽泻、橘皮、炒知母、炒黄芩、炒黄连、半夏、炒枳实、姜厚朴组成。与前方比较，虽都治中满证，但前者功偏散寒利湿，适用于中满寒胀之证。而后者功偏清热利湿，对中满热胀更为适宜。

【适用证】

中满寒胀，大小便不通、四肢厥逆、腹中寒、心下痞、食入反出，以及寒疝、奔豚等证。

【临床医案】

1. 气胀（刘渡舟医案）

董某，女，49岁。周身皮肤肿胀，随按随起而无凹陷。腹部胀满尤为明显。更有奇者，肚脐周围出现如栗子大小包块十余个，按之软，随按而没，抬手又起。腹部皮肤发凉，间或嗳气上逆，面色黧黑不泽。脉沉无力，舌苔白。诊断为“气胀”，属寒邪内搏气机所致。桂枝9g，生姜15g，大枣10枚，炙甘草6g，麻黄6g，细辛4.5g，附子9g，川椒3g。

服3剂后腹中气动有声，矢气甚频，腹胀随之消减，脐周之包亦消。但腹中胀满尚未尽愈，改方用李东垣寒胀中满分消汤3剂而愈。

2. 肝硬化腹水（《实用中医药杂志》）

以中满分消丸改丸为汤加减运用，联合西药水飞蓟宾、肌苷片、ATP、维生素C、复合维生素B等对症、护肝治疗42例，与单纯用西药对症、护肝治疗21例对照，疗程3个月。以腹水及浮肿消退程度、肝功能、血常规、肝脾大小质地变化为疗效评价标准。结果：试验组总有效率达95.24%，对照组为76.19%。

【加减应用】暂无。

051 五虎追风散

五虎追风用星麻，全蝎僵蚕蝉衣砂；
破伤风证牙关紧，祛风解痉庶能瘥。

【来源】《晋南史传恩家传方》。

【组成】蝉蜕1两，天南星2钱，明天麻2钱，全虫（带尾）7个，僵蚕（炒）7条。

【方解】

古代治破伤风初期的常用方，有祛风痰、止痉搐之功。

破伤风，属痉病中的“伤痉”，多由外伤中风邪所致。方中主用全蝎、僵蚕、蝉蜕三味息风止痉的虫类药物，再加天南星、天麻两味祛风化痰之品，服药后以五心汗出为佳，可使风痰清而痉搐自止，症状缓解而收功。

“五虎”，是谓本方用5种药物配伍，功效强猛如虎；“追风”，是言本病是由中风邪而得，方中以祛风为主，疗效迅速，好像虎逐风邪一般，使痉病得以消除。故名“五虎追风散”。

【适用证】

破伤风，症见牙关紧闭、角弓反张者。

【临床医案】

1. 破伤风（《中华外科杂志》）

应用本方治疗破伤风6例，除1例因并发肺炎治疗无效外，其余均获治愈，且无任何后遗症。文中同时统计山西医学院附属医院等单位所治病例共59例，治愈率达80%。并介绍安邑县人民医院灵活运用本方治疗17例，结果治愈12例，死亡5例。在治疗过程中曾有1例用五虎追风散加蜈蚣2条，钩藤30g，全蝎加倍，其镇静与解痉效果显著增加，连服6剂痉愈。另外，笔者参考古代文献，试用蝉蜕30～45g，水煎，加黄酒30～45毫升为1剂，服后盖被取汗，再结合服用钩藤息风饮治疗本病5例，多在服4～6剂后即告治愈。

2. 中风后遗症（《实用中医内科杂志》）

1989年以来，我们采用五虎追风散（改为汤剂）加味治疗中风后遗症，取得满意疗效，现报告如下。

本组73例，男42例，女31例，年龄35～82岁，平均62.3岁，病程为15天～3年，平均6个月。其中50例为首次发病，23例为多次发病，发病最多者达4次。本组病例中伴发高血压病者48例（占65.9%），冠心病者3例，肺心病者3例，糖尿病者2例。

以五虎追风散为基础方，并改为汤剂，药用：天麻10g，天南星 10g，僵蚕 15g，蜈蚣 1 条，全蝎 6g，水蛭 20g，地龙 30g，穿山甲 15g，炙黄芪 6g，鸡血藤 50g，水煎服，日 1 剂，10 天为 1 疗程。

基本痊愈 42 例（神志正常，肢体功能基本恢复，舌强语謇基本消失，生活可以自理）；显效 21 例（半身不遂明显恢复，可拄杖行走，生活基本自理）；好转 8 例（半身不遂有所改善，肢体麻木有所减轻，言语较前清晰，但仍不能下床活动）；无效 2 例，总有效率为 97.3%。

【加减应用】暂无。

052 水陆二仙丹

水陆二仙金樱芡，遗精带下都能祛。

【来源】宋·洪遵《洪氏经验集》。

【组成】芡实、金樱子各等分，膏制为小丸，盐汤送服。

【方解】

补肾益精的名方，专治肾虚所致的男子遗精白浊、女子带下，以及小便频数、遗尿等症，有益肾滋阴、收敛固摄之功。

方名“水陆”，因方中芡实生长在水塘中，金樱子生长在山上，即陆地。有人比喻说，芡实如水塘的睡莲，而金樱子则如陆地的蔷薇。一个娇嫩，一个结实；一个细腻，一个粗犷。芡实甘涩，能固肾涩精；金樱子酸涩，能固精缩尿。两药配伍，能使肾气得补，精关自固，从而遗精、遗尿、带下尽除。药仅二味，却效专力宏，用于临床，其疗效如仙方，故称为“水陆二仙丹”。

【适用证】

临床主要用于治疗遗精、更年期综合征、高血压病、闭经、糖尿病肾病、阴道炎、宫颈炎、膀胱癌，以及其他慢性病见有肾阴阳两虚、虚火上扰者。

【临床医案】

1. 糖尿病肾病（《第五届全国中西医结合内分泌代谢病学术大会暨糖尿病论坛论文集》）

在糖尿病肾病的分期中糖尿病肾病（Ⅲ期）是一个关键期，是治疗的最佳阶段。运用左归饮加水陆二仙丹对40例早期糖尿病肾病进行干预治疗，取得满意疗效。

2. 膀胱癌（《实用中医内科学》）

以本方合补中益气汤加减，治疗膀胱癌证属脾肾气虚，见尿血、排尿不畅、淋漓不尽、神疲乏力、少气懒言、动辄气短、舌淡有齿痕、脉象沉缓者，有一定疗效。

3. 前列腺炎、早泄（《浙江中医药大学学报》）

徐福松教授运用水陆二仙丹治疗前列腺炎及早泄取得了较好的疗效。

【加减应用】

（1）水陆三仙膏：由鲜荷叶、鲜菊叶、赤小豆组成，蜜和调涂于局部，治疗重症大头瘟、头面焮肿等病症。

（2）复方金樱子糖浆：本方加韭菜子组成，能补肾固精止带。主治肾虚遗精、滑精及妇女白带过多体虚等病症。

（3）头昏目眩、耳鸣腰酸者，可合知柏地黄丸同服；滑精频作、精神萎靡、畏寒肢冷者，加菟丝子、韭菜子、补骨脂、鹿角胶等煎汤送服。

053 月华丸

月华丸方擅滋阴，二冬二地沙贝苓；

山药百部胶三七，獭肝桑菊保肺金。

【来源】清·程钟龄《医学心悟》。

【组成】天冬、麦冬、熟地黄、生地黄、山药、百部、沙参、川贝母、阿胶各 30g，茯苓、獭肝、三七各 15g，以白菊花（去蒂）60g，桑叶（经霜者）60g 熬膏，将阿胶化入膏内和药，稍加炼蜜为丸。

【方解】

治肺痨的传统名方，有滋阴降火、润肺平肝、消痰止咳、祛瘀定喘之功。

“月华”，古人指月亮或月亮周围的光环。有“夜久无云天练净，月华如水正三更”和“舟子夜离家，开舲望月华”等诗句。又因肺属阴，为五脏之华盖，犹如月亮之光彩华美。本方用二冬、二地等养阴润肺，百部、川贝母化痰止咳，阿胶补肺止血；标本并重、肺肾兼顾，善治疗肺痨之病，故名“月华丸”。

方中獭肝因来源困难可不用，或易以紫河车。

【适用证】

主治肺肾阴虚、劳瘵久嗽或痰中带血。现代临床常用于治疗肺结核、肺癌、久咳咯血，又用于治疗结核性脑膜炎等病症。

【临床医案】

1. 肺结核咯血（《广西中医药》）

本方作汤剂，加牡蛎，治疗 68 例。血色鲜红，再加炒黄芩、炒山栀；血色紫暗、胸闷痛，加丹参。结果：服药后24小时内，咯血停止者52例，咯血明显减少者14例，中断治疗者2例。

2. 肺癌（《黑龙江中医药》）

本方加鱼腥草、半枝莲、白花蛇舌草等，治疗30例。结果：有效（症状改善、病灶基本稳定）18例，无效12例。存活1、2、3年以上者分别为11、5、2例，最长时间为5年。其中对鳞癌及Ⅱ期者，疗效较好。

3. 结核性脑膜炎（《山东中医学院学报》）

本方加减，并结合西医抗痨药物治疗10例。结果：均基本治愈。用药6～15天，三大症状（头痛、发热、呕吐）明显减轻或全部消失；用药16～25天，三大体征（颈项强直、抬头及提腿试验阳性）基本消失；用药1～2个月后，脑脊液恢复正常。其中住院时间最短26天，最长163天。

【加减应用】暂无。

054　内消沃雪散

内消沃雪青陈皮，乳没翘针甲芷芪；

射干芍贝银花粉，木香甘草大黄归。

【来源】明·陈实功《外科正宗》。

《外科正宗》是一本外科专著，成书于1617年。书中载方丰富，是集唐以来外科外敷内服方药之大成；记载多种肿瘤，其中对乳癌的描述和预后判断，全面具体，切合实际。后世对《外科正宗》的评价甚高，《四库全书总目提要》评其为“列证最详，论治最精”，因而倍受后世推崇，是一本中医外科理论和临床实践价值颇高的中医外科专著。

【组成】青皮、陈皮、乳香、没药、连翘、黄芪、当归、甘草节、白芷 、射干、天花粉、穿山甲、贝母、白芍、金银花、皂角刺各 2.4g，木香 1.2g，大黄 6g，共 18 味药。

【方解】

治痈毒专方，有清热解毒、消除痈肿之功。

中医治疗外科病症，有内治、外治两法。内治又分消、托、补三法，故称“内消”；“沃雪”者，如以沸水浇雪一般，可使其立即融化。总之，是说服用这一“内消”之方后，使疮疡痈肿疾患，能够立即消散吸收。

【适用证】

常用于发背、五脏内痈、尻臀诸肿、大小肠痈、肛门脏毒初起，但未出脓、坚硬疼痛不可忍之症。

【临床医案】

阑尾炎（《实用中医药杂志》）

解决阑尾炎的复发问题是中西医治疗的难点，随着复发次数的增多，抗生素的治疗愈不理想，中医治疗亦难以防止其复发，最终多以手术治疗。笔者自 1987 年至 1990 年 12 月用《外科正宗》的内消沃雪汤治疗复发性阑尾炎 24 例，疗效尚可。一般资料共 24 例，男 15 例，女 9 例，年龄最大者 76 岁，最小 5 岁；病程最长 4 年，最短 2 个月……

【加减应用】暂无。

055 化虫丸

化虫丸中用胡粉，鹤虱槟榔苦楝根；
少加枯矾面糊丸，专治虫病未虚人。

【来源】宋·《太平惠民和剂局方》。

【组成】鹤虱、苦楝根皮、槟榔、枯矾各 1500g，铅粉 370g，面糊为丸，每次服 6g，一岁小儿服 1.5g，温米汤下。

【方解】

古代除虫专方，主治肠中诸虫证，即肠中因诸寄生虫（如蛔、蛲、绦、姜片虫等）所致的腹中疼痛、呕吐清水或虫。

《医方考》：肠胃中诸虫为患，此方主之。《黄帝内经》曰：肠胃为市，故无物不包，无物不容，而所以生化诸虫者，犹腐草为萤之意，乃湿热之所生也。是方也，鹤虱、槟榔、苦楝根皮、铅粉、枯矾、芜荑、使君子，皆杀虫之品。古方率单剂行之，近代类聚而为丸尔！

方中鹤虱苦辛平，有小毒，能驱杀诸虫；苦楝根皮苦寒有毒，既可驱杀蛔虫、蛲虫，又可缓解腹痛；槟榔辛苦温，能驱杀蛔虫、绦虫、姜片虫，而且借其轻泻导滞之功以促进虫体排出；枯矾、铅粉同具杀虫之效。本方集萃驱杀诸虫之药于一方，各药单用即有驱杀作用，合用则力更强。“化”，有融解、消化、消灭之意。由于本方对多种肠道寄生虫均有杀灭作用，故称“化虫丸”。

（1）《医方集解》中化虫丸较本方多芜荑、使君子两味，主治相同。

（2）《证治准绳》化虫丸，则由芜荑、黄连、神曲、麦芽四味药物组成，主治小儿疳热。

【适用证】

临床常用于肠道虫积证，尤以蛔虫性腹痛为常用。

【临床医案】

1. 虫痛（洄溪医案）

苏州黄四房女，年12，患腹痛，愈医愈甚。余偶至其家，昏厥一夕方苏，舌俱咬破，流血盈口，唇白而目犹直视，脉参错无常。余曰："此虫痛也。"贯心则死，非煎药所能愈，合化虫丸予之，痛稍缓，忽复更痛，吐出虫20余条，长者径尺，紫色，余长短不齐，淡红色，亦有白者，自此而大痛不复作，小痛未除，盖其窠未去也。复以杀虫之药，兼安胃补脾之方调之，而虫根遂绝。

2. 阴道瘙痒（《江西中医报》）

周某，女，32岁，已婚，患者10个月前阴痒，带下色黄量多，臭秽难闻，曾以止带方加入祛风胜湿之品投治而愈。2个月前此疾又发，续投原方，虽浊带稍转，而阴痒趋甚，自用开水熏烫也无济于事，苦于言表，难饰羞面，频频抓之，终亦不能抑制。乃询诸医，先后投完带汤、易黄汤，萆薢胜湿汤等逾50剂，无一中肯。并逐渐出现心烦易怒、夜寐不宁等症，遂又予龙胆泻肝汤速进3剂，夜寐稍安，但阴痒依然。

视其体态丰腴，坐立不安，未待诊询，乃直告病所：带下黄浊而稠，恶臭难闻，阴中瘙痒灼热如虫爬之，犹如瘟疫，已身缠2个月，不能尽脱。伴口苦纳呆、心烦少寐、溲黄欠利等症，苔黄厚腻，脉滑数。证属湿热下注，内生虫毒而成阴痒之候，治宜渗湿除带，杀虫止痒，兼以排脓解毒。处以四妙散合化虫丸（煎汤服）并嘱服药期间保持阴部清洁，勿行房事，勤换内裤，并注意饮食宜忌等。

上方共服 14 剂后，带下色、质、量已基本正常，臭带及阴痒消失，纳增眠安，二便通利，苔薄微黄，脉沉滑。妇科检查及阴道分泌物检查均无异常，遂以二妙丸巩固善后。

【加减应用】暂无。

056 匀气散

【来源】宋·《太平惠民和剂局方》。

【组成】丁香、檀香、木香、白豆蔻各 60g，藿香叶、甘草各 240g，砂仁 120g，7 味药共为细末，盐汤调服。

【方解】

古代治疗气滞不匀之方，有芳香行气、健胃和中之功。

气是维持人体生命活动的重要物质。气机畅达，升降调和则诸病不生。若因情志刺激，或内伤食滞，均可使气机失畅而变症丛生。本方中丁香 、檀香、木香、藿香芳香行气；白豆蔻、砂仁化湿和胃；甘草调和诸药。共同配伍，可使气滞得以调匀，升降从此复常。“匀”，有平均之意，故名曰“匀气散” 。

【适用证】

治疗气滞不匀所致的胸膈虚痞、宿食不消、脘腹刺痛、恶心呕吐之症。

【临床医案】暂无。

【加减应用】暂无。

057 午时茶

解表化湿午时茶，羌防芷柴藿麦楂；
陈苍枳朴芎前胡，翘梗曲草加紫苏。

【来源】清·陈修园《陈修园医书全集》。

陈修园（1753—1823年），中国清代医学家，自幼一边攻读儒经，一边学医，曾拜泉州名医蔡茗庄为师学医。乾隆五十七年中举，曾任直隶省威县知县等职，在任上曾自选有效方剂救治水灾后罹患疫病的百姓。

在那个时代，一般医生为了应付门诊，多半只学习唐、宋以来各个医家的药书、方书，想从中找出几个治病的药方，而对祖国的医学经典著作、理论著作不感兴趣，更不愿为研究这些著作而下苦功夫。

陈修园感到这股轻视中医基本理论的风气是不正常的。为了扭转这股学气，嘉庆二十四年（1819年），陈修园告老还乡，在福建省嵩山井上草堂讲学，不但把他数十年来研究这几部中医经典的体会传授给学生，而且，大力呼吁其他医家也应对这方面的学习加以重视。听他讲课的人很多，来自全国许多地方。

不成规矩就不成方圆，陈修园宗《黄帝内经》《伤寒论》等经典著作，见原书文辞深奥，遂加以浅注，或编成歌诀，著《伤寒论浅注》《长沙方歌括》《时方歌括》等等，长期从事中医的普及工作，将中医知识通俗化，为后学开启了登堂入室之门。

【组成】苍术、陈皮、柴胡、连翘、白芷、枳实、山楂、羌活、防风、藿香、甘草、神曲、川芎、桔梗、麦芽、紫苏叶、厚朴、陈茶，共19味药，共为细末。现已制成中成药，方便使用。

【方解】

小儿感冒食积常用方，有辛温解表、疏风散寒、降逆止痛、消食导滞之功。

名“午时茶”，是谓本方所用之药物共研细末之后，须在农历五月五日午时这一特定时间内，制成茶饼状，亦因其中含有陈茶此味药，用时如茶一样煎煮后再服，故而名之。

《100首中成药临床巧用与解说》记录，本方主要由四类药组成：第一类为疏散风邪药，即防风、羌活、苏叶、白芷，散风寒，治头痛，柴胡散风退热；第二类为芳香理气、燥湿止泻、和胃醒脾药，即苍术、厚朴、藿香、陈皮、枳实；第三类为健胃消食药，即山楂、神曲、麦芽；第四类为活血止痛、清热解毒、调和药，即川芎、连翘、甘草。

【适用证】

外感风寒，见头痛咳嗽、全身酸痛；内伤食积，见呕恶腹泻；以及晕船晕车、水土不服等。临床主要用治胃肠型感冒、急性胃肠炎、胃肠功能紊乱、消化不良、过敏性肠炎等属外感风寒，内伤食积者。

【临床医案】

白沙河应用午时茶处方心得如下。

（1）午时茶全方所治重点在三个方面：一为湿；二为寒，三为滞。此三方面是中医辨证应用此方的依据。

（2）如今，午时茶的应用多在感冒和胃肠道症状上，忽略了对心脑疾病的效用。白沙河曾用午时茶方治疗冠心病属于湿寒滞体质者，收到佳效。此药之所以命名为“午时茶”，源于要求在五月端午的午时来制作而得名。午时为心经所主，心虚者，取其时、其药，气味和合，所以用之取效，并非偶然。中医之心包括脑的功能，再观此方说明，言治晕车晕船，能治脑病之证言也。

（3）肝胆疾病伴长期腹泻者，服用午时茶可以缓解症状。

（4）皮肤病伴腹泻者，也可随症加用。

（5）阴囊湿痒：从中医上来说，阴囊湿痒主要是肝经有湿，于是很多医生用药都是从“龙胆泻肝汤”来治。但湿有湿寒和湿热之分，湿寒就不能用龙胆泻肝汤了，区别寒热，在于舌苔的黄和白，以及小便的清和黄。舌苔白厚和小便清长的，不能用龙胆泻肝汤。肝为风脏，午时茶里有很多的燥药、风药，风药可以祛湿，又能疏肝。所以对于寒湿的阴囊湿痒，可用午时茶。

【加减应用】暂无。

058　手拈散

手拈散用延胡索，灵脂没药加草果；
温寒理气热酒服，肝脾作痛可调和。

【来源】元·朱丹溪《丹溪心法》。

【组成】延胡索、五灵脂、草果、没药，各等分，研为细末，酒调送服。

【方解】

主治脘腹痞胀、心脾气痛之方，有理气散瘀、温中止痛之效。

方中延胡索行气活血，长于止痛；五灵脂通利血脉，行血止痛；没药祛瘀止痛；草果理气散寒，故用于气滞血瘀所致的脘腹疼痛有效。“手拈”，用手取物。在此则指运用本方之后，尤如通闭解结，手到病除，表示治疗效果迅速，故名“手拈散”。

【临床医案】

1. 胁痛（《云南中医中药杂志》）

一女性患者，胁肋胀痛 5 天，走窜不定，疼痛每因情志波动而增减，伴胸闷气短，嗳气频作，纳差，眠可，大便溏，小便正常，舌苔薄，脉弦。中医辨证属肝气郁结。治宜疏肝理气，方用手拈散加味：川楝子、柴胡、佛手、香附、郁金、青皮、延胡、杭芍、白术、厚朴各 15g，神曲、茯苓各 20g，乳香、没药、甘草各 10g。每日 1 剂，水煎服。患者服 6 剂后胁痛消除。

2. 子宫肌瘤（《云南中医中药杂志》）

一女性患者，有少腹胀痛 1 月余，经行后期，量少，行经腹痛甚，纳眠差，二便调，舌淡有瘀斑，脉沉弦。B 超检查示：子宫肌瘤(5.8cm × 5.6cm)。中医辨证属气滞血瘀。治宜疏肝行气，活血消癥，方用手拈散加味：川楝子、柴胡、佛手、香附、郁金、青皮、延胡、白芍、当归、乳香、浙贝母各 15g，荔枝核、益母草、牡蛎各 30g，甘草 10g。水煎服，日 1 剂，共服 30 余剂，患者诸症消失，B 超检查示：子宫正常。

【加减应用】

眩晕，加天麻、钩藤、荷蒂；腹痛，加乳香、天台乌药、白术；腰痛，加独活、寄生、续断；月经不调，加当归、益母草、牛膝；胆石症，加金钱草、海金砂、生鸡内金；带下病，加败酱草、鱼腥草、苍术。

059 升降散

升降散用蝉僵蚕，姜黄大黄也开煎；

表里三焦大热症，寒温条辨用之先。

【来源】清·杨璿《伤寒瘟疫条辨》。

杨璿（xuán），字玉衡，号栗山，河南夏邑人。生于1705年（康熙四十四年），自幼天资聪颖，能诗善文。乾隆年间被选为贡生，入京师国子监学习。然而他仕途多舛，屡试不第，于是绝意仕途，改习具有浓厚兴趣的“岐黄之术”。

清朝初期，社会上发生了两次大瘟疫，特别是乾隆四十九年夏秋两季，瘟疫在豫东大流行，死者无数。一些行医的人由于对伤寒和瘟病的病因、病状分辨不清，往往拿瘟病当作伤寒病来治，结果造成很多人死亡。面对这样的残酷现实，杨璿就以“救天下之人”为己任，潜心研究和医治瘟病。经过他的深入研究和躬行实践，他终于将瘟病与伤寒病明确区别开来，并对伤寒与瘟病的不同病因、病的症状表现、药的构成、施治的方法整理了完整的一套治疗方案。他开出的药方，能够让患者迅速痊愈，因而请他诊治的人门庭若市，他的医术也闻名百里。

他又集多家学派之精华，择千失一得，零星采辑，在79岁时撰写成《伤寒瘟疫条辨》一书。该书写成后，诗人袁枚十分推崇他的医术，称赞他的《伤寒疫瘟条辨》一书是“破叔和之窠臼，追仲景之精微”，并为之作序。杨璿的这部《伤寒瘟疫条辨》一书不仅在理论上解决了伤寒和瘟疫病的区别，而且对治疗瘟病有较高的实用价值，被称为“追之仲景之精微”的“救世宝书”，是中医温病学八大名著之一。为后世医治瘟病、伤寒病做出了重要的贡献，也极大地丰富了祖国医学宝库。

【组成】酒炒白僵蚕 6g，全蝉蜕 3g，姜黄 9g，生川大黄 12g。

【方解】

清代治瘟病代表方之一，为杨璿治疗瘟病所创十五方中的主方。

杨璿言：“盖僵蚕、蝉蜕以升阳中之清阳（祛风解痉、散风热、宣肺气）；姜黄、大黄以降阴中之浊阴（荡积行瘀、清邪热、解温毒），一升一降，内外通和，而杂气之流毒顿消……可与河间双解散并驾齐驱，名曰升降。亦双解之别名也。”方中两两相伍，一升一降，可使阳升阴降，内外通和，而瘟病表里三焦之热全清，因之命名“升降散”。

蒲辅周蒲老曾云：“治疗急性病，尤其急性传染病，要研究杨栗山的《伤寒瘟疫条辨》，余治瘟疫多灵活运用杨氏瘟疫十五方，而升降散为其总方。治瘟疫之升降散，犹如四时瘟病之银翘散。”其对《伤寒瘟疫条辨》及升降散推崇备至。

【适用证】

用于瘟病表里三焦大热，症见憎寒壮热、头痛咽肿、烦渴引饮；或上吐下泻、吐衄便血等。现代广泛应用于眩晕、胃脘痛、不寐、中风、厥头痛、外感、扁桃体炎、细菌性肺炎、高脂血症、中毒性脑病及结核性渗出性胸膜炎等病症。

【临床医案】

1. 治流感、非典等（薛伯寿经验《中华中医药学刊》）

1998 年冬北京“流感”暴发，据病情分析为温邪上受外有寒束，薛伯寿教授取银翘散、三拗汤升降散加减，名“速解流感饮”，取得显著临床疗效。“流行性感冒诊治一得”载于中国中医药报。

2003年初面对“非典”肆虐，在北京抗击“非典”前夕，拟定“非典”辨治八法及方药，人民卫生出版社于当年5月7日印成小册赠送全国各地“非典”一线人员，其中普济宣肺消毒饮、“非典”增损双解散、“非典”加味凉膈散、“非典”三黄石膏汤、“非典”解毒承气汤等，都合用了升降散。

2009年甲型流感，迁延时间长，薛师运用蒲辅周常用四季感冒方选合升降散，取得满意疗效。

2. 猩红热

吴某，女，5岁，发热恶寒，现体温38.8℃，最高达39.5℃，红疹始于耳后颈部，一日即遍及全身，咽喉疼痛，口苦思凉饮，大便4日未行，小便短黄，舌红有红点，苔薄黄腻，脉象两寸浮数，两关弦数，两尺滑，诊为喉痧，系感疫疠之邪，由风热秽湿合而为病，因势利导，透疹解毒，表里双解。处方：升降散合银翘散，2剂。药后红疹出透，体温降至37.5℃，咽痛已轻，大便已行2次，舌略红，苔减，脉细数，继用竹叶石膏汤加金银花、连翘、玄参、蝉蜕、天花粉，调治而愈。

3. 细菌性肺炎（《河北中医》）

本方作汤剂治疗57例，与头孢菌素静脉滴注治疗33例对照。疗程均为7日。疗效评定以临床症状、体征消失，血常规正常，X线胸片示肺部炎症全部吸收为治愈。结果：治愈25例，好转30例，无效2例。

【加减应用】

病毒性肺炎加黄芩、连翘、石膏、地龙、钩藤、鲜竹沥；急性胆囊炎加枳实、郁金；慢性胆囊炎加枳壳、香附；呃逆加厚朴、竹茹；失眠加淡豆豉、连翘；头痛加天麻、香附、枳实；三叉神经痛加龙胆草、焦山栀、桑叶。

060 升陷汤

大气下陷不足息，知柴桔麻生箭芪；
张锡纯唤升陷汤，再加参萸治虚极。

【来源】清·张锡纯《医学衷中参西录》。

【组成】生黄芪 18g，知母 9g，柴胡 4.5g，桔梗 4.5g，升麻 3g。

【方解】

治胸中大气下陷之方，有补中益气、升提举陷之功。

张锡纯认为："大气者，原以元气为根本，以水谷之气为养料，以胸中之地为宅窟者也。夫均是气也，至胸中之气，独名为大气者，诚以其能撑持全身，为诸气之纲领，包举肺外，司呼吸之枢机，故郑而重之曰大气。"

方中黄芪为君，补气升提，并以凉润之知母缓其热；柴胡、升麻能引下陷之大气上升；桔梗为药中之舟楫，能载诸药之力上达胸中以为向导。故服用本方可使下陷之大气得以升复，气短之症从而治愈，故名曰"升陷汤"。

【适用证】

临床可用于治疗病态窦房结综合征、慢性疲劳综合征、胃下垂、冠心病、胸痛、胃下垂；又有用以治疗糖尿病、低血压病、胃扭转、子宫脱垂、哮喘、肺不张、便秘、脱肛、经行衄血、自汗、盗汗、感冒经久不愈、泄泻、尿频等病症。

【临床医案】张锡纯

1. 大气下陷

一人，年20余。动则作喘，时或咳嗽。医治数年，病转增剧。皆以为劳疾不可治。其脉非微细，而指下若不觉其动。知其大气下陷，不能鼓脉外出，以成起伏之势也。投以升陷汤，加人参、天冬各3钱，连服数剂而愈。

2. 失音

一人，年40许。失音半载，渐觉咽喉发紧，且常溃烂，畏风恶寒，冬日所着衣服，至初夏犹未换。饮食减少，寖成虚劳，多方治疗，病转增剧。诊其脉，两寸微弱，毫无轩起之象，知其胸中大气下陷也。投以升陷汤，加玄参4钱，2剂，咽喉即不发紧。遂减去升麻，又连服10余剂，诸病皆愈。

3. 一氧化碳中毒

有兄弟二人，其兄年近六旬，弟50余。冬日畏寒，共处一小室中，炽其煤火，复严其户牖。至春初，二人皆觉胸中满闷，呼吸短气。盖因户牖不通外气，屋中氧气全被煤火着尽，胸中大气既乏氧气之助，又兼受碳气之伤，日久必然虚陷，所以呼吸短气也。因自觉满闷，医者不知病因，竟投以开破之药。迨开破益觉满闷，转以为药力未到，而益开破之。数剂之后，其兄因误治，竟至不起。其弟服药亦增剧，而犹可支持，遂延愚诊治。其脉微弱而迟，右部尤甚，自言心中发凉，小腹下坠作疼，呼吸甚觉努力。知其胸中大气下陷已剧，遂投以升陷汤，升麻改用 2 钱，去知母，加干姜 3 钱。2 剂后，少腹即不下坠，呼吸亦顺。将方中升麻、柴胡、桔梗皆改用 1 钱，连服数剂而愈。

【加减应用】

气虚极者，酌加党参；阳气涣散，加山茱萸、熟地黄；若自汗出，加浮小麦、防风；泄泻或便溏，加薏苡仁、泽泻、炒扁豆；畏寒肢冷，腹中隐痛，加桂枝、干姜。

061 升阳益胃汤

升阳益胃参术芪，黄连半夏草陈皮；
苓泻防风羌独活，柴胡白芍姜枣随。

【来源】金·李东垣《脾胃论》。

【组成】黄芪 30g，半夏、人参、炙甘草各 15g，独活、防风、白芍、羌活各 9g，橘皮、茯苓、柴胡、泽泻、白术各 5g，黄连 1.5g，加姜、枣水煎服。

【方解】

古代用于补益脾胃的名方、代表方，有升清阳、益脾胃、除湿镇痛之功。

升阳者，升脾之阳；益胃者，益胃之气。此方以升发阳气，振奋脾胃运化功能，从而使脾气升而胃气降，维持“清阳出上窍，浊阴出下窍；清阳发腠理，浊阴走五脏；清阳实四肢，浊阴归六腑”的正常生降运动，故称“升阳益胃汤”。

朱良春表示：本方是六君子汤合痛泻要方加味所组成的一张复方。方中六君子汤益脾胃，助阳化湿；黄芪补肺益气固表，姜、枣发散和表，协同黄芪治疗表虚；羌活、独活、防风、柴胡祛除内外湿邪，升举清阳而镇痛；泽泻、茯苓利小便，泻湿热而降浊，并少佐黄连苦降燥湿；白芍敛阴，调和营血，以免诸祛湿药燥甚伤阴。同时陈皮、白芍、防风、白术四药，组合为痛泻要方，功能泻肝益脾，止痛止泻。诸药配合，健脾益胃，升清降浊，补气固表，祛湿镇痛。古人把这种功能概括起来，称为“补中有散，发中有收”，是有一定道理的，所谓“补中有散”，是指既有六君补中，又有羌活、独活、防风、柴胡升阳祛湿散发；“发中有收”，是说升阳发散之药，又依赖黄芪、白芍固卫、敛阴之收，以防发散伤气。于此可见，升阳益胃汤证的原因错综复杂，既为脾胃虚弱，湿邪内生，又兼表虚，卫气不足，湿邪外袭，这就不得不于方中用较多的药物多方兼顾了。

【适用证】

脾胃虚弱之怠惰嗜卧、口苦舌干、饮食无味、大便不调、小便频数等症。现代用于治疗腹泻、溃疡性结肠炎、慢性胆囊炎、急性黄疸型肝炎、急性肺炎、萎缩性胃炎、荨麻疹、手足癣、妊娠高血压、带下病等。

【临床医案】

1. 带下淋漓（刘渡舟医案）

魏某，女，28岁。小产之后，续发带下淋漓，色白清稀，甚则小腹下坠。因带下太多，致使妇科无法外查。舌淡苔白，脉弦缓无力。证属脾气虚衰，清阳下陷，湿气不运，注入冲任，化而为带下。

方用升阳益胃汤，服6剂，带下减轻2/3，体力有所增加。又服6剂而带净。

2. 慢性胃炎（刘渡舟医案）

董某，女，37岁。10余年前就发现有慢性胃炎，一直间断服药治疗，病情时好时坏。近半年来病情似有恶化，饮食渐减，周身乏力，大便稀溏，日行2次，恶寒怕风，稍有不慎，即患感冒，胃镜示慢性浅表萎缩性胃炎。已服中西药物数月而无效，特求刘教授用心调理。

视其舌淡而苔白腻，切其脉则濡细无力。辨为久病损伤脾胃，脾之阳气不升，胃之浊阴不降，湿热阻于中焦，脾胃化源不足，土生金，则肺气也虚，乃脾胃与肺共同为病。治当升举脾胃之阳气为主，辅以健脾化湿。方用升阳益胃汤。服药7剂，纳增便减，周身轻松。又服7剂，诸症若失。细心调理2月余，胃镜复查只有部分浅表病灶存在，自觉饮食体力如常人，数年之苦，终于痊愈。

3. 不寐（《新中医》）

钟某，女，56岁，退休干部，1997年7月10日入院。失眠1年余，加重1周。诊见：入寐困难，时寐时醒，每晚入睡大约2～3小时，伴头昏，倦怠，肢体困重，纳食呆滞，面色少华，神情忧郁，大便溏烂，舌淡胖、苔白，脉细弱。诊断为不寐（心脾两虚型），治疗以补脾益气，升阳祛湿为主，投以升阳益胃汤加减7剂，诸症悉除，嘱以香砂六君丸善后，随访半年未见复发。

【加减应用】暂无。

062　六一散

六一滑石同甘草，解肌行水兼清燥；
统治表里及三焦，热渴暑烦泻痢保。

【来源】金·刘完素《伤寒直格》。

【组成】滑石6两，甘草1两，共研细末。

【方解】

治暑病常用方，有清暑利水、泄热止渴、和胃止泻之功，被誉为“神验之仙药”，现已制成中成药广泛使用。

“六一”，指原方中药物用量；滑石6两，甘草1两，以数而名之。又名“天水散”，汪昂《医方集解》曰：“其数六一者，取天一生水，地六成之义也。”

张锡纯曰：“六一散，为河间治暑之圣药，最宜于南方暑证。因南方暑多挟湿，滑石能清热兼能利湿，又少加甘草以和中补气（暑能伤气），是以用之最宜。若北方暑证，不必兼湿，甚或有兼燥，再当变通其方，滑石、生石膏各半，与甘草配制，方为适宜。”

刘完素曰：“本方能通九窍六腑，生津液，去留结，消蓄水，止渴，宽中，除烦热；补益五脏，大养脾胃之气；安魂定魄；明耳目，壮筋骨，通经脉，和血气，消水谷，保元真，耐劳役饥渴，宣热，久服强志，轻身，驻颜，延寿；能令遍身结滞宣通，气和而愈。”

附：六一散传说

公元1147年（金皇统元年）的仲夏，金熙宗晋尚书右丞相韩企先为濮王，赐宴3日。谁知，未出3天，韩企先却得了一种怪病：发热、口渴、烦躁不安、小便不畅、大便泻痢。家人四处求医，熙宗也派太医前来诊治，无奈近百剂药下去，病势有增无减，便在城门悬榜求医。当时20岁的刘完素正在京城购置药品，见了榜文，一则他初出茅庐，不知深浅；二则自认为对此病颇有把握；三则早闻韩企先博通经文典章，能仿宋律制定皇统新律，所以刘完素很想见见这位贤相。

因此他揭了榜，入王府为韩企先诊治。经过按脉察色后问道："可有身热、心烦、口渴、头晕、少气、多汗之症？"韩闭眼而微微点头。"当有恶心泄泻，胸闷纳呆，倦怠身重。"刘完素言道。"对，对。"韩企先说，这时睁眼打量了一下刘完素的模样。"此乃暑湿也，治暑不治湿，医之过也！""暑湿？"太医忍不住说："吾等岂不知暑湿之理？"刘完素说："你们治暑祛湿，泻热不养阴，尤其小便不利、大便泄泻，定然不敢使用寒凉之剂，故治而无效。"韩企先挺起身子，睁大眼睛问："你有何方？"

刘完素思索有顷举笔处方：滑石、甘草，共研细末。一旁韩夫人问："此为何方？"刘指着方中"滑石6两，甘草1两"，脱口而出："六一散"。

他解释道："滑石能解肌清热，滑窍行水而利湿，统治表里上中下三焦。加入甘草泻火和中，便能清暑利湿。""如何服法？""每用3钱，和白蜜少许，冷开水或灯心草汤调服，3日见效。"韩企先见他说得有理，就照方服了3贴，果然小便通而泄泻止，不禁感慨万分。韩企先找来刘完素，请他弃医从政，但刘却只要求赐医书若干。此后仍然用心攻读，终于成为一代名医。明代大医学家李时珍也颔首称赞六一散，因此六一散被誉为“凡人之仙药”。

【适用证】

感受暑湿之身热、心烦口渴、小便不利，或呕吐泄泻；亦治膀胱湿热所致的小便赤涩淋痛，以及砂淋等症。现代用于治疗膀胱炎、尿道炎、膀胱结石、复发性尿路结石、新生儿腹泻、百日咳痉挛、小儿胃热流涎、肾囊风、药物致皮肤过敏、黄疸型肝炎、精液异常、糜烂性胃炎等多种疾患，还可用于解斑蝥、农药中毒。外用可治疗皮肤湿疹。

【临床医案】

1. 急性痛风关节炎（《光明中医》）

急性痛风性关节炎是长期嘌呤代谢紊乱，尿酸排泄减少所致的一组疾病。临床表现起病急骤，多以第一跖趾关节红肿热痛为首发症状，在 1 天内达到高峰，血尿酸普遍升高。笔者在临床中应用中药五苓散合六一散加味内服外洗，治疗急性痛风性关节炎 86 例，取得满意疗效，

86 例均为 1999 年 6 月至 2010 年 6 月骨伤科门诊病例，其中男 79 例，女 7 例；年龄最大者 72 岁，最小者 31 岁，平均 51 岁；病程最短者 3 天，最长者 20 年；受累关节在第一跖趾关节者 54 例，其他跖趾关节者 12 例，踝关节 17 例，掌指关节者 3 例。治疗效果：治愈 53 例，占 61. 6%；显效 21 例，占 24.4%；有效 12 例，占 14%；总有效率为 100%。

2. 糜烂型胃炎（《四川中医》）

糜烂型胃炎又称胃糜烂，指局限于胃黏膜的浅溃疡。属于祖国医学“胃脘痛”范畴。杨家茂治一该病证属暑湿内蕴，胃气不和者，予六一散加竹茹、半夏等煎服。结果3剂后，呕泻止，腹痛减。再以上方去竹茹，加白及30g善后，随访6年，未见复发。

3. 前列腺炎

前列腺炎是由细菌和非细菌性病理因素导致的炎症，属于中医学的“淋浊”范畴。于建文（《山西中医》）采用六一散加车前子（包煎）、萹蓄等水煎内服，治疗该病102例。若口苦，苔黄腻加苦参、石韦；疲乏无力、腰膝酸软，加续断、桑寄生；舌质紫暗，有瘀斑加当归、穿山甲、桃仁。半个月为1疗程。结果经3个疗程治疗，总有效率为96.08%。

刘本友（《民间中医疗法》）治疗慢性前列腺炎24例，用六一散合缩泉丸加减煎服，若湿热蕴结者加穿心莲、鱼腥草；阴虚火旺者加天冬、生地黄；肾阴虚损者加山药、熟地黄；气血瘀滞者加荔枝核、牛膝。2周为1疗程。结果16例痊愈，8例有效。

周守谦（《浙江中医》）采用六一散治疗急性前列腺炎40例，结果临床治愈34例，有效5例，无效1例。

【加减应用】

加朱砂，灯心草汤调服，名益元散，意为除中焦积热以益一元之气也；加青黛，名碧玉散，因青黛色如碧玉也；加薄荷，名鸡苏散，因薄荷又名鸡苏或水苏。三方均能清暑，而各分别适用于兼惊、兼热、兼表证者。

063 六和汤

六和藿朴杏砂呈，半夏木瓜赤茯苓；
术参扁豆同甘草，姜枣煎之六气平；
或益香薷或苏叶，伤寒伤暑用须明。

【来源】宋·《太平惠民和剂局方》。

【组成】砂仁、半夏、杏仁、人参、甘草各1两，白术、藿香、木瓜、厚朴、扁豆、赤茯苓各2两。

【方解】

治外感暑湿，内伤生冷之证的效方，有祛暑除湿、健脾和中之功，兼能发表。

“六和”者，即六腑和调之义也。吴昆曰：“六和者，和六腑也。脾胃为六腑之总司，先调脾胃，则水精四布，五经并行，百骸九窍皆太和矣。”本方能调理脾胃，使六腑安和，身体健康，故称“六和汤”。

朱良春表示：本方是六君子汤加藿香、厚朴、杏仁、砂仁、木瓜、扁豆、赤茯苓、生姜、大枣所组成。六君子汤功能补气健脾、祛湿，加厚朴、杏仁、砂仁，是取其舒脾行气，祛湿；加木瓜、扁豆、赤茯苓，是取其渗湿清热，散暑和脾；至于藿香一药，不但能醒脾祛湿开胃，更能配同生姜、大枣发散风寒表邪。从各药配合的功用看来，本方是补气健脾、祛湿，兼能发散的一首方剂。用于夏月内伤湿冷，霍乱吐泻，或内有湿滞，胸闷脘胀，而外兼外感恶寒发热之证，最为相宜。

如本方证外感寒邪较甚，可加紫苏叶3钱；兼夹暑邪者，可加香薷3钱，这两味药都有轻微发汗解表的作用。

附：六和汤与藿香正气散药物相似，皆可解表散寒，化湿和中，适宜于外寒内湿之霍乱吐泻。而六和汤重用香薷，长于祛暑解表，补脾化湿，尤宜于素体脾胃虚弱，伤于暑湿之霍乱吐泻者；藿香正气水重用藿香，长于解表散寒，理气健脾，尤宜于寒邪在表，湿阻气机之霍乱吐泻，症见寒热身痛、腹胀吐泻较显者。

【适用证】

夏季饮食不调，内伤生冷，外感暑气，胸膈痞满，头目昏痛，全身困倦；恶寒发热，口微渴，小便黄赤，或霍乱吐泻等症。

【临床医案】

1. 吞酸、吐酸（《古今医案按》）

丹溪治一人，因心痛，久服热药多，兼患吞酸，以二陈汤加黄芩、黄连、白术、桃仁、郁李仁、泽泻，服之累涌出酸苦黑水如烂木耳者，服久，心痛即愈，酸仍频作，有酸块自胸膈间筑上咽喉甚恶。以黄连浓煎冷，候酸块欲升，即与数滴饮之。半日许，下数次而愈，乃罢药淡粥调之1个月。时已交春节旬余，中脘处微胀急，面带青，气微喘，时天尚寒，盖脾土久病衰弱，遇木气行令，脾受肝凌也，急以索矩六和汤予之，4日而安。

2. 慢性复发型溃疡性结肠炎（《中医药导报》）

周华杰临床观察六和汤加减，治疗慢性复发型溃疡性结肠炎疗效显著。

【加减应用】

中暑、疰夏加紫苏、陈皮；发热甚者，加金银花、黄连；

头痛甚者，加荆芥、防风、羌活；腹泻甚者，加黄芩、煨葛根；胃呆甚者，加焦山楂、焦神曲、焦麦芽；呕吐、恶心甚者，加竹茹、豆蔻；脘腹痞胀甚者，加白术、陈皮、枳壳。

064 六味地黄丸

六味滋阴益肾肝，茱薯丹泽地苓丸；
再加桂附扶真火，八味功同九转丹。

【来源】宋·钱乙《小儿药证直诀》。

【组成】熟地黄8钱，山萸肉、干山药各4钱，泽泻、牡丹皮、白茯苓（去皮）各3钱。

【方解】

历代补肾阴的基本方、经典名方，被誉为补阴方药之祖。专用于肾阴不足，虚火上炎所致的腰膝酸软、头晕目眩、耳鸣耳聋、盗汗遗精、消渴、骨蒸潮热、手足心热、牙齿动摇、小便淋沥、舌红少苔、脉沉细数等症。

本方由金匮肾气丸化裁而来。钱乙制此方时，谓小儿阳气甚盛。故去肉桂、附子不用，原为主治小儿五迟证，后世推广为滋补肾阴之祖方。本方重用熟地黄以补肾，六种药物中酸苦甘辛咸淡六味俱备，故名“六味地黄丸”。正如王旭高说：“酸苦甘辛咸淡比，六味之名以此。曰‘地黄’者，重补肾也。”

《方剂学》：方中熟地黄滋肾填精为君药；山萸肉养肝肾而涩精，山药补益脾肾而固精为臣药，三药同用，以达到三阴并补之功；并配以茯苓淡渗脾湿，助山药之益脾，且防山药敛邪，泽泻清泄肾浊，防熟地黄之滋腻敛邪，且可清降肾中虚火；牡丹皮清泄肝火，制山萸肉之温，且防酸涩敛邪，共为佐使药。各药合用，三补三泻，大开大合，使滋补而不留邪，降泄而不伤正，乃补中有泻，寓泻于补，相辅相成之剂。

【适用证】

现代常用于慢性肾炎、高血压病、肺结核、神经衰弱、糖尿病、甲状腺功能亢进、肾结核、功能性子宫出血，恶性肿瘤等属于肝肾阴虚者。

【临床医案】

1. 更年期综合征（王幸福医案）

曾治一中年女性患者，赵某，腰酸腿困，口干，五心烦热，耳鸣，记忆力减退。曾在某中医研究所某老中医处服中药3个月，未见明显疗效。此患者很细心，把每次的方子都留底，拿了一厚沓子叫我看，基本上都是六味地黄汤加减，辨证为肾阴虚，肾精不足，髓海空虚。按理说，辨证用方都不错，但就是收效不大。

仔细研看了方子，我发现其中熟地黄的用量均为15g，山茱萸、山药一般为12g，余三味为6～9g。熟地黄的用量太小。于是根据我的经验，仍用六味地黄汤，熟地黄用到90g（生地黄、熟地黄各半），山茱萸30g，山药30g，茯苓12g，泽泻12g，牡丹皮9g，服5剂，各种症状都显著改善。

患者问方子和前医没有什么区别，为什么服此药有效，而服彼药无效？我答之，关键是主药量太小，也许是前医为求稳妥吧。

按：临床上，我用熟地黄通常在45g以上，60g以上则生地黄、熟地黄各半，基本上 3 ～ 5 剂见效。

2. 哮喘（邓铁涛医案）

20 世纪 60 年代在某医院会诊一男孩，7 岁，连续哮喘不停已 2 天，病孩辛苦甚，医生说这是哮喘持续状态，已用尽西医治法未效。诊其面色尚泽，唇红，舌红无苔，脉细数而两尺弱，属肾阴虚甚，肾不纳气所致，乃予六味地黄汤加蛤蚧 1 只（9g），1 剂而哮喘停止。此方以六味地黄汤治其本，蛤蚧补肺益肾，定喘止嗽，既能治标又治其本，故其效出乎我的意料之外。当然，蛤蚧治哮喘是有效的。曾见一中医用蛤蚧 2 对（活蛤蚧去内脏）浸酒服，治疗断根。可见哮喘并非不治之症，不过一般要治断根还是不那么容易。

3. 弱智（邓铁涛医案）

我曾治一弱智儿童，正读二年级，成绩欠佳，尤其是数学一门最差劲，很简单的算术题，反复辅导就是不明白，总不及格，请为诊治。遂书六味地黄丸，每日 10g 水煎连渣服。半年后喜告智力有发展，数学已及格了。

【加减应用】

（1）知柏地黄丸：六味地黄丸加知母、黄柏组成，用于治疗肝肾阴虚火旺所致的腰膝酸软、遗精、血淋等症。

（2）桂附地黄丸（金匮肾气丸）：六味地黄丸加肉桂、附子组成，用于肾阳虚所致的四肢冰冷、腹痛、小便清长、大便稀溏、阳痿、滑精或女子不孕症等。

（3）杞菊地黄丸：六味地黄丸加枸杞子和菊花，具有补精、清肝、明目功效，用于肝肾阴虚所致的眩晕、耳鸣、视物模糊、眼目干涩疼痛等。

（4）归芍地黄丸：六味地黄丸加养血柔肝的当归、白芍，具有填精养血之功，对血虚头晕、崩漏等疗效显著。

（5）麦味地黄丸：六味地黄丸加五味子、麦冬，以增强六味地黄丸养阴生津、敛肺涩精之效，专治肺肾阴虚所致的肺痨、喘咳、遗精等。

（6）七味都气丸：六味地黄丸加五味子而成。五味子有补益固涩之功，适用于治疗肾阳不足所致的虚咳、气喘、遗精等。

065　火郁汤

【来源】金·李东垣《兰室秘藏》。

【组成】升麻、葛根、白芍、柴胡各 30g，炙甘草、防风各 15g，加连须葱白 3 寸，水煎。

【方解】

治火郁证的常用基础方，有辛散透达、发泄火郁之功，是李东垣根据《黄帝内经》“恶寒非寒，火郁则发之”所创立的一则方剂。

火郁非一病之专名，乃系列病症的共同病理基础，涵盖范围相当广泛。火郁之成，其因有四：一为外邪阻遏，气不畅达；二为情志所伤，气机郁结；三为正气虚馁，无力出入升降；四为饮食劳倦，损伤脾胃，升降悖逆，阳郁不达。凡能影响气机之升降出入者，皆可导致阳郁化火，遂成火郁。《黄帝内经》所云“火郁发之”，即是指火郁证的治法，关键就在于宣畅气机，清透郁热。

东垣火郁汤，尽管药味较少，但配伍极为精当。方中柴胡、葛根，有外感者可解肌发表，无外感而郁热较重者，可疏表以透热，使邪有出路；升麻、葛根透发解毒；升麻、柴胡升清，调理中焦气机；白芍敛阴和营；防风为血中润药，亦可发散和营，诸药两两配伍，相得益彰，再随症加味，以增其专门功能。所以用于临床，有外邪者，服之可解，无外邪者，服之里热可清，郁火得发，升降得调，故名“火郁汤”。

【适用证】

脾胃内伤，火郁于内，开降失调所致诸症，或心火下陷脾土之中，郁而不得伸，五心烦热等。

【临床医案】

感冒（《山东中医杂志》尉明德医案）

自1988年11月至1989年4月，用火郁汤共治感冒87例，其中83例服药1～3剂均告痊愈。这些患者大多病程相对较长，服常规中西药物效果不显，才改服中药汤剂的。如：患者于某，男，40岁，1988年11月6日就诊。患者为汽车司机，素体健壮，7天前因晚间行车，气温下降，归队后即感头痛发热，微恶风，咽干咳嗽，身痛乏力，胃中灼热，干呕脘闷，舌苔薄白带黄，舌尖红，脉象弦滑而数。服常规中西药物，并静脉输液3天，效果不显，体温仍波动在38～39.5℃。脉症合参，诊得病为外感风寒，内有郁热，湿阻中焦，气机升降失调所致。处以火郁汤加味：升麻10g，葛根12g，柴胡10g，赤芍15g，防风15g，黄芩20g，半夏10g，杏仁10g，蝉蜕10g，羌活10g，牡丹皮20g，白花蛇舌草20g，竹叶10g，甘草6g。2剂，水煎2次混合分3次温服。服1剂后即觉上述症状明显减轻，继服1剂病痊愈。

【加减应用】

治胆囊炎、胃痛，加川楝子、蒲公英、毛冬青等；治胆结石，加金钱草、连翘、鸡内金等；治风湿热，加茵陈、蝉蜕、威灵仙；治病毒性心肌炎，加丹参、大青根、毛冬青、蝉蜕等。

066 引火汤

【来源】清·陈士铎《辨证录》。

【组成】熟地黄3两，巴戟天1两，茯苓5钱，麦冬1两，北五味子2钱。

【方解】

治阴虚所致咽喉疼痛症的专方，有滋阴清热之效。

陈士铎曰："方用熟地为君，大补其肾水，麦冬、五味子为佐，重滋其肺余，金水相资，子母原有滂沱之乐，水旺足以制火矣。又加入巴戟天之温，则水火既济，水趋下，而火已有不得不随之势，更增之茯苓之前导，则水火同趋，而共安于肾宫，不啻有琴瑟之和谐矣，何必用桂附大热之药以引火归元乎。夫桂附为引火归元之圣药，胡为弃而不用，不知此等之病，因水之不足，而火乃沸腾，今补水而仍用大热之药，虽曰引火于一时，毕竟耗水于日后，予所以不用桂附而用巴戟天，取其能引火而又能补水，则肾中无干燥之虞，而咽喉有清肃之益，此巴戟天所以胜桂附也。"

诸药合用，大补肾水，引火归元，从而使阴虚之火引归肾宅，咽痛之症自然消失，故名“引火汤”。

【适用证】

阴虚火旺的口腔溃疡、咽炎等。

【临床医案】

血管神经性头痛（李可医案）

李可对引火归元治疗，喜用傅青主之引火汤。李某，女，38岁。患者因剧烈右偏头痛7日入院，诊为血管神经性头痛，经用安络痛、当归注射液穴位封闭不能控制，邀李氏会诊。自冬至近1个月以来，每到太阳出山便觉有热流上攻头面，面赤如醉，烘热难忍。1周前拂晓，突觉热流攻冲不止，右下颌角突然如电击、火灼，阵阵剧痛窜至右太阳穴，约3～5分钟发作1次。每日如此反复发作10余次，上午5时痛起，日中痛剧，下午5时渐松，太阳落山痛止，入夜则如常人。便燥口干，双膝独冷，夜难成寐。脉洪大而虚，舌光红无苔。脉症合参，当属肾阴亏损，阴不抱阳，水浅不养龙，故龙雷之火上奔无制。阴虚之患，寅末日将出而病，日中阳气大盛，故病重；日落阳气衰，得天时之助而暂愈；入夜阴气渐充，故如常人。

法宜大剂滋水，导龙归海，引火归元，佐入酸甘柔肝缓急，处以引火汤合芍药甘草汤加味：熟地黄90g，巴戟天、麦冬各30g，茯苓15g，五味子6g，白芍100g，炙甘草30g，葛根60g。药进3剂，当天热流攻冲之势大缓，次日烘热止而痛亦止。偶于下午2～3时有短暂发作，脉敛，面色转淡，舌上生出薄白苔，带原方3剂出院。追访3年未复发。

067 孔圣枕中丹

【来源】唐·孙思邈《备急千金要方》。

【组成】九节菖蒲、炙龟甲、远志、生龙骨各等分，共研极细末，3g，黄酒冲服。

【方解】

古代的益智效方，为历代医家所大为推崇，有补心、安神、益智之功。

《备急千金方》云："常服令人大聪。"明代吴昆《医方考·孔子大圣枕中方》曰："学问易忘，此方与之，令人聪明"。

此方在宋代《太平圣惠方》又名"孔子大圣智补心虚健忘助神枕中方"，一般简称"孔圣枕中丹"。"孔圣"，是对孔子的尊称；"枕中丹"，谓珍秘的丹方。一言其宝贵，二暗示其助读助学之功，服之可治健忘诸症，使人智慧聪明，读过之书犹如古时圣人一样过目成诵，又如藏于枕箧一般牢记不忘，故名此。

孙思邈云："龟者介虫之长，阴物之至灵者也；龙者鳞虫之长，阳物之至灵者也，借二物之阴阳，以补吾身之阴阳，假二物之灵气，以助吾心之灵气者。又人之精与志，皆藏于肾，肾精不足，则志气衰，不能上通于心，故迷惑善忘也。远志，苦泄热而辛散郁，能通肾气上达于心，强志益智。菖蒲，辛散肝而香舒脾，能开心孔而利九窍，祛湿除痰。又龟能补肾，龙能镇肝，使痰火散而心肝宁，则聪明开而记忆强矣。"

自《备急千金方》开始，菖蒲佐远志、龟甲佐龙骨的经典配伍被一直沿用，孔圣枕中丹则堪称益智方剂的祖方之一。

附：菖蒲、远志、人参、茯苓，即《备急千金方》定志小丸（又称定志丸），原治心虚惊悸，后来亦被作为益智方剂的基础方使用。人参补脾益肺、安神益智，茯苓健脾宁心，此二味与菖蒲、远志相配，代表了《备急千金方》枕中丹之外另一种益智方药思路，即后世读书丸、状元丸之前身。

【适用证】

主治心血虚弱，症见精神恍惚、心神不安、健忘失眠等。现代用于治疗脑神经衰弱，或脑供血不足而致失眠、记忆力减退、精神不易集中，甚至头脑发昏、昨事今忘、无精打采等症。

【临床医案】

1. 健忘（宋健民医案）

赵某，男，40 岁，干部，莱阳岚子人，1998 年 6 月来诊。健忘多梦，头脑不清，目涩，全身倦怠，饮食二便尚可，脉虚无力，舌淡胖少苔（血压低），诊为气虚清阳不升。治用孔圣枕中丹与益气聪明汤：远志 10g，九节菖蒲 12g，生龙骨 30g，龟甲 5g，黄芪 30g，党参 30g，升麻 6g，葛根 30g，白芍 30g，甘草 6g，蔓荆子 10g，黄柏 6g，桑椹 30g，山药 30g，10 剂，共为细末，水泛为丸，每服 9g，服完即愈。

2. 小儿梦游（王琦医案《湖北中医杂志》）

王某，男，7 岁。患儿半年前因打碎热水瓶受到惊吓，1 周后家长多次发现其半夜起床走动，后于某精神病院诊为梦游症。服药治疗（药名不详）2 个月后好转，现已停药近 4 个月。1 周前又因惊吓而作梦游。患儿发育正常，烦躁不安，喜凉饮。舌苔薄白，脉细弦。以孔圣枕中丹加莲子 100g。治疗 10 余日后即不再发生梦游，观察 2 个月正常。

【加减应用】

加莲子肉，治疗梦游症；加益智仁，治疗小儿学习障碍；加磁石，治疗小儿多动症；腰酸膝软、遗精，加生地黄、山萸肉、枸杞子；失眠严重，精神不振，加炒枣仁、夜交藤、合欢皮。

068　玉女煎

玉女石膏熟地黄，知母麦冬牛膝襄；
肾虚胃火相为病，牙痛齿衄宜煎尝。

【来源】明·张景岳《景岳全书》。

【组成】石膏 9 ～ 15g，熟地黄 9 ～ 30g，麦冬 6g，知母 5g，牛膝 5g。

【方解】

治胃热阴虚牙痛的代表方、常用方，有清胃热、滋肾阴之功。

“玉女”，有三种说法：一指古代道家称肾为玉女，本方可滋补肾水，故名；一指观音菩萨左有金童，手持净瓶，右有玉女，手持柳枝，观音用柳枝醮净瓶之水，洒于大地则清凉滋润，喻本方有滋阴降火之功；一指石膏其色白无瑕，性阴寒，象征玉女。本方以状如玉女之石膏为主，既补肾水之不足，又泻胃火之有余，宛若观音大士用柳枝醮净瓶之水洒于大地一样，从而使阴虚火亢之证迅速得以平息，故名“玉女煎”。

《寒温条辨》曰：“熟地黄、牛膝补肾水之不足；石膏、知母泻脾土之有余；而金则土之子，水之母也，麦冬甘以补肺，寒以清肺，所谓虚则补其母，实则泻其子也”。

王绵之曰：“本方由白虎汤演变而来（石膏、知母，清阳明之热，又能滋阴），变的特点是加上补肾阴的药物（熟地黄、麦冬、牛膝）。”

朱良春曰：“石膏、知母清胃火，解烦渴；地黄、麦冬滋阴清热；而熟地黄伍牛膝，尤能滋肾水，同时牛膝还能开泄宣通，导火下行，使胃火更迅速地得到清降。如系实火牙痛，方中酌加苦寒泄热的黄芩、黄连，或与凉血清热的牡丹皮、赤芍同用，效更显著。”

（1）《温病条辨》加减玉女煎，为本方易熟地黄为生地黄，减牛膝加玄参而成，又为白虎汤合增液汤加减，有清气凉营、养阴生津之功。

（2）清胃散，与本方同治胃热牙痛。但清胃散重在清胃火，本方以清胃热为主，而兼滋肾阴。

【适用证】

主治头痛，牙痛，齿松牙衄，烦热干渴，舌红苔黄而干，亦治消渴，消谷善饥等。临床上常用于治疗牙周炎、口腔溃疡、糖尿病等属于胃火盛，肾阴虚者。

【临床医案】

1. 湿温（张意田医案《续名医类案》）

一人，时症已 20 余日，凉解不愈，大便自利，不欲饮食，舌赤燥硬，神清肌削，晡际寒热似疟，无汗。诊之，六脉不浮不沉，唯大而缓，胁肋边有痛处，按之在肝位。此湿温病不解，结于肝部，故寒热如疟。胃中津液耗涸，则舌燥而赤，是邪热留于心胃也。用玉女煎加犀角、苍术、木通，一服舌生津液，胁痛亦减。即于原方加柴胡，数服渐瘳，更以补阴全愈。

2. 牙龈肿痛（樊伯贤医案《中国现代名中医医案精华》）

李某，男，39岁。主诉：左上大白齿有烂牙2只，经常疼痛。几天来多饮酒及食燥热品，由前天起龈肿牙浮，痛如刀刺，连及太阳穴、眼区额颞、牙关等处，日甚于夜，小便短赤，大便干结。经牙科诊治未效，并谓因发炎不能拔牙。

诊查：右面颊部红肿，剧痛苦貌，张口见烂牙及龈肿，口喷秽气。舌干苔白，脉弦滑大。辨证：阳明燥热，风火牙痛。治法：清热解毒，消肿止痛。处以玉女煎加味：生石膏60g，知母12g，生甘草6g，白芍10g，怀牛膝10g，麦冬12g，生地黄20g，玄参15g，薄荷6g。3剂。

二诊：上方药服1剂后肿痛消减。前方药再服3剂。1周而复。

【加减应用】

齿龈红肿痛者加牡丹皮、栀子、当归；齿龈溃烂者，加茵陈、茯苓；齿龈出血者，加生柏叶、生荷叶；胃热盛，烦躁大便干，应重用石膏、牛膝，加黄芩、黑山栀；气机不畅加砂仁、郁金；多汗加浮小麦；多汗口渴加五味子；低热加青蒿、地骨皮、龟甲、鳖甲；小便不利加泽泻、茯苓、车前子。

069 玉真散

玉真散治破伤风，牙关紧闭体张弓；

星麻白附羌防芷，外敷内服一方通。

【来源】明·陈实功《外科正宗》。

【组成】天南星、防风、白芷、天麻、羌活、白附子各等分，共为细末，热酒或童便调服。

【方解】

古代治破伤风的专方、常用方，有祛风化痰、定搐止痉之功。

“玉真”，古时对仙人的别称。由于用本方疗效卓著，其起死回生之功，如同仙人所制之方，可挽救生命于顷刻，故名“玉真散”。

方中白附子、天南星祛风化痰，解痉止痛为君；羌活、防风、白芷疏散经络中之风邪为臣；天麻息风解痉为佐；热酒与童便有通经络，行气血之功，为使。诸药合用，标本同治，使风散搐定，诸症得以缓解。

【适用证】

内治破伤风，牙关紧急，角弓反张，甚则咬牙缩舌，亦治疯犬咬伤。外治跌打损伤，金疮出血。现代研究表明，本方有抗惊厥、镇痛、镇静、解热抗炎等作用。临床主要用于破伤风、跌打损伤、面神经麻痹、百日咳、外伤后顽固性头痛、外伤性腱鞘炎等症。

【临床医案】

1. 疮疡致痉（薛己医案《外科发挥》）

一男子风袭疮口，牙关紧急，腰背反张。以玉真散一服而愈，仍以托里药而敛。

2. 破伤风（邓中甲医案）

30 年前，我刚从学校毕业没多久，遇到过一个病例，印象特别深刻。当时一个 20 多岁的年轻人患破伤风，发作以后症状很明显，特别是苦笑状。四肢强直，角弓反张，这个程度还不是很重。口撮唇紧的苦笑状很明显。当时医院要打电话各处联系，寻找破伤风抗毒素。因为原来的药由于储备时间过长，已经失效了，而且那个地区很久没有这类患者了。再是当时交通不便，又在偏远山区，派专人出去找这个药回来时间起码是2～3天。但这个病发作是非常快的，很快就化燥伤阴了。

当时我在军队的医疗队，部队有人就问中医有什么方法，可我刚从学校出来，没有实践过，只有试一试，就内服、外用玉真散。结果1周左右，居然挽回了患者的生命，使之痊愈。直到现在，追踪这个病例还是一切都正常。所以在急用的时候，玉真散之类的方子，很具有中医的特色。

【加减应用】暂无。

070　玉烛散

【来源】金·张从正《儒门事亲》。

【组成】当归、川芎、熟地黄、白芍、大黄、芒硝、甘草各等分。

【方解】

本方为四物汤合调胃承气汤化裁而成，专治血虚里热，大便秘结，有养血清热、通经止痛之功。

“玉烛”，比喻四时风调雨顺，冷热合序。《尔雅·释天》云：“四时和气，谓之玉烛。”方中四物汤养血和血；大黄、芒硝泻热通腑。用于因血虚所致的腹胀、便秘、经闭等症，可使气血和调一样，腑气得通，人体安和，好似自然界风调雨顺，四气和融一样，故名“玉烛散”。

【适用证】

血虚发热，大便秘结；或妇女经候不通，腹胀作痛；或产后恶露不尽，脐腹疼痛；或胃热消渴，善食渐瘦；或背疮初发。

【临床医案】

经后便秘（熊继柏医案）

王某，女，36岁。便秘，每于月经期后则发，伴阴部坠胀，舌红，苔薄黄，脉细滑。辨证：血虚肠燥。治法：养血润肠通便。方用玉烛散加味：熟地黄15g，白芍20g，当归15g，川芎10g，生大黄5g，火麻仁30g，炒瓜蒌10g。

10剂后便秘显减，阴部坠胀减轻，舌苔薄黄，脉细。原方再进10剂。行经后，便秘之症不显，舌苔薄黄，脉细。继服上方15剂，以收全功。

按：《医宗必读》记载，妇从产后亡血……皆能秘结。妇人月经期后，多有血亏，调理不当，或体质不足，则易发便秘，以玉烛散加味，养血润肠通便，可获良效。

【加减应用】暂无。

071　玉肌散

【来源】清·顾世澄《疡医大全》。

【组成】白芷6g，滑石6g，白附子6g，绿豆粉120g，共研成极细末。洗面或加香豆面洗之，或兑入粉内用之，其效甚速。

【方解】

古代妇人养颜方，有祛风祛斑、洁面润肤之功。

“玉”，是指纯洁透明，质地坚细的矿石，这里用来形容人体面部皮肤面白美丽。由于本方有洁面祛斑作用，故使用后可使面肌如玉光洁，因而命名为“玉肌散”。

方中用白附子祛风止痒，古籍记载“主面上百病”（《名医别录》），治“面皯瘢疵”（《日华子本草》）；白芷洁面祛斑，气味芳香，质极滑润，和利血脉，古代宫中常作为美容药使用；滑石润滑肌肤，是现代各种化妆品的主要原料；绿豆清热解毒，还有良好的黏着性，可吸附皮肤表面的污垢。诸药配伍，专治面貌粗涩不润、黑暗无光、雀斑污子，常洗能润肌肤，悦颜色，光洁如玉，面如凝脂。

【适用证】

风湿雀斑、酒刺、白屑风、皮肤瘙痒等症。

附：玉肌散传说

当时徐灵胎邻村的一个女子，待字闺中已多年，到了出嫁的年纪，可是仍未被人相中。原来，因她脸上一直严重的斑点和显老态的皮肤问题，男人见了她都会躲得远远的。后来徐灵胎就给了她这个玉肌散使用，不出 3 个月，她脸上的肌肤便恢复白皙水嫩，可以说是容光焕发，“改头换面、脱胎换骨”了！毫不意外，之后抢着到她家提亲的人是挤破了大门……

由此，徐灵胎的玉肌散在达官贵人家的夫人们之间渐渐流传，乃至被太医们推荐给慈禧太后，慈禧用过一次后便对其效果赞叹不已、大喜过望，之后一直常年使用，青春永驻。

072 玉泉丸

玉泉麦粉葛地黄，五味糯米甘草尝；
生津消渴清热力，养阴益气降尿糖。

【来源】清·沈金鳌《杂病源流犀烛》。

《杂病源流犀烛》是《沈氏尊生书》的重要组成部分，计30卷，以介绍杂病为主，包括脏腑门、奇经八脉门、六淫门、内伤外感门、面部门、身形门共6门，每门分若干病证，每病各著源流，详述病证原委，悉其形证，考其主治，因病用方，理法方药甚为契合。卷首并有习熟基本诊断需要的脉象统类、诸脉主病诗，故此书列为尊生书第一种，为自明清以后，最有影响、流传甚广的一部杰世专著。《沈氏尊生书》，计72卷。作者以“人之生至重，必知其重而有以尊之，庶不致草菅人命”，故命其书曰“尊生”。

【组成】天花粉、葛根各45g，麦冬、人参、茯苓、乌梅、甘草、黄芪（半生半蜜炙）各30g。

【方解】

治消瘅（即消渴）专方，有益气养阴、清热生津之效。

“玉泉”，为泉水之美称，道家亦指口中舌下两脉之津液。本方服之可使阴精得充，津液自回，口中津津常润，犹如玉泉之水，源源不断，故名“玉泉丸”。

现代加入生地黄、五味子等药材，制成中成药，对2型糖尿病的轻、中度患者有较好疗效。

方中以葛根生津止渴，主消渴，为君药；天花粉、生地黄滋阴清热，生津止渴，为臣药；麦冬清肺养阴，益胃生津，适用于肺胃气阴不足，舌干口燥，又能清心除烦，为佐药；五味子益气生津，宁心止烦渴，为使药。用大队滋阴润燥、益气生津之品组方，是本方特点，故能养阴生津、止渴除烦、益气和中。

【适用证】

经药理试验证明，玉泉丸具有降低血糖、尿糖和补肾的作用，临证常用于治疗因肾阴虚、胃肺火盛伤耗阴液所致的消渴、易饥、多食，以及肺胃肾阴亏损、热病后期等症。

【加减应用】暂无。

073　玉屏风散

玉屏风散用防风，黄芪相畏效相成；
白术益气更实卫，表虚自汗服之应。

【来源】《医方类聚》。

【组成】防风 30g，黄芪、白术各 60g，加生姜 3 片煎服。

【方解】

古代的固表止汗方，传统的补气固表方。

“屏风”，为室内陈设而作为挡风或遮蔽的用具。本方补散兼施，通过补益肺气，增强卫外功能，使表固而自汗愈，犹如挡风的屏障。本方用防风以遍行周身，为治风之仙药；黄芪补三焦而实卫，为玄府御风之关键。寓散于补之中、散邪而不伤正。柯钧伯《删补名医方论》云：“此欲散风邪者，当倚如屏，珍如玉也。”故名“玉屏风散”。

朱良春云：“方中黄芪得防风，则固表而不留邪；防风得黄芪，则走表驱邪而不伤气。同时，白术健脾扶正，安内攘外。三药配合，既可用治气虚表弱，自汗不止，易感风寒，又可用于气虚感受风邪，自汗不解，禁不起表药发散的患者。本方用于气虚自汗，可为散剂常服，每服 3 ～ 4 钱；如果用治气虚感冒自汗者，应改作煎剂。”

【适用证】

（1）易受风感冒的疾病，如慢性支气管炎、慢性阻塞性肺疾病、支气管哮喘、咳嗽变异性哮喘、过敏性鼻炎、慢性副鼻窦炎、过敏性咳嗽、儿童或老年人反复呼吸道感染、小儿肺炎、小儿结核病、小儿慢性扁桃体炎、小儿厌食症等。

（2）自身免疫性疾病，如儿童继发性免疫功能低下、儿童糖尿病、单纯性肾病综合征、非激素敏感型肾病综合征、糖尿病肾病、糖尿病多汗症。

【临床医案】

1. 预防感冒（蒲辅周经验）

蒲辅周曾以玉屏风散粗末煮散剂预防感冒或治疗老人表虚感冒，9 ～ 15g/ 日，收效颇佳。已故当代名医岳美中教授曾亲睹蒲辅周会诊 1 例“习惯性感冒”患者，一触风寒即嚏涕不止，周身淅淅恶风，翕翕发热，尚兼其他慢性疾患。因一旦感冒，即碍于其他病的治疗。蒲辅周为此先治“习惯性感冒”，开玉屏风散 270g，研成粗末，分 30 包，每包水煎，1 日 2 次分服。

1个月后感觉好大半。又开1料继续服用。2个月后虽冒风寒，亦毫不再发。此论述收载于《岳美中论医集》。类似案例很多，在此不赘述。蒲辅周还将“煮散”一类的小剂量用药比喻作“轻舟速行”，不啻为真知灼见。

2. 面肿（邓铁涛医案）

1961年与广州中医学院1959年高研班学员到某军区医院搞科研时，该院一护士之子，5岁，患怪病，面肿如球，病已将月，按之空虚，随指而起，似面皮之下充气一般，但无皮下气肿之握雪感，从头肿至颈部，舌嫩，因此考虑气虚所致。

头为阳，面皮属表，故当以表虚论治。方用玉屏风散加五味子。处方：黄芪12g，防风3g，白术18g，五味子4.5g。每日1剂，复煎。取玉屏风散补气固表，五味子敛其浮阳。服药9日，病霍然而愈。

【加减应用】

黄煌经验：

（1）体质虚弱，易自汗恶风，稍感风寒便鼻塞流涕者，合桂枝汤。

（2）年老关节疼痛、浮肿者，合黄芪桂枝五物汤。

（3）身重体胖、易汗出、下肢浮肿者，合防己黄芪汤。

（4）肝肾功能不全、精神萎靡、腹胀、腹水者，合真武汤。

（5）慢性支气管炎、支气管哮喘见咳声重浊、面黄而浮肿者，加麻黄。

074 左金丸

左金茱连六一丸，肝经炎郁吐吞酸；
再加芍药名戊己，热泻热痢服之安。

【来源】元·朱丹溪《丹溪心法》。

【组成】黄连 6 两（180g），吴茱萸 1 两（30g）。

【方解】

治吞酸口苦的基础方，有清泻肝火、降逆止呕之功。

心属火，肝属木，肺属金，肝位于右而行气于左，肝木得肺金所制则生化正常。本方清心火以佐肺金而制肝于左，故名“左金丸”，又名“回令丸”，有得胜回营交令之意。

本方特点是黄连、吴茱萸的用量为 6 ∶ 1，因黄连苦寒，能清心火，降胃热，则能使肝郁化火之症清除，而吴茱萸辛温，既能反佐黄连，使其不过太凉，又可引黄连入肝经，同时还可和胃降逆。因整首方主要以清肝火为主，故以黄连为君，为主。吴鹤皋《医方考》云：“左金者，黄连泻去心火则肺金无畏，得以行金令于左以平肝，故曰左金。”

（1）戊己丸，为本方加白芍，各 150g，有清热止泻、急止痛之效。戊为胃土，己为脾土，此方善于泻肝，使木不克土，戊己自安，故以命名。

（2）本方与龙胆泻肝汤皆属于清肝火的常用方，但龙胆泻肝汤是凉肝猛将，清肝火之力很强，同时还可以清利湿热。而左金丸清泻肝火之力较平和，并且能肝胃同治，主要用于口苦吞酸之症。

【适用证】

肝火胁肋刺痛，或发寒热，或头目作痛，或大便不实、小便淋秘，或小腹疼痛等症。现代用于治疗急慢性胃炎、急慢性食管炎、胃及十二指肠溃疡、慢性胰腺炎等病。

【临床医案】

1. 产后头痛呕吐（汪逢春医案）

在妇科产后病中，有患者李某，28 岁，7 月 29 日就诊。产后 10 天，症见右边头痛，得食呕吐，脘腹皆痛，水声状如汪澜。其病机为胎前之水未化，复因暑月感受暑湿，治以芳香疏解，防转下痢，病非轻浅，幸勿忽视。处以左金丸加泽兰、赤茯苓、鲜橘皮等，以祛暑除湿。左金丸能降逆上冲之水气以除患者得食呕吐之症，又可清肝泻火以解患者右边头痛之苦。左金丸在此方中起权臣之功，可有效缓解患者症状，使疾病向愈。

2. 慢性胃病泛酸（李克绍经验）

泛酸多是慢性胃病的反应，服药暂时有效，也不等于痊愈，必须坚持服药到一定时期，才有治愈的希望。因此，左金丸也以少量久服为最好。

据笔者经验，每次只服 3g，每日服 2 ～ 3 次，连续服用，不可停顿，一般服至 30 ～ 60g，就有显效，即使是较重的患者，一般也不会超过 120g，疗效巩固可靠。此方最好是丸服，不要煎服。丸服可以使药持续作用于胃肠，使胃肠壁黏膜早日恢复正常。若服煎剂，短期服用不能巩固疗效，长期服用，又给患者增加麻烦，而且药物的浪费太大，疗效亦差。

【加减应用】

若吐酸甚者，加乌贼骨、煅瓦楞子；若气郁者，加柴胡、枳实；若烧心者，加生地黄、栀子。

075 左右归饮，左右归丸

【来源】明·张景岳《景岳全书》。

【组成】

左归饮：六味地黄丸去牡丹皮、泽泻，加枸杞、炙甘草而成。

右归饮：左归饮加肉桂、制附子、杜仲而成。

左归丸：左归饮去茯苓、炙甘草，加川牛膝、菟丝子、鹿胶、龟胶而成。

右归丸：右归饮去炙甘草，加菟丝子、鹿胶、当归。

【方解】

《难经》云："肾两者，非皆肾也，其左者为肾，右者为命门。""左"指肾之元阴（真水），"右"指肾之元阳（命火）；"归"，有属于、趋向之意。左归饮壮水之主，以补左肾真水，专治肾阴不足之证，故名"左归"；右归饮益火之源，以补右肾命火，专治肾阳不足之证，故名"右归"。

左归饮与左归丸，均为纯补之剂，是治疗肾阴不足证的基础方、代表方。然左归饮皆以纯甘壮水之品滋阴填精，补力较缓，故用饮以取其急治，适宜于肾阴不足较轻之证。左归丸则在滋阴之中又配以血肉有情之味及助阳之品，补力较峻，常用于肾阴亏损较重者，意在以丸剂缓图之。

右归饮与右归丸，均有温肾填精的作用，是治疗肾阳不足证的基础方、代表方。但右归丸较右归饮组成多鹿角胶、菟丝子、当归，而不用甘草，诸药合用，肝、脾、肾阴阳兼顾，仍以温肾阳为主，妙在阴中求阳，使阳得以归源，故其温补肾阳，填精补血之力更强。

【适用证】

左归饮：治真阴不足，腰酸且痛，遗精盗汗，咽燥口渴。

左归丸：治真阴不足，自汗盗汗，头晕眼花，耳聋失眠，口燥舌干，腰酸腿软，遗精滑泄，舌红少苔，脉细。

右归饮：治肾阳不足，阳衰阴胜，腰膝酸痛，神疲乏力，畏寒肢冷，咳喘，泄泻，脉弱；以及产妇虚火不归元而发热者。

右归丸：治肾阳不足，命门火衰，腰膝酸冷，精神不振，怯寒畏冷，阳痿遗精，大便溏薄，尿频而清。

【临床医案】

1. 更年期综合征（《实用中医内科杂志》2003 年）

左归丸随症加味治疗妇女更年期综合征 40 例，与更年康治疗 30 例对照，疗程为 2 个月。临床疗效评价以自觉症状明显好转为显效；自觉症状改善，异常感觉减轻为有效；自觉症状无改善为无效。结果：治疗组显效 13 例，有效 14 例，无效 3 例，总有效率为 92%，优于对照组总有效率 63%。

2. 冠心病（《吉林中医药》2006 年）

左归丸加味治疗冠心病患者 50 例，中医辨证为胸痹心阳虚证，疗程为 4 周，治疗过程中不使用扩冠、改善心肌缺血的西药。临床疗效评价以症状消失，心电图及实验室检查恢复正常为显效。结果：治疗 50 例中，显效 2 例，好转 25 例，未愈 3 例，总有效率为 94%。

3. 右归丸：过敏性结肠炎（吴少怀医案）

王某，男，36岁，干部。病史：久病腹痛作泻，每因过劳或饮食不节则病势加剧，恶心少食，身倦乏力，睡眠欠佳，经医院检查确诊为过敏性结肠炎。曾服参苓白术散、七味白术散、二神丸、三白汤等均疗效不佳。检查：舌苔淡白质淡红，脉沉缓尺弱。辨病：泄泻。辨证：脾肾阳虚，命火不足。治则：温补肾阳，拟右归丸加减。

方药：熟地黄30g，炒山药30g，山萸肉20g，枸杞子18g，炒杜仲15g，制附子15g，肉桂15g，茯苓24g，炙甘草12g，共为细末，神曲糊为丸，每次9g，日2次。

二诊：服药丸一料，腹痛作泻已除，9个月来，一直很好，近因饮食不慎腹痛泄泻又发，日2～3次，便溏，舌脉同前。按上方去枸杞子，加木香12g。配丸药一料，服法同前。

三诊：药已服完，疗效很好，大便正常。仍按原方再配丸药一料常服，以期巩固。

076 石斛夜光丸

石斛夜光枳膝芎，二地二冬杞丝苁；
青葙草决犀羚角，参味连苓蒺草风；
再与杏菊山药配，养阴明目第一功。

【来源】元·倪维德《原机启微》。

元末明初江苏名医倪维德所著的《原机启微》一书，是中医眼科发展史上一本具有划时代意义的专著，对后世眼科有着巨大的影响。关于书名的由来，系倪氏根据《阴符经》“心生于物，死于物，机在目”之论，故名。《阴符经》为道家养生之书而托名上古时黄帝所著。从书名已可看出倪氏重视眼科理论及眼病诊治的一片苦心。

【组成】石斛、甘草、肉苁蓉、五味子、防风、川芎、枳壳（炒）、黄连、蒺藜（盐炒）、青葙子、羚羊角各30g，山药、枸杞子、菟丝子、苦杏仁、牛膝、菊花、决明子各45g，生地黄、熟地黄、麦冬、水牛角浓缩粉各60g，人参、茯苓、天冬各120g，共25味药。

【方解】

眼科常用方，有滋补肝肾、明目消翳之功，专用于肝肾不足，阴虚火旺所致内障目疾，视物昏花、瞳仁散大或变色、羞明怕光等症。

“夜光”，即指夜里发光的物体。喻服本方后，眼睛明亮，亦可于夜间看见或辨认周围事物，是亟言其功效之卓著也，故名“石斛夜光丸”。现已制成中成药，方便使用。

瞳神散大、视物昏花之症，多由阳衰阴弱，肝肾两亏，精气不能上输于目所致。方中以二冬、二地、五味子、石斛生津养血；菟丝子、枸杞、牛膝、肉苁蓉滋阴补肾；人参、茯苓、甘草、山药益脾补肺，以助精血生化之源；肝血久虚，易生风热，用枳壳、川芎、菊花、杏仁、防风、草决明、蒺藜、青葙子疏风清热；更以黄连、犀角、羚羊角平肝、泻心、凉血。大队滋肾养肝之品，以壮水之主，使阴精充沛，得以上输，而目自精明。

【适用证】

实验研究，本方具有解热、抗炎、镇痛、抑菌、解毒、增强免疫功能、降血压、提高机体适应性、提高视力等作用。现代临床常用于治疗因肝肾阴虚引起的白内障、青光眼、视神经萎缩、慢性球后视神经炎、泪囊吸力不足、瞳孔紧张症、反射性瞳孔扩大强直、痉挛性瞳孔扩大等眼疾，以及闭经、神经性头痛、高血压、耳鸣耳聋、更年期综合征等。

【临床医案】

1. 神经性头痛（卢寅熹《中成药》）

据卢氏报道，此药治此病，可屡试屡验。临床症状表现为头部剧烈疼痛，多数表现偏一侧，历时数小时或数日，发作时面色苍白，发作后面部充血，恶心呕吐，舌红脉细。证属肝肾阴虚，水亏火旺。服用石斛夜光丸，每日 2 次，每次 6 ～ 10g。

2. 眼疾（《中国基本中成药》）

（1）视神经萎缩、慢性球后视神经炎：用石斛夜光丸治疗视神经萎缩、慢性球后视神经炎症见发病缓慢，视力下降，视物昏朦等有一定疗效。

（2）泪囊吸力不足：因穹窦狭窄或闭塞之无时溢泪，辨证为肝肾不足者，用石斛夜光丸治疗，有显著疗效。

（3）瞳孔紧孔症、反射性瞳孔扩大强直、痉挛性瞳孔扩大：症见瞳孔扩大，不能敛聚缩小，视物模糊，双目干涩，头晕耳鸣，腰膝酸软，舌红少苔，脉虚细数者，用石斛夜光丸治疗可取得满意疗效。

077 正容汤

正容秦艽宣木瓜，僵蚕胆星白附夏；
羌防甘草黄松节，生姜三片酒服嘉。

【来源】明·傅仁宇《审视瑶函》。

傅仁宇为明末眼科学家，字允科，秣陵（今江苏南京）人。祖传眼科医术，承家学，亦精治眼疾。行医30余年，对金针拨障及钩、割、针、烙等眼科手术尤为所长。曾采摭群书，结合家传及个人临证经验，撰成《审视瑶函》（又名《眼科大全》）六卷（1644年），书中总结了明以前的眼科理论，于辨证、方药、治法等内容有颇详备，对眼科学发展影响较大。

【组成】羌活、白附子、防风、秦艽、胆南星、白僵蚕、制半夏、木瓜、甘草、茯神木，共10味药，各等分，研为细末，生姜水煎服。

【方解】

治中风口眼歪斜专方，有祛风化痰、舒筋活络之功。

口眼歪斜症，是口歪斜而目不能紧合之称，多由于风痰阻于经络所致，类似现在的面神经麻痹、中风后遗症。由于服用本方之后，可以祛风化痰，疏通经络，从而使歪斜不正之口眼、仪容恢复正常，故而名之“正容汤”。

【适用证】

面神经麻痹、面肌痉挛等病症。

【临床医案】

1. 面神经麻痹（《中医杂志》）

治疗 130 例，其中 72 例用汤剂，58 例用本方制成丸剂，少数患者配合维生素类口服或针灸。结果：痊愈 73 例，好转 52 例，无效 5 例。

2. 亨特氏综合征（《江苏中医杂志》）

亨特氏综合征，是一种常见的周围性面瘫，发病率仅次于贝尔氏面瘫，主要表现为一侧耳部剧痛、耳部疱疹，同侧周围性面瘫可伴有听力和平衡障碍。用本方合龙胆泻肝汤加减，治疗 4 例。结果：全部治愈，平均服药时间 18 天。

【加减应用】

面部肌肉痉挛，加蜈蚣、全蝎、地龙；面部肌肉疼痛，加乳香、没药、虎杖根等；舌有瘀斑，头面部刺痛者，加红花、赤芍、延胡索等；局部皮肤麻木者，加丹参、当归、鸡血藤等。

078 平胃散

平胃散用苍术朴，陈皮甘草四般施；
除湿散满驱瘴岚，调胃诸方以此扩。

【来源】宋·《简要济众方》。

【组成】苍术 120g，厚朴 90g，陈橘皮 60g，炙甘草 30g，加生姜 2 片、大枣 2 枚共煎服。

【方解】

古代健脾燥湿的基础方、常用方，古人称其为“治脾圣药”“治脾胃病祖方”，自宋代创立以来，为历代医家所重，后世众多健脾之方皆从此方扩展演变而出。

方中苍术、厚朴、陈皮为主药，皆是苦辛温燥而芳香行气之品，皆可燥湿健脾，再加甘草、姜枣调和脾胃。诸药相伍，可使湿浊得化、气机调畅，脾复健运，胃气和降。

古人将脾胃比喻为土，土生万物，而高的地方称敦阜，即胃，低的地方称卑监，即脾。而胃相对太高后，水湿就容易流入脾，导致湿邪困脾而泛溢。平胃者，则能削平胃中食滞，祛除湿邪。湿邪得去，脾胃健运，则饮食自消，故称“平胃散”。

《医宗金鉴》曰：“一切伤食脾胃病，痞胀呕哕不能食，吞酸恶心并噫气，平胃苍朴草陈皮。”刘渡舟教授治疗胃病喜用此方，认为使用本方，当着眼于湿、食二证。刘老临床应用本方，以舌苔厚腻为指征，并经常合用不同方剂治疗各种疾病。如胃为湿伤，郁而化热，心下痞满，口舌生疮者，则用本方与大黄黄连泻心汤接轨；心下痞满而兼见口苦舌红，胁胀脉弦者，则接轨小柴胡汤疏利肝胆气机。

【适用证】

湿滞脾胃，气机受阻所致之脘腹胀满、不思饮食、口淡无味、呕秽恶心、嗳气吞酸、肢体沉重、怠惰嗜卧、常多自利、舌苔白腻而厚、脉缓等症。现代常用于慢性胃炎、消化道功能紊乱、胃及十二指肠溃疡等属湿滞脾胃者。

【临床医案】

1. 胃脘胀痛（蒲辅周医案）

田某，男，65岁，胃脘疼痛已多年，经常发病。这次疼痛月余，痛甚时不微食，吐清酸水，胃胀，左胁气窜至胃脘，以致心下堵塞难受，得矢气较舒。询其病因，常饮冷水，饮食不节，犯病往往因受凉或食生冷而引起。脉弦有力，舌正苔白腻。属寒湿中阻，肝胃失调。治宜温散寒湿，调和肝胃。

处方：炒苍术1钱半，厚朴1钱半，陈皮1钱半，炙甘草8分，吴茱萸1钱，法半夏2钱，生姜2钱，茯苓2钱。3剂，1剂2煎，共取400毫升，分3次温服。

复诊：服1剂药后疼痛即止，第2剂药后胃脘舒适，欲食，脉转缓和，舌正苔减。原方加麦芽2钱，再服。继汤药之后，以香砂平胃丸，每日2次，每次2钱，温开水送下，以资巩固。

2. 反复性口腔溃疡（刘渡舟医案）

陈某，男，38岁。反复性口腔溃疡，疮面红而疼痛，西医给予消炎药物和补充维生素 B_2 治疗多日无效，伴有消化不良，大便稀溏，舌质红而苔白腻，脉濡数。此乃湿热为患，但清热则湿不去，祛湿则热愈炽，且有苦寒伤脾败胃，湿浊内生之虞。刘老思忖片刻，乃处以平胃散与大黄黄连泻心汤接轨之法，化湿泻热同施，以观其效。处方：苍术10g，厚朴16g，陈皮10g，炙甘草10g，大黄6g，黄连6g。服药7剂，口疮痊愈，胃开能食，大便正常。该患者后来又因饮食厚味，多次复发，皆用此方，每服辄愈。

此方也常用于治疗面生痤疮，疗效也佳，其机理与应用指征与口舌生疮基本相同。又如某西医大夫患胃病，脘中痞闷，泛酸涌苦，胃中嘈杂，烧心作痛，舌红而苔白腻，脉濡数，多方治疗不愈，特邀刘渡舟教授会诊，切脉视舌，辨为湿浊生热之证。乃用平胃散加黄连10g，大黄2g，服至7剂，则酸水不泛，嘈杂与烧心皆愈。

【加减应用】

（1）平陈散：平胃散加二陈汤。适用于脾胃运化不良，湿痰内阻，胸膈痞闷，或有呕吐泄泻，症情较平胃散证为重。

（2）胃苓汤：平胃散加五苓散。适用于停饮夹食，脾胃不和，腹痛泄泻，小便不利，或有浮肿等症。

（3）柴平汤：平胃散加小柴胡汤。适用于疟疾，脾胃湿盛而脘膈闷胀等症。

（4）不换金正气散：又名“藿香平胃散”，是平胃散加藿香、半夏而成。适用于感受不正之气，脾胃食滞，腹痛呕吐，舌苔白腻等症。

079 布袋丸

布袋丸内用四君，芜荑芦荟共调匀；
夜明砂与使君子，消疳去虫法可循。

【来源】明·《补要袖珍小儿方论》。

【组成】夜明砂、芜荑、使君子各60g，白茯苓、白术、人参、炙甘草、芦荟各15g。

【方解】

古代治小儿疳疾专方，有驱蛔消疳、补气健脾之功。

“布袋”，依其制法而名。其法是：以上诸药共为细末，汤浸蒸饼和丸，如弹子大，每服1丸，以生绢袋盛之，须用精猪肉2两，同药一起煮，候内熟烂，去袋，将所煮肉并汁令小儿食之，所悬之药，第2日仍依前法煮食，只待药尽为度。

方中使君子以敛虚热而止泻痢，为小儿诸病要药，合芜荑，能驱虫消疳；四君子（参、术、苓、草）补气健脾，以绝虫源；夜明砂清肝明目，辛能散内外结滞，寒能除血热气壅；芦荟苦寒泻热通便，促使虫体排出；再加猪肉，补肾液，充胃汁，滋肝阴，润肌肤，利二便，止消渴。诸药合用，既能驱蛔，又能健脾，攻补兼施，标本同治，宜于虫积而脾胃虚弱者，乃治小儿虫宿之要方。因其用布袋贮药煎煮的方法比较特殊，故名曰“布袋丸”。

【适用证】

小儿虫疳、体热面黄、肢细腹大、发焦目暗。

【临床医案】

疳疾（程杏轩医案）

余弟倚兰，服贾庐江。戊辰冬，予自中州回，道经彼地，羁留信宿，有王策勋先生者，与予弟善，抱其幼孙，恳为延医。视其体热面黄，肢细腹大，发焦目暗，颈起结核，余曰：“此乃疳疾。”疳者干也，小儿肠胃柔脆，乳食失调，运化不及，停积发热，热久津干，故名曰疳。

又谓之丁奚哺露。丁奚者，言奚童枯瘠如丁；哺露者，言愈哺而骨愈露。但是疾，每多生虫，虫日滋，侵蚀脏腑，非寻常药饵所能去病。古方有布袋丸，治此症多验。药用人参、白术、茯苓、使君子肉各 1 两，芦荟、夜明沙、芜荑、甘草各 5 钱，共为末，蒸饼糊丸，每粒约重 3 钱，日用 1 丸，以夏布袋盛之。另切精猪肉 2 两，同煮汁服，肉亦可食。如法制就，服完一料而愈。

安波按：布袋丸名亦奇，方亦奇，故治亦奇。沈姓幼童五龄者，余之内戚也，患腹膨形黑，善食作泻，虽骨支床已半载矣，余宗是丸服半料，沉霍然。盖意布袋者，令人之胃，如物之袋，病久致疳，虫蚀已空，故其胃必虚，津液必涸，赖以猪肉汁充养胃阴，而从药得以各司其职，同心共济，以奏凯歌也。

【加减应用】暂无。

080　甘露消毒丹

甘露消毒蔻藿香，茵陈滑石木通菖；
芩翘贝母射干薄，湿热时疫是主方。

【来源】清·王孟英《温热经纬》。

王士雄，字孟英，别号半痴山人、睡乡散人，中医温病学家。王士雄曾祖父王学权是一位名医，著有《医学随笔》二卷，祖父、父亲也都精通医学，曾对该书做过补充和校注。王士雄14岁时，父重病不起，临终前曾嘱咐他："人生天地之间，必期有用于世，汝识斯言，吾无憾矣。"父亲死后，他遵家训钻研医学，但终因家境贫困，厨无宿舂，无法度日。为了生计，于同年冬去婺州（今浙江金华市）孝顺街佐理盐务。白天工作，谋食养家，晚上披览医书，焚膏继晷，乐此不疲。

王士雄虽身处逆境，但决不因此而影响学业，反而激起了发奋图强的精神，学医之志愈坚。平时苦心攻读，手不释卷，上自《黄帝内经》《难经》，下迄明清诸先贤著作，无不深究极研，并能博采众长，融会贯通，打下了坚实的中医理论基础。《海宁州志》称他"究心《灵枢》《素问》，昼夜考察，直造精微"。说明勤奋好学是王士雄治学最可贵之处，也是他取得学术成就的关键。

《温热经纬》是王士雄的力作。温病学说到王士雄时代已有相当大的发展。他在大量临床实践的基础上，采取“以轩岐仲景之文为经，叶薛诸家之辨为纬”的编纂原则，辑集各家医论，阐发自己见解，于1852年著成是书，使温病学说遂成系统，蔚为大观，可称集温病学之大成者，后世称他为温病大家。

【组成】飞滑石450g，淡黄芩300g，绵茵陈330g，石菖蒲180g，川贝母、木通150g，藿香、连翘、白豆蔻、薄荷、射干各120g，生晒研末，神曲糊丸。

【方解】

治疗湿温、时疫的名方，夏令暑湿季节常用方，故王孟安誉之为“治湿温时疫之主方”，有利湿化浊、清热解毒之功。

“甘露”，即甘美的雨露。古人说体内如雾露，灌溉至全身。但若湿盛，则成了湿毒。王晋三《绛雪园古方选注》云：“消暑在于消湿去热……湿热既去，一若新秋甘露降而暑气潜消。”“消毒”，谓能消除毒疫之气。本方清热解毒，淡渗利湿，芳香化浊法俱备，用于湿温，邪在气分诸证，疗效甚佳，以消除湿热毒邪，有如甘露降临，而暑气潜消，因此称为“甘露消毒丹”。此外，又名“普济消毒饮”，因其对治温病运用广泛，有普遍济助之意。

方中藿香、白豆蔻、石菖蒲辟秽化浊；黄芩、连翘清热解毒；射干、川贝母清肺化痰，且射干与连翘相配，更能消退咽肿；滑石、木通、茵陈清利湿热；更用一味薄荷轻疏表邪。这样，可使湿热之邪，既从表而散，又从中而化，更从下由小便而出。对于湿温、时疫初起，或湿热黄疸、温毒轻者，都可用之。

【适用证】

湿温初起，邪在气分，湿热并重，症见身热倦怠、胸闷腹胀、肢酸咽痛、身黄颐肿、无汗烦渴等。实验研究，本方有保肝、利胆、促进消化、抗病原微生物、解热、利尿等作用。临床用于急性传染性黄疸型肝炎、胆囊炎、咽喉炎、百日咳、流行性感冒、消化不良、肠伤寒、急性胃肠炎、菌痢、伤寒、尿路感染、急性结膜炎等。

【临床医案】

1. 湿热喘咳（刘渡舟医案）

余在临床治疗“湿热伤肺之咳嗽”，咳嗽频繁，痰多胸满，舌苔白腻，脉来濡缓，每用“甘露消毒丹”汤剂服之奏效。一日治一妇人，观舌切脉，属于湿热之邪，然除咳嗽外又有气喘“咳逆倚息不得卧”之症。3日来头不接枕，痰声辘辘，周身疲怠难支，西医按肺炎论治而不效。切其脉浮濡，苔白厚而润，因思此证属于“湿咳”，然而肺失宣降，又出现喘不得卧，则又独非甘露消毒丹所能治。

根据仲景方义，治喘当用麻黄，有寒者配以干姜、桂枝；有热者则配以生石膏辛寒之品。今为湿邪所伤，欲用麻黄治喘，配以何药为宜？思之，惟有《金匮要略》之麻黄杏仁薏苡甘草汤散寒除湿，宣肺平喘，既切中湿咳病机，又无助湿生热之弊（按：后世之三仁汤方，实从麻黄杏仁薏苡甘草汤悟化而来）。于是，我在甘露消毒丹方中加入麻黄3g、杏仁10g、薏苡仁12g、炙甘草3g，甫服1剂，当夜则喘定能卧，熟睡一宵。继以此方治疗，喘证大愈。

2. 间歇性高热（张文选医案）

高某，男，45岁，美籍华人。初诊，患者为某医院的住院患者，发热25天，体温39℃左右，发热原因不明，怀疑免疫性疾病，但未能确诊。西药用对症疗法，中药以大剂清热泻火解毒为主，发热不退。患者觉得可能患了什么大病，打电话让妻子从美国赶到北京。在妻子的建议下，患者自行从医院出来找中医诊治，并继续住院接受检查。诊时见患者体质壮实，发热为间歇性，午后热甚，口渴，饮水不多，有汗，无食欲，大便不干，浑身不适。脉弦数，舌苔厚腻，舌质偏红。

据舌苔辨为甘露消毒丹证；因间歇发热，提示有湿热郁结少阳的蒿芩清胆汤证；口渴明显，提示有白虎汤证。遂用甘露消毒丹加青蒿、石膏为方。

二诊：患者于当晚临睡前服完 1 剂药，次日体温降至正常，周身不适诸症顿失。继以上方减石膏，服 3 剂，再未发热。

【加减应用】暂无。

081　四生丸

四生丸用三般叶，侧柏艾荷生地黄协；

等分生捣如泥煎，血热妄行止衄惬。

【来源】明·薛己《校注妇人良方》。

【组成】生荷叶 9g，生艾叶 9g，生侧柏叶 12g，生地黄 15g。

【方解】

古代凉血止血之名方、常用方，专用于血热妄行之吐血、衄血，血色鲜红，口干咽燥，舌红或绛，脉弦数有力等诸症。

古人认为，草木之性，生者凉，生者泻，本方即取其凉泻之义，其意在青嫩生鲜而解热。吴鹤皋《医方考》云："阳乘于阴，血热妄行，或吐或衄，此方亦良，统而论之，生之则寒，则四生皆能去火。"综观全方，侧柏叶、生地黄，皆能凉血清热，养阴生津；荷叶轻清，能清上焦邪热；再加一味温药艾叶，使寒中有温，同时还能和血祛瘀。药仅四味，而全部生用，剂型为丸，故称"四生丸"。临床应用时如遇丸药难得，一般改作汤剂并加大用药量。

【适用证】

现代常用于上消化道出血、咯血、崩漏、产后恶露不净；又有用于治疗血小板减少性紫癜等病症。

【临床医案】

1. 鼻衄（《中外健康文摘》2011年）

应用四生丸治疗鼻衄。对63例患者以四生丸为主方，临证辨证治疗。结果：显效47例，有效13例，无效3例，总有效率达93.6%。

2. 更年期功血（《中医原刊》2003年）

四生丸加减治疗更年期功能性子宫出血52例，以四生丸止血为标，临证治疗以滋肾、调肝、固冲任、调经血为治疗目的，结果：痊愈32例，好转16例，无效4例，总有效率为92.3%。服药最少2剂，最多21剂。疗效颇佳。

【加减应用】

胃热炽盛，加大黄、黄连、生石膏；肺热者，加金银花、连翘、知母；迫血妄行，加藕节炭、白茅根、大蓟；瘀滞出血，加牡丹皮、茜草、三七、赤芍等。

082 四物汤

四物地芍与归芎，血家百病此方通；

补血调血理冲任，加减运用在其中。

【来源】宋·《太平惠民和剂局方》。

【组成】当归 12g，川芎 5g，白芍 12g，熟地黄 12g。

【方解】

补血调经的经典方、常用方，古人盛赞其为“妇科第一方”“调理一切血证是其所长”“妇女之圣药”。张秉成《成方便读》曰：“一切补血诸方，又当从此四物而化也。”

王晋三《绛雪园古方选注》曰：“四物汤，物，类也，四者相类而仍各具一性，各建一功，并行不悖，芎归入少阳主升，芍地入阴主降；芎穷郁者达之，当归虚者补之，芍药实者泻之，地黄急者缓之。”方中当归补血和血，熟地黄补血滋阴，二药重补血；白芍活血和营，川芎活血行气，二药重行血。四味药相合，血虚能补，血滞能行。因其四味相类药物配伍，故名“四物汤”。

【适用证】

营血虚滞之惊惕头晕，目眩耳鸣，唇爪无华，妇人月经量少或经闭不行，脐腹作痛，舌质淡，脉弦细或细涩等症。现代常化裁用于治疗月经不调、胎产疾病、荨麻疹、骨伤科疾病、过敏性紫癜、神经性头痛等。

【临床医案】

紫癜（胡希恕医案）

何某，男，58岁。初诊日期1965年9月。于1964年4月间淋浴时，发现两小腿皮肤有紫癜，以后时轻时重，有时便血或尿血。曾到各大医院诊治均未见效。经用温中活血、和肝化瘀等法，前后服药300余剂未见明显效果，今日找胡希恕胡老会诊。

现症：两小腿紫癜满布，两膝上也散见，有时两手背亦出现，每劳累后紫癜增多，每药中有苍术亦增多，午后低热，口苦咽干，脐上微痛，舌苔薄白，脉弦细。

胡老予以四逆散合四物汤加味：柴胡12g，赤芍12g，枳实9g，炙甘草6g，当归9g，川芎9g，生地黄炭30g，桂枝9g，茜草18g，阿胶9g，紫草6g。

结果：上药服6剂，紫癜明显减退，脐上微痛减，仍口苦咽干，午后低热，上方加生石膏45g，服1周后，低热愈，减生地黄炭为15g，服15天，诸症皆愈。

【加减应用】

气虚者，加人参、黄芪；血滞为主者，加桃仁、红花，白芍易为赤芍；血虚有寒者，加肉桂、炮姜、吴茱萸；血虚有热者，加黄芩、牡丹皮，熟地黄易为生地黄；妊娠胎漏者，加阿胶、艾叶。

083 四逆汤

四逆汤中附草姜，阳衰寒厥急煎尝；

厥阴头痛胃寒呕，急投此方可回阳。

【来源】东汉·张仲景《伤寒论》。

【组成】炙甘草6g，干姜6～9g，附子5～10g。

【方解】

古代回阳救逆名方、代表方。用于少阴病之四肢厥逆、恶寒踡卧、吐痢腹痛、下痢清谷、神疲欲寐、口不渴、脉沉微细，以及太阳病欲汗亡阳之证。

“四逆”者，“四肢”逆冷也。四肢者，诸阳之本也。凡肾阳衰微，阴寒内盛，或寒邪直中于三阴，以致阴阳之气不相顺接，皆可发为四逆之证。方中用附子、干姜相须为用，能回阳救逆，温中祛寒。其中附子生用，古人言其有斩关夺寨之功，能振奋周身之阳；干姜温中力强，守而不走，能坚守阵地。再加一味甘草，既能补中益气，还能缓和其他两味的燥烈之性，同时还能使全方的作用持久，更有助于慢性病的持久服用。三味药合用，可达回阳救逆，使四逆而愈，故称“四逆汤”。

附：《伤寒论》中，另有方名“四逆散”，以及“当归四逆汤”，三方皆能治四肢逆冷之证，但在辨证或用药上，都有本质的区别。

四逆散（下方细讲）的逆冷仅在四肢末端，不过腕踝，尚可见身热、头热等；当归四逆汤的逆冷过腕踝，但不过肘膝；四逆汤的逆冷最严重，常冷过肘膝，同时伴有神衰欲寐、腹痛下痢、脉微欲绝等。

【适用证】

各种休克，如失血性休克、心源性休克等，以及慢性肾炎、尿毒症、慢性肝炎、肝硬化腹水、急性胃肠炎、霍乱、慢性腹泻等。

【临床医案】

1. 阴盛阳亡（俞长荣医案）

苏某妻，30余岁。月经期中不慎冲水，夜间忽发寒战，继即沉沉而睡，人事不省，脉微细欲绝，手足厥逆。当即针人中及十宣穴出血，血色紫暗难以挤出。针时能呼痛，并一度苏醒，但不久仍呼呼入睡。此因阴寒太盛，阳气大衰，气血凝滞之故。急当温经散寒挽扶阳气。拟大剂四逆汤一方。

处方：炮附子 24g，北干姜 12g，炙甘草 12g，水煎，嘱分 4 次温服，每半小时灌服 1 次。

病者家属问："此证如此严重，为何将药分作 4 次，而不 1 次服下使其速愈？"我说："正因其症状严重，才取'重剂缓服'办法。其目的为使药力相继，缓缓振奋其阳气而驱散阴寒。譬如春临大地，冰雪自然溶解。如果 1 剂顿服，恐有'脉暴出'之变，譬如突然烈日当空，冰雪骤，反致弥漫成灾。"家属信服。服全剂未完，果然四肢转置，脉回，清醒如初。

2. 冬月感寒（刘渡舟医案）

唐某某，男，75 岁。冬月感寒，头痛发热，鼻流清涕，自服家存羚翘解毒丸，感觉精神甚疲，并且手足发凉。其子恳求刘老诊治。就诊时，见患者精神萎靡不振，懒于言语，切脉未久，即侧头欲睡，握其两手，凉而不温。视其舌则淡嫩而白，切其脉不浮而反沉。脉症所现，此为少阴伤寒之证候。肾阳已虚，老怕伤寒，如再进凉药，必拔肾根，恐生叵测。法当急温少阴，予四逆汤。

处方：附子 12g，干姜 10g，炙甘草 10g。

服 1 剂，精神转佳。再剂，手足转温而愈。

3. 发烧不退案（林沛湘医案）

有一老干部发烧 40 多天不退，请过权威的西医会诊，用过各种抗生素，但体温始终不降，服过不少中药，病情仍没改善。

后来请一个中医学院的名老中医去大会诊，众老中医当然是各抒己见，其中有名老中医林沛湘教授，当他看到老干部在大热天把热水瓶的热开水倒入杯，片刻未停就喝下去了，大热天喝这么烫的水，如果不是体内大寒绝不可能，于是林老力排众议，以少阴病阴寒内盛格阳于外论治，处大剂四逆汤加味，药用大辛大热的附子、干姜、肉桂，服汤1剂，体温大降，几剂药后体温复常。

【加减应用】

（1）四逆加人参汤：本方加人参而成，在回阳救逆的基础上，还能益气固脱。

（2）白通汤：本方去甘草，减少干姜用量，再加葱白而成，治少阴病，阴盛戴阳证，症见手足厥逆、下痢、脉微、面赤者。

（3）腹呕吐重者，加生姜；腹痛甚者，加白芍；咽痛者，加桔梗；黄疸晦暗，加茵陈蒿；心功能不全、心悸、舌暗者，加肉桂；呕吐、腹泻、食欲不振、脱水者，加人参；吐血、便血、皮下出血者，或心下痞者，合泻心汤。

084 四逆散

四逆散里用柴胡，芍药枳实甘草须；
此是阳邪成厥逆，敛阴泄热平剂扶。

【来源】东汉·张仲景《伤寒论》。

【组成】柴胡6g，白芍9g，枳实6g，炙甘草6g。

【方解】

四逆散是调和肝脾的祖方、名方、常用方，后世诸多疏肝之方都从它演变而成，运用十分广泛，为历代医家所盛赞。

方中以柴胡疏肝解郁，升清，达阳于表，治胸胁苦满，兼调寒热；以枳实行气消滞，泻热降浊，治心下痞塞，腹中实痛。二者一升一降，疏和解结。同时，以白芍养肝敛阴，和血止痛；以甘草和中益气，协和诸药；二者合为调和肝脾之剂。

四逆散药性中正平和，一面解郁泻热，达阳于表，一面调和肝脾，升清降浊，能治邪气郁闭于内，气机失于条达，而出现四肢厥逆，内滞不通的胸胁苦满、腹中痛或下痢等症。正如《医宗金鉴》曰："今但四逆而尤诸寒热证，是既无可温之寒，又无可下之热，唯宜疏畅其阳，故用四逆散主之。"本方所治厥逆，是属于阳厥，而与四逆汤证属于阴寒内盛的阴厥截然不同。

【适用证】

阳郁厥逆证，症见手足不温，或腹痛，或泄利下重，脉弦。脾气郁证，症见胁肋胀闷，脘腹疼痛，脉弦。现代临床常用于慢性肝炎、胆囊炎、胆石症、胆道蛔虫症、肋间神经痛、胃溃疡、胃炎、胃肠神经官能症、附件炎、输卵管阻塞、急性乳腺炎等属肝胆气郁，肝脾（或胆胃）不和者。

【临床医案】

1. 腿痛（李克绍医案）

某女，50岁，1974年5月27日就诊。两腿疼痛，痿软无力，渐至不能行走月余。患者于1个月前，因恼怒出现脘腹串痛，时轻时重，并觉两腿烦乱不适。经针刺、服西药2天，腹痛止，但两膝关节阵痛，右侧较重并有凉感。两小腿烦乱不适，有时肌肉跳动，腿痛有时感到牵引两侧腰部；手足有时觉凉，背微恶风。

近几天腿痛烦乱加重，竟至转侧困难难以入睡，经常彻夜坐着，饮食锐减，面色萎黄。舌质略红、舌苔薄白，脉左寸弦、关弦滑、尺弱，右脉弦细。治宜疏肝解郁，宣散气血。方用四逆散加味：柴胡 9g，白芍 6g，枳实 9g，怀牛膝 9g，甘草 9g。水煎服 1 剂。复诊：昨晚服头煎后，当夜两腿烦乱的感觉消失，肌跳、疼痛均止，余症亦明显减轻，精神、食欲亦有好转。继服上方 3 剂调理而愈。

2. 鼻渊（和田东郭医案《蕉窗杂话》）

翁用本方治一人患鼻渊（蓄脓症）已 3 年，诸医诊为肺虚，百治无效。其人两鼻流浊涕极多，予四逆散加吴茱萸、牡蛎，3 剂鼻水止。

黄煌按：这则治验极其简单，既没有四逆证，也没有相关的附证描述，留给人遐想的空间实在太多。鼻渊类似于现代医学的鼻窦炎，以上颌窦蓄脓症为多见，枳实和白芍再加桔梗即是《金匮要略》中的“排脓散”。换句话说，含有枳实、白芍的四逆散对鼻渊应当有一定的排脓作用，也可能是奉方取效机制之一。

【加减应用】

若咳者，加五味子、干姜；心悸者，加桂枝；小便不利者，加茯苓；腹中痛者，加炮附子；泄利下重者，加薤白；气郁甚者，加香附、郁金；顽固性痉挛性咳嗽而舌润苔白者，可加干姜、五味子；肝胆及泌尿系结石，可加海金砂、金钱草；前列腺炎，可合四妙散；阑尾炎，可加金银花、牡丹皮等。

085 四神丸

四神故纸吴茱萸，肉蔻五味四般须；

大枣百枚姜八两，五更肾泻火衰扶。

【来源】明·王肯堂《证治准绳》。

【组成】肉豆蔻60g，补骨脂120g，五味子60g，吴茱萸30g，研为末，加生姜120g、红枣50枚，水干，枣肉为丸，临睡温服。

【方解】

治五更肾泄的名方、常用方，有温肾暖脾、固肠止泻之功。

肾泄即五更泄，又名鸡鸣泄。是脾肾阳虚，命门火衰，阴寒内盛所致。本方为《普济本事方》二神丸（补骨脂、肉豆蔻、姜、枣）合五味子散（五味子、吴茱萸）而成。二神丸能温补脾肾，健运利水，增强脾胃消化吸收功能；五味子散收涩固摄，除湿燥脾，能制止虚性泄泻。

《绛雪园古方选注》云："四神者，四种之药，治肾泄有神功也。补骨脂通癸水之真阳，肉豆蔻保戊土之真气……吴茱萸远肝邪而散虚寒，五味子摄肾气而固真阴，姜、枣和营卫，辛酸相辅，助阳强阴，则肾关自健固矣。"四药相伍，治疗脾肾虚寒之五更泄泻，功效神奇迅速，故称"四神丸"。

【适用证】

肾阳不足所致的泄泻，症见肠鸣腹胀、五更溏泄、食少不化、久泻不止、面黄肢冷。现代常用于治疗慢性腹泻、非特异性结肠炎、肠道易激综合征、糖尿病合并顽固性腹泻、虚寒便秘、五更泄泻、遗尿症、滑精等。

【临床医案】

1. 遗尿（《中医杂志》1982 年）

用四神丸方的 4 味药及益智仁装入猪膀胱内加水煮熟后，吃猪膀胱，喝汤。治疗遗尿患者 20 例均获痊愈。平均服药 2 ～ 3 剂，从未复发。

2. 过敏性哮喘（《时方新用》）

用四神丸加紫菀、款冬花、降香各 9g。治疗 1 例过敏性哮喘患者 3 年余。咳喘见于每天晨起 5 时左右，甚则气短喘促，持续半小时后渐缓解，伴形寒腰酸，吐白色黏液痰，大便稀，小便清长，舌淡，苔白，脉沉迟。5 剂后喘咳减轻，食欲增加，二便转正常，继服 10 余剂痊愈。随访 1 年未复发。

3. 失眠（《内蒙古中医药》1989 年）

用四神丸每日 3 次，每次 9g；逍遥丸每睡前服 6g，用治五更失眠，效果较好。

【加减应用】

形寒肢冷，加附子、炮姜；久泻不止，身体虚弱，加黄芪、党参；小腹疼痛较甚者，加小茴香、木香。

086　四磨汤

四磨亦治七情侵，人参乌药及槟沉；

浓磨煎服调逆气，实者枳壳易人参。

去参加入木香枳，五磨饮子白酒斟。

【来源】宋·严用和《严氏济生方》。

【组成】人参 3g，槟榔 9g，沉香 3g，乌药 9g。

【方解】

四磨汤是一个已经流传千年的古方，专治七情内伤，肝郁气滞所致的气逆喘息、胸膈不舒、烦闷不食等症。有破滞降逆、顺气扶正之功。现代已制成中成药口服液，方便广泛使用。

“四磨”，指四味药物先磨浓汁再和水煎服的方法。由于方中诸药均较坚实，非久煎不能出其性，但煎煮过久又恐芳香气味散逸，而影响治疗效果，故用此法，取其“磨则味全”之意，故称“四磨汤”。

方中沉香、乌药顺气降逆，疏肝平喘；槟榔宽中下气，除满解闷，三味药为行气顺气之品，专为气郁气逆而设。而用一味人参，补气益脾，可使顺气降逆而又不伤正气，则是专为体虚而设。四药合用，散中寓补。若是实证的气逆，则去人参而用枳壳，增强其散气破结之功。

【适用证】

功能性胃肠病、功能性消化不良、肠易激综合征、胃食管反流病、便秘、新生儿黄疸、小儿再发性腹痛等。

【临床医案】

浅表性胃炎（王金亮医案《中国中医药报》）

梁某，女，32 岁。2005 年 10 月 3 日初诊。胃脘痛反复发作 3 年。西医做消化道造影，诊为浅表性胃炎，用药罔效。刻诊：胃部胀闷不适，胀甚时攻冲季胁，嗳气频作，纳呆，矢气连连，大便不爽。舌淡红，苔薄白，脉沉细。为肝气犯胃之证。治当疏肝解郁，降逆和中。处以四磨汤加味：乌药 12g，沉香 6g，炒槟榔 10g，党参 12g，枳壳 9g，柴胡 6g，木香 5g。5 剂，每日 1 剂，水煎 400 毫升，分 2 次空腹服。

二诊：药后胀痛均减，冲气已平，嗳气仍作。继以前方加半夏 9g，砂仁 6g，神曲 9g。4 剂，水煎服。药后诸症消失。至今虽有纵饮暴食，但病未复发。

【加减应用】

（1）六磨汤：本方加木香、枳壳，主治气滞腹急便秘。

（2）五磨饮子：本方去人参，加木香、枳实，主治气厥或气郁之实证。

附：四磨汤传说

相传在北宋乾德年间（公元 968 年），晋王赵光义（即后来的宋太宗），喜添三儿子赵德昌（后来的宋真宗）。小王子生得乖巧伶俐，招人喜爱，唯有一样让晋王爷不安：小德昌的肚子一直不好，经常腹泻、腹胀，胃口也差。

一时间，附近“名医”闻讯纷纷前来献方治病，但小德昌的病情仍无起色。一天，一银须老翁一言不发拨开人群，揭榜直奔王府而去。经过一番望、闻、问、切，只见老翁从他那葫芦中取出四包药，交御医用钵水磨后煎煮半个时辰，让小德昌喝下。约 2 个时辰，小德昌放了一个长屁，又拉了一泡屎。过了一会儿就叫着要吃点东西。连服 3 日后，小王子饮食正常，身体逐渐恢复，晋王大悦。

原来，老翁姓游名连俊，字长卿，湖南衡山人。此药名叫四磨汤，因由木香、枳壳、槟榔、乌药等四味药用水磨服而得名。系游翁祖传秘方。用于婴幼儿行气导滞、调和肠胃十分灵验，久服无碍。晋王见游翁精通医道，就劝其留在王府潜心研究医道。“四磨汤”自此成为王府常用御药，后此方载入宋代医学名著《严氏济生方》和明代医学名著《痘疹金镜录》之中。

游翁告老还乡，回到湖南衡山（今衡阳）开了一间药铺济世救民，传授医道。由于“四磨汤”的疗效显著，当地老百姓纷纷前来购买，给婴幼儿服用，以调和肠胃，治疗乳食内滞之腹胀、腹痛、消化不良等病症。

四磨汤的美名很快由城镇传至农村，沿湘江流域传遍湖南、湖北……久而久之，渐渐就形成了这样一个传统习惯：婴儿出生1周后，不论是男是女，有病无病，都给服用四磨汤。这样，孩子在成长过程中，一般不会再闹肚子，肠胃特别好。这个习惯从民间到现在已沿袭1000多年。

087 四君子汤

四君子汤中和义，参术茯苓甘草比；
益以夏陈名六君，祛痰补气阳虚饵；
除却半夏名异功，或加香砂胃寒使。

【来源】宋·《太平惠民和剂局方》。

【组成】人参10g，白术、茯苓各9g，炙甘草6g。

【方解】

补气健脾的名方、代表方、基础方，《汤头歌诀》开篇之首，后世众多补脾益气之方均由此方衍化而来，能用于一切脾胃气虚，运化无力所致诸症。

方中人参大补元气，健脾养胃；白术苦温而燥，健脾祛湿；茯苓甘淡渗湿，与白术相合，健脾除湿之力更强；炙甘草和中甘温益气，调和诸药。四味药物皆平和之品，不偏不盛，不热不燥，补而不峻，益而无害，取《中庸》“君子致中和”之义，故名“四君子汤”。

张璐《张氏医通》云：“气虚者，补之以甘，参、术、苓、草，甘温益胃，有健运之功，具冲和之德，故为君子。”王晋三《绛雪园古方选注》曰：“汤以君子名，功专健脾和胃，以受水谷之精 气，而输布于四脏，一如君子有成人之德也。”

【适用证】

慢性胃炎、消化性溃疡、慢性肠炎等属脾胃气虚证。

【临床医案】

1. 胃脘痛（朱丹溪医案）

一老人，心腹大痛，昏厥，脉洪大，不食，不胜一味攻击之药。用四君子汤，加当归、沉香、麻黄，服愈。

2. 内伤发热伴腹痛胀（岳美中医案）

庄某，女性，患长期低烧症，于 7 月 24 日就诊。低烧 37.5℃，脉微数，舌布薄白苔，腹时时胀痛。认为是脾虚之候，以四君子汤加山药予之。1 周后复诊，低烧、腹胀均减，间旬而两症均愈。

久热不退之症，治之极难见效，低烧在 38℃上下者，也不易治愈。此症多属于脾阴不足，如庄氏之低烧有腹胀痛。予《太平惠民和剂局方》四君子汤加山药，间旬而两症均愈。

3. 小儿吸收不良

北京中医医院以四君子汤加入黄芪制成粉末状的健脾粉，

治疗 152 例小儿吸收不良患者，木糖排泄率明显增高，提示小肠吸收功能明显增强。

【加减应用】

（1）异功散：本方加陈皮，治阳虚气弱而见胃脘饱闷、饮食减少、腹部虚膨之症。

（2）六君子汤：本方加半夏、陈皮，治脾胃气虚兼痰湿证，如食少便溏、胸脘痞闷、呕逆等。

（3）香砂六君子汤：六君子汤加木香、砂仁，治呕吐痞闷、不思饮食、脘腹胀痛、消瘦倦怠、气虚肿满等症。

（4）胸膈痞满者，加枳壳、陈皮；心悸失眠者，加酸枣仁；畏寒肢冷，脘腹疼痛者，加干姜、附子；烦渴，加黄芪；胃冷，呕吐涎沫，加丁香；呕逆，加藿香；脾困，加人参、木香、缩砂仁；脾弱腹胀，不思饮食，加扁豆、粟米；伤食，加炒神曲；胸满喘急，加白豆蔻。

088　四妙勇安丸

四妙勇安金银花，玄参当归甘草加；
清热解毒兼活血，热毒脱疽效堪夸。

【来源】清·鲍相璈《验方新编》。

【组成】金银花、玄参各 90g，当归 30g，甘草 15g。

【方解】

治疗热毒型脱疽的著名古方，有清热解毒、活血通络之功。

此方最早见于华佗《神医秘传》，曰：“此疾发于手指或足趾之端，先痒而后痛，甲现黑色，久则溃败，节节脱落……内服药用金银花三两，玄参三两，当归二两，甘草一两，水煎服。”清代医家鲍相璈将此方命名为“四妙勇安汤”，并称其治疗脱疽“一连十剂，永无后患”，历代医家用其治疗脱疽屡获效验。

“四妙”者，言本方药仅四味，功效绝妙，且量大力专，服药之后，勇猛迅速，使邪祛病除，身体健康，平安无虞，故称“四妙勇安汤”。

脱疽，即动脉闭塞性脉管炎，症状是四肢末端坏死，严重时趾（指）节坏疽脱落。此病分为阴寒虚证与热毒实证，阴寒虚证多用阳和汤，热毒实证则用此方。

方中金银花清热解毒，当归活血散瘀，玄参泻火解毒，甘草清解百毒。四药合用，既能清热解毒，又可活血散瘀，诚治脱疽之长方也。

【临床医案】

1. 坏疽症（释宝山经验）

近代自 1955 年沧县专区第一人民医院老中医释宝山运用四妙勇安汤治疗动脉栓塞性坏疽症 34 例，一般服药 5 ～ 20 剂痊愈的报道后，引起中西医临床广泛的重视，之后有关四妙勇安汤临床运用报道日渐增多，且应用范围扩展至临床各科，尤其在治疗周围血管病方面得到了更广泛运用。

2. 冠心病（天津中医药研究院）

观察四妙勇安汤治疗冠状动脉粥样硬化性心脏病的临床疗效。方法：60 例冠心病患者采用四妙勇安汤（当归、玄参、金银花、甘草）加减进行治疗。结果：总有效率达 95%。结论：以四妙勇安汤为基础方进行加减治疗冠心病疗效确切，值得临床推广应用。

【加减应用】

心气虚者，合生脉饮、黄芪；痰浊湿重者，加厚朴、瓜蒌；气滞憋闷甚者，加降香、甘松；水肿者，合苓桂术甘汤；阳虚隐痛，手足清冷者，加制附子、淫羊藿；气阴两虚口干、心烦、气短者，加沙参、天冬、麦冬。

089 生化汤

生化汤是产后方，归芎桃草酒炮姜；
消瘀活血功偏擅，止痛温经效亦彰。

【来源】清·傅青主《傅青主女科》。

【组成】全当归 24g，川芎 9g，桃仁 6g，炮姜 2g，炙甘草 2g，加黄酒、童便同煎。

【方解】

妇人产后常用名方，有活血化瘀、温经止痛之功。

方中当归用量最大，且以全当归，因其既能养血又可活血；川芎理血中之气；桃仁行血中之瘀；炮姜温经止痛，又可止血；甘草调和药性，和养胃气；加黄酒帮助活血，使药力很好地散布周身。诸药合用，使瘀血得化，新血得生，故名“生化汤”。

傅青主言：“此方为产后之主剂，血块之圣药，凡新产块痛未除，或有他病，悉可以此方为主，随证加减治之。”张秉成《成方便读》又云：“生化之妙，神乎其神。”故后世以此方为产后必服之药。

【适用证】

产后恶露不行，小腹冷痛。现代临床可用于产后子宫复旧不良、产后子宫收缩痛、小产后胎盘残留、人工流产后出血不止、子宫肌瘤、子宫肥大症、宫外孕等。

【临床医案】

产后伤寒（傅松元医案《医案摘奇》）

陆少梅者，镇洋县吏也，俗称房科。其媳产后因劳受寒，致畏寒身热，痹痛腹疼，恶露已止。及第 12 日，少梅邀余诊。据云城中医生，群谓将成蓐劳（又名产后痨，指产后出现疲乏倦怠，伴有寒热时作、喘懑咳嗽、腹痛等病状），并出其所服之方相示，大抵用荆芥、防风、乌药、香附、楂炭、泽兰等药。

余诊其脉，轻取则浮弦，重按则紧细，断其为表里受寒之证。因告之曰："前方虽平稳，无如病重药轻，久延必致蓐劳。当此正气未衰，急宜开发，不可留邪。惟恐或嫌药峻，奈何？"少梅请余毋顾忌。乃书生化汤重加炮姜、麻黄、桂枝，1 剂退，2 剂愈矣。

【加减应用】

血晕虚晕，加荆芥；产妇气虚气脱，倦怠无力，加人参、黄芪；阳虚厥逆，加附子、肉桂；脉虚烦渴，加麦冬、五味子；气喘有痰，加陈皮、竹沥；血虚血燥便结，加火麻仁、杏仁、肉苁蓉；多汗不眠，加茯神、枣仁、黄芪；上体多汗，加麻黄根，下体多汗，加汉防己；烦热，加牡丹皮、地骨皮；口噤如风，反张瘈疭者，加荆芥、防风；恶露未尽，身发寒热，头痛胁胀，其小腹必然胀痛，加红花、牡丹皮、肉桂、延胡索；内伤饮食，加山楂、陈皮、砂仁，或神曲、麦芽；外伤寒湿，加苍术、白术；

血积食积，胃有燥粪，脐腹胀痛，加大黄。

090 生脉散

生脉麦味与人参，保肺清心治暑淫；
气少汗多兼口渴，病危脉绝急煎斟。

【来源】金·李东垣《内外伤辨惑论》。

【组成】人参 10g，麦冬 15g，五味子 6g。

【方解】

古代治暑热伤阴的常用名方，有益气生津、敛阴止汗之功。

本方由三种药物组成。用于气阴不足之体倦气短、口渴多汗、咽干舌燥；或久咳伤肺、脉来虚弱者。

方中人参益元气，补肺气，生津液；麦冬养阴清热，润肺生津；五味子酸温，敛肺止汗，生津止渴。三药合用，一补一润一敛，益气养阴，生津止渴，敛阴止汗，使气复津生，汗止而阴存，气阴充于脉道，则血流畅通。

脉得气则充，失气则弱，本方能补气阴，使脉复而生，汪昂《医方集解》云："人有将死脉绝者，服此能复生之，其功甚大。"故名"生脉散"。

【适用证】

汗多神疲，体倦乏力，气短懒言，咽干口渴，舌干红少苔，脉虚数。现用于肺结核、慢性支气管炎、神经衰弱所致咳嗽和心烦失眠，以及心脏病心律不齐属气阴两虚者。生脉散经剂型改革后制成的生脉注射液，经药理研究证实，具有毒性小、安全性大的特点，临床常用于治疗急性心肌梗死、心源性休克、中毒性休克、失血性休克及冠心病、内分泌失调等病属气阴两虚者。

【临床医案】

1. 癃闭（李中梓医案）

江右袁启莘，平素劳心，处事沉稳，时当二气，小便不通。用六一散，不效。再用黄芩、泽泻、木通、车前子等，又不效。李诊两寸洪数，知为心火刑金，故气化不及州都也。用黄连、茯神、牛膝、人参、麦冬、五味，1剂而愈。

2. 产后气喘（缪仲淳医案）

于中甫夫人，产后气喘，投以人参5钱，苏木、麦冬各3钱，1剂愈。

3. 伤暑吐泻烦躁（齐秉慧医案）

曾治一书生附余馆，患呕吐泄利，烦躁搐搦，咽干引饮。医者误作惊风，治之病渐昏沉。延余视之，曰："此子因脾虚气弱，乃伤热暑也。"遂予人参1钱，麦冬3钱，五味子13粒捣碎，酒炒黄连8分，甘草4分。煎1剂冷服。少顷即睡，醒来病去如失。

【加减应用】

（1）生脉保元汤：本方加黄芪、甘草，补气之力更佳。

（2）胸闷，加蒲黄、五灵脂；惊悸、夜卧不宁，加柏子仁、炒酸枣仁、合欢皮；高血压，加代赭石、牛膝、天麻；水肿，加茯苓、车前子；阳虚，加桂枝、附子；痰阻，加半夏、陈皮。

091　代刀散

【来源】清·王维德《外科证治全生集》。

王维德（1669—1749年），字洪绪，别号林屋散人，又号定定子。江苏吴县洞庭西山人。维德曾祖若谷，以医起家。曾留心疡科并以效方笔之于书，作为传家之宝。自此世为疡医，维德资质聪颖，幼承家学，于医书无不研读，并旁涉星命、卜筮之书，学识颇广。在医学方面，通内、外、妇、儿各科，尤擅长外科疾患之诊治，行医40余年，临床疗效卓著。

72岁时完成《外科证治全生集》，系总结家传及生平所得之效方而成。书中公开了家传四代之经验智慧，堪称清代极具价值的一部外科专著。其学说易学、易懂、易于掌握，流传甚广，也开创了中医外科三大流派之一的"全生派"。

王维德一生布衣，虽声名远播，但心中总有家乡西山岛林屋山第九洞天的一片净土，自称林屋山人。清代名医徐灵胎曾说，自古以来外科必须口传心授，外科名家或者有独到的奇方秘法，或者有各自擅长的疾病，每试必效。

而王维德与他的《外科证治全生集》就是这独到的一家，他以阴阳为疮疡的辨证纲领，格外重视"阴疽"的辨治，著名的治阴疽名方阳和汤，便出自此书。也许王维德本可以死守独门的诊法秘方，为子孙留以门路，但最终他还是将王氏百年的经验集结刊刻，为世上能有更多人免于疮疡痈岩之苦，实乃伟大至极。

【组成】皂角刺、炒黄芪各30g，生甘草、乳香各15g。

【方解】

治疮疡方，用于治疗痈疡内已成脓，尚未穿破者。有补气内托、消肿排脓之功。

方中皂角刺溃脓消肿；黄芪补气托疮；乳香散瘀止痛；甘草清热解毒。诸药配伍，可使成脓之痈疮早日溃破，脓出而愈。“代刀”者，是言痈肿成脓，每须用刀切开排脓方能治愈。本方其效可代刀针，故名“代刀散”。

注：疮疡已溃者忌用。

【适用证】

痈疡肿毒，内已成脓，无力外溃。现代临床常用于治疗多种外科化脓性病症。

【临床医案】

痈疡漏管（《辽宁中医杂志》1985年）

本方加党参、桔梗、白芷，配合红灵丹、生肌散等外用药，治疗98例。结果：痊愈93例，好转5例。

【加减应用】

局部焮热，加金银花、连翘；肿痛较甚，加赤芍、牡丹皮；气血不足，加党参、白术、熟地黄、当归。

092 仙方活命饮

仙方活命君银花，归芍乳没陈皂甲；

防芷贝粉甘酒煎，阳证痈疡内消法。

【来源】明·薛己《校注妇人良方》。

【组成】白芷 3g，穿山甲、天花粉、皂角刺、当归尾、甘草、赤芍、乳香、没药、防风、浙贝母各 6g，陈皮、金银花各 9g。

【方解】

治阳证疮疡肿毒首选方，被誉为外科第一方，古人称其为“疡门开手攻毒第一方”。有清热解毒、消肿溃坚、活血止痛之功。

《医宗金鉴》云：“此方治一切痈疽，不论阴阳疮毒，未成者即消，已成者即溃。化脓生肌，散瘀消肿，乃疮痈之圣药，诚外科之首方也”。

“仙方”，托名仙人所传之方，言其功效神；“活命”，谓有定痛回生之功。本方用于外科诸症，可使痈肿消而疼痛止，疗效可靠，济世活人，故称“仙方活命饮”。本方又名“真人活命饮”，谓修真得道之人所制，均为溢美之词。

方中金银花性味甘寒，最善清热解毒疗疮，前人称之为疮疡圣药，故重用为君。又以当归尾、赤芍、乳香、没药、陈皮行气活血通络，消肿止痛，共为臣药。疮疡初起，其邪多羁留于肌肤腠理之间，更用辛散的白芷、防风相配，通滞而散其结，使热毒从外透解；气机阻滞每可导致液聚成痰，故配用浙贝母、天花粉清热化痰散结，可使脓未成即消；穿山甲、皂角刺通行经络，透脓溃坚，可使脓成即溃，均为佐药。甘草清热解毒，并调和诸药；煎药加酒者，借其通瘀而行周身，助药力直达病所，共为使药。诸药合用，共奏清热解毒、消肿溃坚、活血止痛之功。

【适用证】

阳证痈疡肿毒初起，症见红肿灼痛，或身热凛寒，苔薄白或黄，脉数有力。现代临床常用于治疗化脓性炎症，如蜂窝织炎、化脓性扁桃体炎、乳腺炎、脓疱疮、疖肿、深部脓肿等属阳证、实证者。

【临床医案】

1. 乳痈（钱传兴医案）

黄某，女，26 岁，左乳房红肿疼痛 3 天就诊，西医诊为急性乳腺炎，给青霉素、丁胺卡那、严迪等药治疗，用 1 周，痛减热除而肿块不消。患者体质尚可，身无寒热，左乳房肿大，为右乳房之 3 倍，乳房的 80% 紫红色如茄，触之硬，不热，挤之乳汁尚出，不甚痛。舌暗红，苔微黄，脉沉稍滑。此乃乳痈，为热毒未消，气血凝滞。当清热解毒，活血散结，疏气通络。

为治用仙方活命饮加减：金银花 30g，蒲公英 30g，连翘 15g，炮穿山甲 10g，甘草 6g，天花粉 12g，当归尾 6g，浙贝母 15g，赤芍 15g，白芷 10g，桔梗 12g，乳香 6g，没药 6g，陈皮 30g。水煎服，每日 1 剂。药渣热敷局部，停用一切西药。治疗 3 天，肿胀明显缩小，较前软，舌淡脉弱，乃气虚之象。上方加黄芪 30g，再服 3 剂，硬块全消，一切如常。

2. 痈疖（《济宁医学院学报》2002 年）

患者，男，28 岁，初诊：左臀部肿痛，伴发热恶寒 4 天，症见左臀部内侧局部隆起，色红，范围 8cm × 14cm，触之硬实，压痛，肤温发烫。舌红苔黄，脉弦数。诊断：痈疖（热毒壅结，气滞血瘀）。治法：清热利湿，和营托毒。

拟仙方活命饮合四妙勇安汤加减，处方：金银花、浙贝母、皂角刺、天花粉、连翘各 20g，陈皮、防风、赤芍、蒲公英、玄参各 15g，乳香、没药、白芷、黄柏、当归各 10g，甘草 5g。水煎服，1 剂。服用 3 剂后，疼痛减轻，无发热，范围缩小。原方去乳香、没药，再服 3 剂痊愈。

【加减应用】

红肿痛甚，热毒重者，加蒲公英、连翘、紫花地丁、野菊花等；便秘者，加大黄以泻热通便；血热盛者，加牡丹皮以凉血；气虚者，加黄芪以补气。

093 白虎汤

白虎汤用石膏偎，知母甘草粳米陪；
亦有加入人参者，躁烦热渴舌生苔。

【来源】东汉·张仲景《伤寒论》。

【组成】石膏 50g，知母 18g，炙甘草 6g，粳米 9g。

【方解】

解热退烧的经典名方，外感热病首推方，有清热、除烦、生津之功。

“白虎”，为四方宿名之一，古代传说中西方的金神，主气在秋，秋金凉爽干燥而炎暑自解。方中行《温热经纬》云：“白虎者，西方之金神，司秋之阴兽。虎啸谷风冷，凉风酷暑消，神于解热，莫如白虎。”

白虎汤有四大证：大热、大汗出、大烦渴、脉洪大。因其治疗的热为大热，故以大寒的石膏重用，寒能泻胃火，生津液，辛能走经表，解肌热。再以知母，更好地辅助石膏滋阴生津。最后以甘草和粳米，养胃气，补胃阴，同时还能缓和石膏、知母的苦寒之性。张锡纯言其“药止四味，而若此相助为理，俾猛悍之剂，归于和平，任人放胆用之，以挽回人命于垂危之际，真无尚之良方也。”

服药之后，其清热解暑之力，犹如白虎金神般的疾猛迅速，使热势骤降，重症告愈，故名曰“白虎汤”。

【适用证】

常用治一切瘟疫、热病、胃热、咳嗽、发斑，以及小儿疱疮瘾疹、伏热等气分热证。现代广泛用来治疗急性传染性和感染性疾病，如流行性出血热、流行性乙型脑炎、细菌性或病毒性肺炎、钩端螺旋体病，以及流感、肠伤寒、急性菌痢、麻疹、败血症、中暑、原因不明的高热等。现代药理研究表明白虎汤除了具有解热作用外，还有增强机体免疫的作用。

【临床医案】

1. 高热不退（刘渡舟医案）

吕某，男，48岁，农民。初秋患外感，发热不止，体温39.8℃，到本村医务室注射安基比林等退热剂，旋退旋升。四五日后，发热增至40℃，大渴引饮，时有汗出，而手足却反厥冷，舌绛苔黄，脉滑而大。此乃阳明热盛于内，格阴于外，阴阳不相顺接的“热厥”之证。治当辛寒清热，生津止渴，以使阴阳之气互相顺接而不发生格拒。急疏白虎汤：生石膏30g，知母9g，炙甘草6g，粳米一大撮。仅服2剂，即热退厥回而病愈。

2. 肠伤寒（《广东中医》1963年）

庚寅八月，治罗某，壮年男性。乍患热病，经旬未愈。西医诊为肠伤寒，体温稽留39℃，烦躁喜饮，便秘溺黄，昏睡谵语；今肢体转冷，体温降至38℃。患者语言謇涩，舌苔粗黑，舌质微红，齿燥唇干，脉形沉细。显属阳明燥证。因久热伤津，里热缺水，口腔无热而现假热，予意此即“真热假寒”证，治宜清热救津，投以白虎汤，石膏用至180g，加白皮洋参12g。入夜舌苔转润，全身复热，体温回升至38.8℃，假寒象除，乃露真热，脉转洪数。翌晨便通，减石膏量为120g，连服5天，病愈停药。是年用上法治肠伤寒达200例以上，凡未发现厥证者，多所存活。

【加减应用】

（1）白虎加人参汤：本方加人参，益气之功更佳。

（2）白虎加桂枝汤：本方加桂枝，有清热、通络、和营卫之功。

（3）白虎加苍术汤：本方加苍术，有清热燥湿之功。神昏谵语、抽搐者，加羚羊角、水牛角；大便秘结、小便短赤者，加大黄、芒硝；消渴病而见烦渴引饮，加天花粉、芦根、麦冬等。

094 白雪糕

【来源】明·龚信编著《古今医鉴》（其子龚廷贤整理刻行）。

《古今医鉴》是一部综合性医书，作者龚信，经20年纂辑，上自《黄帝内经》《难经》，下迄明初诸医学文献。后其子龚廷贤续编整理刻行。

龚廷贤，明代著名医学家，一生行医60多年，曾言“良医济世，功与良相等”，其著作丰富了中医宝库，以其实用性而数百年流传不衰，为繁荣世界医学事业做出了可贵的贡献，被称为“医林状元”。临床诊治尊古而不拘泥，被誉为“回天国手”。

龚廷贤勤于著书立说，乐于传择医术，一生著述极丰，如《万病回春》《小儿推拿秘旨》《药性歌括四百味》《药性歌》《种杏仙方》《鲁府禁方》《医学入门万病衡要》《复明眼方外科神验全书》《云林神彀》《痘疹辨疑全幼录》《秘授眼科百效全书》《云林医圣普渡慈航》《医学准绳》等。其中《小儿推拿秘旨》是我国医学史上最早的一部儿科推拿专著。《万病回春》和《寿世保元》两书流传最广。

【组成】大米1升，糯米1升，山药4两，芡实4两，莲肉（去皮心）4两，上为细末，加白砂糖1斤半，搅和令匀，入笼蒸糕，任意食用。

【方解】

为明代药食同源保健验方，有健脾益胃、补虚扶羸、消肿祛湿之效。

本方所选之五种药物，实为五种常用食物。《素问·脏气法时论》就有“五谷为养，五果为助，五菜为充”之说。方中大米、糯米为谷，以扶养胃气；山药为菜，以补益脾气；芡实、莲肉为果，以健脾和胃。诸药配伍，调脾健胃，固本还元，养元气，生肌肉，润皮肤，益血秘精，安神定志，壮筋力，养精神，进饮食。方中诸药与白砂糖均为白色，如法蒸糕后，更是色白如雪，香甜可口，故名“白雪糕”。

【适用证】

病后一切脾胃虚弱之证，如虚劳泄泻等。

095 失笑散

失笑灵脂与蒲黄，等分为散醋煎尝；

血瘀胸腹时作痛，祛瘀止痛效非常。

【来源】宋·《太平惠民和剂局方》。

【组成】五灵脂、炒蒲黄各 6g。

【方解】

治血瘀作痛的常用方、基础方，有活血祛瘀、散结止痛之功，主治一切瘀血阻滞的疼痛。

方中五灵脂擅长活血化瘀，散结止痛；蒲黄有双向调节之功，既能活血化瘀，又可止血。二药配伍，相反相成，相得益彰。再加酒或醋冲服，助药力散布，活血散结之力更强。

《古今名医方论》记载吴于宣曰："甘不伤脾，辛能逐瘀，不觉诸症悉除，宜可以一笑而置之矣。"此方仅二味平易之药，竟能使瘀血疼痛霍然若失，其止痛效果之佳，使人忍不住发出笑声，故名"失笑散"。

【适用证】

心腹刺痛，或产后恶露不行，或月经不调，少腹急痛等。临床常用于治疗痛经、冠心病、高脂血症、宫外孕、慢性胃炎等属瘀血停滞者。

【临床医案】

1. 胸痛（李翰卿医案）

王某，男，54 岁。胸痛胸憋 3 个月，性格急躁易怒，不欲饮食，舌苔薄白，脉弦。气性喜散，蕴结而不散，则为气郁，气为血帅，故气滞血必瘀。治宜理气降气，活血化瘀。

方用失笑散加味：旋覆花 9g，茜草 6g，瓜蒌 9g，桃仁 6g，郁金 3g，当归尾 7.5g，五灵脂 6g，生蒲黄 6g，薤白 9g，2 剂，水煎服。

服药后胸痛消失，胸憋减轻。于上方中加枳壳 3g，桔梗 4.5g，五灵脂、蒲黄各减 3g。服药 2 剂而愈。

2. 原发性痛经（《现代中西医结合杂志》2004 年）

2000 年 5 月—2003 年 6 月，笔者采用四物汤合失笑散加减，治疗痛经 66 例，取得显著疗效。66 例全部为门诊患者，均为原发性痛经，年龄最大 43 岁，最小 14 岁，平均 23 岁；病程 6 个月～ 15 年。所有病例均多次重复用过止痛西药，部分病例用过中药，疗效不明显、不固定。

治疗方法：均于月经来潮前 5 天开始予四物汤合失笑散加减治疗，每日 1 剂，水煎服，持续 7 天，5 个月为 1 个疗程，主要方药为：当归 15g，川芎 15g，香附 15g，延胡索 10g，白芍 10g，蒲黄 10g，熟地黄 12g，五灵脂 10g。

治疗结果：治愈 56 例，有效 9 例，无效 1 例，总有效率为 98%。

【加减应用】

瘀血甚者，可加当归、赤芍、川芎；血虚者，可合四物汤；疼痛较剧者，可加乳香、没药、延胡索；气滞者，可加香附、川楝子，或配合金铃子散；兼寒者，加炮姜、艾叶、小茴香。

096 半夏泻心汤

半夏泻心黄连芩，干姜甘草与人参；

大枣和之治虚痞，法在降阳而和阴。

【来源】东汉·张仲景《伤寒论》。

【组成】半夏12g，黄芩、干姜、人参、炙甘草各9g，黄连3g，大枣4枚。

【方解】

古代治痞病专方，降逆和胃名方，古人赞其为脾胃不和，寒热错杂之第一方，有补脾和中、泻热散痞之功。

本方为小柴胡汤去柴胡、生姜，加黄连、干姜而成。主治小柴胡汤证因误下伤中而形成的痞证。“痞”者，即闭塞不通之意。“心”者，此处指心下，即胃也。留邪在心下，则胃有堵塞不适感。王旭高云：“泻心者，实泻胃也，心下痞即胃痞也。”

方中黄芩、黄连苦寒泄热，加半夏、干姜辛温散结，四味药主降逆散痞止呕，解胃中寒热之结。更以人参、甘草、大枣补脾和中，止虚气上逆。诸药合用，使寒温并调，脾胃得和，升降如常，有解除心下痞满之效，故称“半夏泻心汤”。

附《伤寒论》中泻心汤有五：半夏、生姜、甘草泻心汤通治各种痞证；附子泻心汤治痞证兼阳虚；大黄黄连泻心汤则治邪火内炽。

【适用证】

现用于胃炎、胃及十二指肠溃疡、胆汁反流性胃炎、功能性胃病、慢性胆囊炎、慢性肠炎、消化不良、肠易激综合征、醉酒呕吐或腹泻。

【临床医案】

1. 呕利痞（刘渡舟医案）

张某某，男，素嗜酒。1969 年发现呕吐，心下痞闷，大便每日两三次而不成形。经多方治疗，效不显。其脉弦滑，舌苔白，辨为酒湿伤胃，郁而生痰，痰浊为邪，胃气复虚，影响升降之机，则上见呕吐，中见痞满，下见腹泻。治以和胃降逆、祛痰消痞为主。

拟方：半夏 12g，干姜 6g，黄芩 6g，黄连 6g，党参 9g，炙甘草 9g，大枣 7 枚。服 1 剂，大便泻下白色胶涎甚多，呕吐十去其七。又服 1 剂，则痞利皆减。凡 4 剂痊愈。

2. 不寐（李克绍医案）

李某某，女性，年约六旬。1970 年春，失眠症复发，屡治不愈，日渐严重，竟至烦躁不食，昼夜不眠，每日只得服安眠药片才能勉强略睡一时。当时我院在曲阜开门办学，应邀往诊。按其脉涩而不流利，舌苔黄厚黏腻，显系内蕴湿热。因问其胃脘满闷否？答曰，非常满闷。并云大便数日未行，腹部并无胀痛。

我认为这就是“胃不和则卧不安”。要使安眠，先要和胃。处方：半夏泻心汤原方加枳实。傍晚服下，当晚就酣睡了一整夜，满闷烦躁，都大见好转。接着又服了几剂，终至食欲恢复，大便畅行，一切基本正常。

3. 呕吐下痢（吉益东洞医案）

一男子，呕吐下痢，四肢厥逆，心中烦躁，气息将绝，一医云霍乱，用附子理中汤，吐而不受，烦躁益甚，余则用此方，3 剂痊愈。

097 至宝丹

至宝朱砂麝息香，雄黄犀角与牛黄；

金银二箔兼龙脑，琥珀还同玳瑁良。

【来源】宋·《太平惠民和剂局方》。

【组成】生乌犀屑、生玳瑁屑、琥珀、朱砂、雄黄各30g，龙脑（即冰片）、麝香、牛黄各0.3g，安息香45g，金箔、银箔各50片。

【方解】

治疗痰热内闭心包证的常用方，有化浊开窍、清热解毒之功。

“至”者，极也，最也；“宝”者，珍实之物品也。本方为清热息风，镇惊，豁痰开窍的重要方剂，用于热邪内扰，痰浊蒙闭心包诸证，疗效显著，是极珍贵的方剂之一，故名“至宝丹”。

张秉成《成方便读》曰：“方中犀角、牛黄，皆秉清灵之气，有凉解之功；玳瑁、金箔之出于水；朱砂、雄黄之出于山，皆得宝气，而可以解毒镇邪。冰、麝、安息，芳香开窍……领诸药以成其功，拯逆济危，故得谓之至宝也。”

朱良春云：“方中牛黄、犀角、玳瑁清热解毒，宁心安脑；朱砂、琥珀清脑热，宁心神；麝香、冰片开窍化瘀，芬芳逐秽；雄黄劫痰解毒，金银箔镇心制痉。此丹能开窍闭，除秽浊，豁痰壅，解热结，对于上述证候有拨乱反正之功。但对阴液耗竭、阳亢风动所引起的高热、神昏痉版，不宜使用。”

【适用证】

痰热内闭心包证，症见神昏谵语、身热烦躁、痰盛气粗、舌绛苔黄垢腻、脉滑数。亦治中风、中暑、小儿惊厥属于痰热内闭者。现用于治疗急性脑血管病、脑震荡、流行性乙型脑炎、流行性脑脊髓膜炎、肝昏迷、冠心病心绞痛、尿毒症、中暑、癫痫等证属痰热内闭者。

【临床医案】

1. 卒中（朱丹溪医案）

叔子静，素无疾，一日，余集亲友小酌，叔亦在座，吃饭至第 2 碗仅半，头忽垂，著亦落。同座问曰："醉耶？"不应。又问："骨鲠耶？"亦不应。细视之，目闭而口流涎，群起扶之别座，则颈已歪，脉已绝，痰声起，不知人矣。

亟取至宝丹灌之，始不受，再灌而咽下。少顷开目，问扶者曰："此何地也？"因告之故。曰："我欲归。"扶之坐舆内以归，处以驱风消痰安神之品，明日已能起，惟软弱无力耳。以后亦不复发。

此总名卒中，亦有食厥，亦有痰厥，亦有气厥。病因不同，如药不预备，则一时气不能纳，经络闭塞，周时而死。如更以参、附等药助火助痰，则无一生者。及其死也，则以为病本不治，非温补之误，举世皆然也。

2. 暴哑失语（吕元膺医案）

治一僧病，诊其脉，独右关浮滑，余部无恙。曰："右关属脾络胃，挟舌本，盖风中廉泉，得之醉卧当风而成喑（失语）。"问之而信，乃取荆沥（荆芥、竹沥）化至宝丹饮之，翌日（第 2 天）遂解语。

【加减应用】

身热不退、朝轻暮重、神识昏蒙者，菖蒲郁金汤送服本方；身热夜甚、谵语昏狂、舌绛无苔或紫暗而润、脉沉涩者，犀地清络饮送服本方；有内闭外脱之势，急宜人参煎汤送服本方。

098 地黄饮子

地黄饮子山茱斛，麦味菖蒲远志茯；
苁蓉桂附巴戟天，少入薄荷姜枣服。

【来源】金·刘完素《宣明论方》。

《宣明论方》，又名《黄帝素问宣明论方》《医方精要宣明论》，是一部很有临床价值的著作，金元时期盛行于北方，与南宋的《太平惠民和剂局方》形成了南北对峙的局面，后人称之为“南局北宣”。

宋代官方颁布的《太平惠民和剂局方》用药多温燥，而刘完素生活的北方地区风土刚燥，居民禀赋强壮，兼之饮食牛羊乳酪，脍炙醇浓。刘氏所处时代又是宋金交战，动乱不安，因而疫病多次流行，这些热病用《太平惠民和剂局方》温燥之品治疗，往往无效，对刘氏有很大启示，因而从《黄帝内经》病机十九条及运气学说中受到启示，提出“火热论”观点，一反当时流行的擅用温燥药的习惯，多以寒凉之剂抑阳泻火，独成一派，对后世影响很大。同时，《素问》《灵枢》虽然提到了大量杂病，但方药仅仅记述了十二方，刘氏根据自己多年的临床经验，对《素问》的五十一种杂病一一提出治疗方药，使《黄帝内经》杂病理论与临床紧密结合，著成《宣明论方》一书。

【组成】干地黄 12g，巴戟天、山茱萸、肉苁蓉、石斛、炮附子、五味子、 肉桂、白茯苓、麦冬、石菖蒲、远志各15g，加生姜 3 片、大枣 2 枚煎服，共 14 味药。

【方解】

古代治疗喑痱证的常用补益方，有滋肾阴、补肾阳、开窍化痰之功。

“喑”，指舌强不能言；“痱”，指足废不能用，其证由下元虚衰，虚火上炎，痰浊上泛，堵塞窍道所致，故刘河间选用滋补肾阴的干地黄为主，用清水微煎为饮服，取其轻清之气，易为升降，迅达经络，流走四肢百骸，以交阴阳，故名“地黄饮子”。

此类病证常见年老及重病之后，方用熟地黄、山茱萸滋补肾阴，肉苁蓉、巴戟天温壮肾阳，四味共为君药。配伍附子、肉桂之辛热，以助温养下元，摄纳浮阳，引火归元；石斛、麦冬、五味子滋养肺肾，金水相生，壮水以济火，均为臣药。石菖蒲与远志、茯苓合用，是开窍化痰，交通心肾的常用组合，是为佐药。姜、枣调和营卫。诸药合用，阴阳并调，水火既济，使虚火得摄，心火得平，痰浊得清，经络得通，喑痱之证自息。

【适用证】

现常用于治疗晚期高血压、脑动脉硬化、中风后遗症、脊髓炎等慢性疾病过程中出现的阴阳两虚者。

【临床医案】

1. 喑证（薛己医案）

一膏粱之人，素不惧起居，忽失音不语，神思昏愦，痰涎上涌。

此肾经虚寒气厥，不能上接清阳之气故也。须用地黄饮子，否则后必啮舌（不自主地嚼咬自己舌头）。《黄帝内经》曰：“少阴气至则啮舌，少阳气至则啮颊。”

不信，仍用风药，后果啮舌，急用前汤而安。

2. 痱证（徐灵胎医案）

新郭沈又高，续娶少艾，未免不节。忽患气喘厥逆，语涩神昏，手足不举。医者以中风法治之，病益甚。余诊之曰："此《黄帝内经》所谓痱证也。少阴虚而精气不续，与大概偏中风、中风、痰厥、风厥等病，绝不相类。刘河间所立地黄饮子，正为此而设，何医者反忌之耶？"

1剂而喘逆定，神气清，声音出，四肢震动，3剂而病除八九，调以养精益气之品而愈。余所见类中而宜温补者，止此一人。识之以见余并非禁用补药，但必对证乃可施治耳。

【加减应用】

痱而无喑者，减去石菖蒲、远志等宣通开窍之品；喑痱以阴虚为主，痰火偏盛者，去附子、肉桂，加川贝母、竹沥、天竺黄等；兼有气虚者，加黄芪、人参。

099 百合固金汤

百合固金二地黄，玄参贝母桔甘藏；

麦冬芍药当归配，喘咳痰血肺家伤。

【来源】清·汪昂《医方集解》。

【组成】熟地黄、生地黄、当归身各9g，白芍、甘草、桔梗、玄参各3g，川贝母、麦冬、百合各12g。

【方解】

治疗肺肾阴虚咳嗽的经典名方、常用基础方，有养阴清热、润肺化痰之功。

肺在五行中属金，肺金不固则变生诸症。方中以百合等润肺生津之品为主，服之可使肺金宁而肺气固，诸症自能随之而愈，故名“百合固金汤”。亦有言“固金”为“固若金汤”之义，喻服之本方，可使肺气健固，犹若金城汤池一般矣。

方中生熟二地补肾滋阴，退虚热；玄参协同二地壮水生津；百合补肺，麦冬润燥清热，川贝母散郁除痰；当归、白芍滋阴补血；甘草、桔梗利咽止嗽。诸药相伍，使肺肾得养，阴液充足，虚火自清，痰咳得止。

【适用证】

咳嗽，痰少，或痰中带血，气喘气急，口燥咽干，咽喉燥痛，头晕目眩，潮热颧红，盗汗，手足心热，或大便干结，或小便短赤，舌红少苔，脉细数。现用于肺结核、骨结核、淋巴结核、腹膜结核、神经衰弱、慢性支气管炎、慢性阻塞性肺疾病、心肌炎等病的临床表现符合肺阴虚证者。

【临床医案】

1. 痨嗽喉瘖（王希知医案）

钱某，男，30岁。主诉：喉燥声嘶、干咳咯血2月余，经某院胸片检查诊为“肺结核”，给抗痨药治疗，针药并进，因声嘶咯血久不愈，但因注射链霉素半月后有反应而停用，该院嘱服中药乃来门诊求治。

诊查：患者半年来干咳无痰，近2个月来，咯鲜红血，喉燥声嘶，纳呆食少，疲乏无力，形体瘦弱，舌红无苔，脉细数。辨证：诊为痨嗽喉痦，肺肾阴虚，虚火上炎之证。治法：以滋补肺肾，清火开音法治之。

处方：琼玉膏、百合固金汤加减。生地黄 12g，太子参 30g，玄参 15g，茯苓 10g，百合 30g，川贝母粉（冲服）9g，麦冬 15g，甜杏仁 9g，百部 10g，煨诃子 6g，藏青果 10g，木蝴蝶 9g，蜂糖 3g。

服药半月，干咳、咯血明显减轻，喉燥声嘶亦有好转。守方继服药半月。第 3 次来诊时，咯血止，喉燥声嘶消失。后以麦味地黄丸、参苓白术散加减调理。

2. 便秘（《中医临床医生》2009 年）

便秘是大便秘结不通、排便时间延长或欲大便而大便艰涩不畅的一种病症，阴虚便秘是阴血亏虚，不能下润大肠，肠道干涩，则可致大肠传导不利，大便干结不通。笔者采用百合固金汤治疗 37 例，收到较好效果。全部病例均来自吉林市第二中心医院中医科自 2003 年 3 月至 2007 年 12 月的门诊患者，女 26 例，男 11 例，年龄 18 ～ 77 岁，病程 1 个月～ 20 年。临床辨证均为阴虚便秘。

治疗效果：临床痊愈 14 例，显效 17 例，有效 4 例，无效 2 例，总有效率 94.59%。

【加减应用】

痰多而色黄者，加胆南星、黄芩、瓜蒌皮；若咳喘甚者，可加杏仁、五味子、款冬花；咳血重者，去桔梗，加白及、白茅根、仙鹤草；骨蒸明显者，加银柴胡、胡黄连；咳嗽明显者，加桑白皮、黄芩；大便干者，加火麻仁、石斛。

100 回春丹

【来源】清·钱澍田《敬修堂药说》。

钱澍田，是五代十国时吴越国王钱镠的第二十六代孙，因其祖上经营药业，从小受到家人熏陶热爱医籍，钱澍田常常沉浸其中，尤其醉心于《黄帝内经》《伤寒论》和《本草纲目》，自小立志“不为良相则为良医”，钱澍田多次应秀才考试均未入选，之后便继承祖业，来到广东从事丝绸生意。经商之余，他根据自己行医多年的经验，带着自制的丸、散、膏、丹，对沿途病患施医赠药，因此积累了良好的声誉。

1790 年，广州一富商 1 岁多的儿子高烧不退，听闻钱澍田的医术高明，便请他相助。钱澍田外施拔痧手法，内灌小儿回春丹，很快把富商儿子治好了。富商感激不尽，建议他在广州开店，服务民众。并在广州城南门口太平桥（今人民南路 175—179 号）赠了一间房子给他。

同年，敬修堂在广州城南门口挂牌营业。“敬修”意为“敬业修明”，敬业者，专心致志以事其业也；修明者，积极进取发扬其业也。钱澍田创办敬修堂药铺，自制丸、散、膏、丹，开始了悬壶济世的光辉历程。钱澍田在经营上重义轻利，遇到贫苦百姓,都不吝解囊相助。敬修堂在钱澍田及其后人的主持下，坚持以诚心为本，奉行良药精制，业务迅速壮大。到了清朝道光年间，敬修堂已成为在中外享有一定声誉的中成药厂，直至如今，成为著名老字号企业。

【组成】川贝母、陈皮、木香、白豆蔻、枳壳、法半夏、沉香、天竺黄、僵蚕、全蝎、檀香、天麻各 37.5g，牛黄、麝香各 12g，胆南星 60g，钩藤 24g，大黄 60g，甘草 26g，朱砂适量，共 19 味药，制成小丸，每丸重 0.09g。周岁以下，每次 1 丸；1 ～ 2 岁，每次 2 丸，每日 2 ～ 3 次

【方解】

为儿科治疗惊厥的常用成药，主要用于小儿急惊，痰热蒙蔽等，有清热化痰、开窍定惊之功 。

“回春”，谓冬去春来，草木重生之意。苏轼有“槛内群芳芽未吐，早已回春”之词。后喻医术高明、起死回生，为“妙手回春”。本方药量虽小，药方甚强，治疗小儿急惊风疗效卓著，犹如妙手回春，使患者迅速恢复健康，故名曰“回春丹”。

小儿急惊风，有热、痰、风、搐四大临床特征，为儿科“四大症”之 一。本方所治急惊风，系痰热壅盛，内闭心窍，热动肝风所致。方中牛黄清热解毒，豁痰开窍，息风定惊；麝香芳香开窍；川贝母、天竺黄、胆南星、法半夏清热化痰。上六药相配，则清热开窍，豁痰之力更强。

再加钩藤、天麻、全蝎、僵蚕息风镇痉；朱砂重镇安神，并助牛黄以清心定惊；更用大黄清热泻火，去积导滞，使痰热从肠腑而解；枳壳、木香、陈皮、沉香、白豆蔻、檀香调理气机，使气畅痰消，痰热不致内生；甘草调和诸药。诸药合用，共奏开窍定惊、清热化痰之功。

【适用证】

小儿急惊，痰热蒙蔽，发热烦躁，神昏惊厥，或反胃呕吐，夜啼吐乳，痰嗽哮喘，腹痛泄泻。现代用于治疗小儿发热惊风、呼吸道感染、流行性脑脊髓膜炎、婴儿手足搐搦症、流行性乙型脑炎，又可用于治疗中毒性菌痢、破伤风、顽固性头痛、三

叉神经痛、面神经麻痹等病症。

【临床医案】

支气管哮喘（官世芳、官世珍经验《四川中医》）

支气管哮喘是小儿时期最常见的呼吸道变态反应性疾病。用本方治疗小儿支气管哮喘 22 例，结果痊愈 20 例，好转 2 例。

101 舟车丸

舟车牵牛及大黄，遂戟芫花又木香；
青皮橘皮加轻粉，燥实阳水却相当。

【来源】明 · 张景岳《景岳全书》。

【组成】黑牵牛 120g，甘遂、芫花、大戟各 30g，大黄 60g，青皮、陈皮、木香、槟榔各 15g，轻粉 3g，共研为末，水糊丸，每服 3 ～ 6g。

【方解】

为逐水消肿之峻剂，常用于水肿水胀、形气俱实之口渴、气粗、腹坚、大小便秘、脉沉数有力等症，有行气逐水之功。

本方为诸攻逐剂中甚者，服之可使水湿之邪，从大小便迅速排出，其峻猛之势，犹如顺流之舟，下坡之车，顺势而下，使水湿之邪荡然无阻，故名“舟车丸”。去槟榔则名“舟车神佑丸”（《医宗金鉴》），功效相同。

方中甘遂、大戟、芫花攻逐水湿；大黄、牵牛泻湿利水，五味药皆是泻下逐水之峻药。再加青皮、陈皮、木香、槟榔导气行滞运脾，少量轻粉令诸泻药无微不入，无窍不达，使泻下之力更强。其作用之峻猛，不可小视。故而此方在用量上宜由小到大，中病即止，服用的天数不宜过久，以防伤正气。

【适用证】

现用于急慢性肾炎、腹膜炎、肠梗阻、肠扭转、肝硬化腹水、肾炎水肿、心脏病水肿等属水结气郁者。

【临床医案】

1. 腹水（李中梓医案）

太学何宗鲁，夏月好饮水。一日太宗师发放，自早起候至未申，为炎威所逼，饮水计10余碗，归寓便胀闷不能食，越旬日，腹如抱瓮，气高而喘。求治于余，余曰："皮薄而光，水停不化也。且六脉坚实，其病暴成，法当利之"。遂以舟车丸每服3钱，香薷汤送，再剂而二便涌决如泉，复进1钱5分，腹减如故，用六君子汤10剂即愈。

2. 项痈（张子和医案）

张子和在西华，寄食于夏官人宅，忽项上病，一病状如白疮，疮肿根红硬，以其微小不虑也。忽故人见邀，以羊羔酒饮，鸡、鱼、醢、蒜皆在焉。张以故人不能辞，又忘禁忌，是夜疮大痛不可忍，项肿及头，开口发狂言，目见鬼神。夏君甚惧，欲报其家。张笑曰："请无虑，来日当平。"乃以酒调通经散六七钱，下舟车丸百余粒，次以热面羹投之。上涌下泄，一时齐作，各去半盏。明日日中，疮肿已平，一二日脓出而愈。

【加减应用】

气虚者，加人参、白术；若血虚者，加熟地黄、当归。

102　血府逐瘀汤

血府当归生地黄桃，红花甘桔赤芍熬；
柴胡芎枳加牛膝，血化下行不作痨。

【来源】清·王清任《医林改错》。

王清任，又名全任，字勋臣。清代直隶省（今河北省）玉田县人。富有革新精神的解剖学家与医学家。王清任自幼习武，曾为武庠生，受祖上行医影响，20岁便弃武习医，几年间已誉满玉田；30多岁时，到北京设立医馆“知一堂”，为京师名医，善用黄芪。他医病不为前人所困，用药独到，治愈不少疑难病症。

王清任一生读了大量医书，在临床实践中，感到中医解剖学知识不足，提出“夫业医诊病，当先明脏腑”的论点。王认为“著书不明脏腑，岂不是痴人说梦；治病不明脏腑，何异于盲子夜行”。从此，王冲破封建礼教束缚，进行近30年的解剖学研究活动。于道光十年（1830年）即他逝世的前1年，著成《医林改错》一书两卷，刊行于世。

梁启超评论：“王勋臣……诚中国医界极大胆革命论者，其人之学术，亦饶有科学的精神。”范行准所著《中国医学史略》给予王清任评价：“就他伟大实践精神而言，已觉难能可贵，绝不逊于修制《本草纲目》的李时珍。”西方医学界亦称王清任为“中国近代解剖学家”。他为医世者留下了宝贵的资料，尤其在瘀血证的立法及方剂的创立上，其发扬和革新有着非常大的学术价值。

【组成】桃仁12g，红花、当归、生地黄、牛膝各9g，川芎、桔梗各 4.5g，赤芍、枳壳、甘草各 6g，柴胡 3g。

【方解】

活血化瘀的经典代表方，为王清任《医林改错》五逐瘀汤之首，有活血祛瘀、行气止痛之功。

王清任认为隔膜的低处如池，满腔存血，故称其为“血府”。根据血府低洼，血瘀易堆积于此的理论，创立此方。本方从桃红四物汤化裁而来，不仅可行血分之瘀滞，又可解气分之郁结，活血而不耗血，祛瘀又能生新，使血府之瘀逐去而气机畅通，从而诸症悉除，故名“血府逐瘀汤”。

方中桃仁破血行滞而润燥，红花活血祛瘀以止痛，为主药。赤芍、川芎助其活血祛瘀；牛膝活血通经，能引瘀血下行；生地黄、当归养血益阴，清热活血；桔梗、枳壳，一升一降，宽胸行气；柴胡疏肝解郁，升达清阳，与桔梗、枳壳同用，尤善理气行滞，使气行则血行，再加甘草，调和诸药。合而用之，使血活瘀化气行，则诸症可愈，为治胸中血瘀证之良方。

附：五逐瘀汤

五逐瘀汤分别为血府逐瘀汤、通窍活血汤、膈下逐瘀汤、少腹逐瘀汤、身痛逐瘀汤，五方皆为王清任创制的活血化瘀名方。各方均以桃仁、红花、川芎、赤芍、当归等为基础药物，都有活血祛瘀止痛作用，主治瘀血所致的病症。

（1）血府逐瘀汤：配伍行气宽胸的枳壳、桔梗、柴胡，以及引血下行的牛膝，故宣通胸胁气滞，引血下行之力较好，主治胸中瘀阻之症。

（2）通窍活血汤：配伍通阳开窍的麝香、老葱等，故活血通窍作用较优，主治瘀阻头面之症。

（3）膈下逐瘀汤：配伍香附、乌药、枳壳等疏肝行气止痛药，故行气止痛作用较大，主治瘀血结于膈下，肝郁气滞之两胁及腹部胀痛有痞块者。

（4）少腹逐瘀汤：配伍温通下气之小茴香、官桂、干姜，故温经止痛作用较强，主治血瘀少腹之积块、月经不调、痛经等。

（5）身痛逐瘀汤：配伍通络宣痹止痛的秦艽、羌活、地龙等，故多用于瘀血痹阻经络所致的肢体痹痛或周身疼痛等症。

【适用证】

用于胸中瘀血，阻碍气机，兼肝郁气滞之瘀血证，症见胸痛、头痛日久不愈，痛如针刺而有定处，舌质暗红，脉涩或弦紧等。

【临床医案】

1. 顽固性失眠（范文虎医案）

患者为宁波某商人，正值壮年，因经营操劳忧思，心神交瘁，久之酿成失眠，历经医治无效。来诊时已三夜未睡，头脑昏昏，衣不知热，食不知味。范视患者面虽白，而神采飞扬，谈笑自若，双目隐隐现红丝。脉之，两关均弦长，舌边有青纹。断为瘀血内结，投血府逐瘀汤去桔梗，加参三七。1剂后即夜安然入睡。

2. 头痛类疾患

王清任说："查患头痛者，无表证，无里证，无气虚痰饮等证，忽犯忽好，百方不效，用此方一剂而愈。"如神经性头痛、高血压、脑动脉硬化性头痛、三叉神经痛、外伤性头痛、脑震荡后遗症头痛、偏头痛、癫痫、颅脑创伤等。头痛多呈慢性化、顽固化。王氏报告以本方治疗儿童慢性头痛100例，发病1个月以上（除外颅脑及五官器质性疾病），其中神经性头痛83例，脑血管痉挛14例，神经衰弱2例，癫痫1例。服药4～28天后，76例治愈，20例好转，4例无效。田氏报告用本方加味治疗24例危重颅脑创伤，17例治愈，平均住院20天。

【加减应用】

若瘀痛入络，可加全蝎、穿山甲、地龙、三棱、莪术等；气机郁滞较重，加川楝子、香附、青皮等；血瘀经闭、痛经者，去桔梗，加香附、益母草、泽兰等；胁下有痞块，属血瘀者，加丹参、郁金等。

103 安宫牛黄丸

安宫牛黄开窍方，芩连栀郁朱雄黄；
犀角珍珠冰麝薄，热闭心包功用良。

【来源】清·吴鞠通《温病条辨》。

【组成】牛黄、郁金、黄连、黄芩、朱砂、雄黄、栀子各30g，犀角（水牛角粉代）50g，冰片、麝香各7.5g，珍珠15g，共11味药，研为细末，炼蜜为丸，金箔为衣，每丸1钱（3g）。

【方解】

古代最负盛名的急救方，与紫雪丹、至宝丹并称为“凉开（温病）三宝”，并奉为三宝之首，是治邪热内陷心包的代表方，有清热解毒、豁痰开窍之功。

“宫”，本义指帝王住所，此处指“心包”而言。心包，即心之包膜，为心之外围。心为君主之宫，心包如同君主之宫城。

温热邪毒内陷，心包即代心受邪，故热扰神明出现神昏谵语，称为热入心包。方中以牛黄清心解毒，内透包络为主，合诸药为丸，以清内陷心包之热邪，从而使热邪得清，心神方能安居其宫，故名“安宫牛黄丸”。

方中以牛黄、水牛角、麝香为主药，能清热解毒，芳香开窍，其中以牛黄清热解毒之力最大，并能凉血；加黄连、黄芩、栀子，增加清热解毒之力；加冰片、郁金、雄黄，加强开窍祛痰之力；朱砂、珍珠则专能镇心安神。诸药合用，能清解高热神昏，而无寒凉泻下之弊。

【适用证】

涉及急救、骨伤、内、外、儿、皮肤等临床多学科，特别是与中枢神经系统相关的疾病。包括各种原因导致的昏迷，如流行性脑膜炎、乙型肝炎、小儿惊风、中风、肝昏迷、脑外伤昏迷、糖尿病酮症酸中毒、尿毒症，以及红斑狼疮、恶性肿瘤、血液病、药物中毒等。现代医学对此药的发展研究，还拓展应用于中毒性菌痢、恶性组织增生、抑郁症、尿毒症等急性流行性和内源性的热毒病症及扁桃体炎、哮喘、急性肾炎、夏季热、传染性单核细胞增多症、癫痫、急性淋巴细胞性白血病、紫癜和胰腺炎等。

【临床医案】

高热不退（裘沛然医案）

范君，女，42岁，主诉：高热半月余。现病史：患者因不明原因发热不退而住院治疗，临床检查多次，均难确诊何病。先后服退热片、抗生素、抗病毒等药物，但高热始终不退，后加用激素治疗，发热达40℃，并出现神昏谵语，手足略有抽搐，医院发出病危通知，家属半夜上门求诊处方。

诊治：身体素弱，又兼工作繁忙，体气益虚，邪气乘虚袭表，稽留不去，郁而化热内侵心脑。治宜清热开窍为先。处方：安宫牛黄丸1粒，研碎，温开水灌服送下。

效果：服药后3小时，患者神志转为清醒。音语自如，热退至37.5℃，后来用葛解肌汤4剂，发热全退。再于扶正调理，1周后病愈出院。

【加减应用】

加强清心解毒之力，以清宫汤煎汤；若温病初起，邪在肺卫，迅即逆传心包者，可用金银花、薄荷或银翘散加减煎汤送服；热闭症见脉虚，有内闭外脱之势者，急宜人参煎汤送服；若邪陷心包，兼有腑实，症见神昏舌短、大便秘结、饮不解渴，宜开窍与攻下并用，以安宫牛黄丸2粒化开，调生大黄末9g内服，先服一半，不效再服。

104　安奠二天汤

安奠二天熟地参，白术山药萸杜仲；
扁豆枸杞炙甘草，专治妊娠少腹痛。

【来源】清·傅青主《傅青主女科》。

【组成】人参、熟地黄、白术各30g，山药、山茱萸、扁豆各15g，炙甘草3g、杜仲9g、枸杞子6g。

【方解】

古代治疗妇人妊娠诸疾方，有补益脾肾之效。

“安奠”，即稳稳地奠定；“二天”，即指脾肾，肾为先天之本，脾为后天之本。本方诸药合用，能使脾肾之先、后天得以补益，从而肾气旺盛，脾气充足，阴阳和调，气血相濡，维持妊娠的需要，保证胎元的发育，而无胎动不妥，妊娠腹痛之虞，故名“安奠二天汤”。

傅青主云：“胎动乃脾肾双亏之证，自非大用参、术、熟地补阴补阳之品，断不能挽回于顷刻。世人畏用参、术，或少用以冀见功，见证不的，是以寡效，此方正妙在多用也。”方中以人参、熟地黄、枸杞子、山萸肉、白术、杜仲等大量健补脾肾之品，安胎固本，养脾胃益血之源，本固血充，胎自可安。

【适用证】

妊娠小腹作疼，胎动不安，如有下坠之状。现用于治疗先兆流产、习惯性流产等病症。

【临床医案】

1. 胎动不安（《湖南中医杂志》2016 年）

阴某，女，29 岁，初诊。患者自诉第 1 胎孕后 3 个月，搬动数个大花盆后第 2 天，出现阴道少量出血伴流液，腰酸腹胀，经某县医院超声检查发现胎儿发育正常，妊囊与子宫之间有液性暗区，遂给予黄体酮等。并嘱卧床休息。

今天凌晨 4 时许，自觉阴道流液，查看又有出血，遂于今天上午来我院就诊，现：小便时阴道出血，量少，色淡红，偶有水样物流出，腰腹部不适，大便偏干，小便频，舌淡红，苔薄白，脉沉滑无力，考虑患者妊娠中期，劳伤肾气，系胞无力，给予大补肾气之傅氏安奠二天汤。

处方：党参 15g，红参 6g，熟地黄 30g，白术 30g，扁豆

6g，枸杞 6g，山药 15g，炒山药 15g，黑杜仲 9g，地榆 9g，炙甘草 3g，3 剂，水煎 400 毫升，分 2 次早晚空腹口服。

药后自觉出血减少，腰腹部不适减轻，大便通畅，小便正常。复查 B 超提示液性暗区减小，遂继服上方 3 剂。

2. 先兆流产（《内蒙古中医药》2012 年）

本方加减治疗 72 例，疗程 3 周。以血止胎安，兼症消失，妇科检查、B 超检查证实正常妊娠为痊愈标准。结果：痊愈 68 例，好转 2 例，未愈 2 例，总有效率为 95.8%。

【加减应用】

气虚，加黄芪；血虚，加阿胶；血热，加黄芩；腹痛，加白芍；腰酸，加续断、菟丝子；恶心呕吐，加竹茹、砂仁；阴道出血，加地榆、阿胶、芥穗炭。

105　交泰丸

交泰丸将心肾交，引来心火命门烧；
黄连肉桂六一配，失眠怔忡此方保。

【来源】明·韩懋《韩氏医通》。

【组成】黄连 18g，肉桂 3g。二者 6 ∶ 1。

【方解】

专治心肾不交之失眠等症，有清心火、温肾阳、交通心肾之功。

心属火，主藏神，位居于上；肾属水，主藏精，位居于下。在正常情况下，心火下交于肾，以温肾阳；肾水上承于心，以养心阴。心肾交通，水火既济，则百病不生。反之，心火亢于上，肾阳衰于下，则诸症丛生。本方用黄连清心泻火，以制偏亢之心阳；肉桂温补下元，以扶不足之肾阳。药仅两味，服之可使水火既济，心肾交通，心火、肾水两者，泰然共处，相安无事，故名“交泰丸”。

正如《本草新编》所说：“黄连、肉桂寒热实相反，似乎不可并用，而实有并用而成功者，盖黄连入心，肉桂入肾也……黄连与肉桂同用，则心肾交于顷刻，又何梦之不安乎？”

【适用证】

失眠、惊悸、怔忡、健忘、遗精、阳痿、口腔溃疡等症。

【临床医案】

1. 口腔溃疡（关松记家父经验）

家父即常用本方治疗口腔溃疡、失眠等症，如治成某因食辛辣之物后口腔患的两处溃疡，先服清热类中成药一日无效，次日即以本方服 1 剂痛止，2 剂溃疡即愈。治口腔溃疡之病，多施以此方，或随症佐之，效果较佳。

2. 口腔溃疡（李灿东医案）

一位患者患“口腔溃疡”多年，主要表现为口舌生疮，舌尖红，四处求医，但效果并不理想。我仔细查阅了他以往病历，所开的药方大多数是清热泻火，清热解毒，或滋阴降火之类。正在寻思着如何辨证之际，患者突然悄悄告诉我：“医生，我还有阳痿。”

我一下子恍然大悟：“这不就是心肾不交吗？心火独亢于上，故出现口舌生疮，舌尖红；心火不能下温肾水而致肾水寒于下，故出现阳痿。于是处以交泰丸（黄连、肉桂）加导赤散（生地黄、木通、竹叶、甘草梢），3剂而愈。患者很惊讶：“这么多年效果从来没这么好！”

【加减应用】

心脾两虚，加黄芪、茯神、山药、柏子仁；肝郁气滞，加柴胡、香附、焦栀子；胃失和降，加厚朴、炒枳实、陈皮；阴虚火旺，加生地黄、龟甲、生龙骨、生牡蛎；瘀血内阻，加丹参、赤芍、牡丹皮。

106 如意金黄散

如意金黄敷阳毒，止痛消肿实良方；
南陈苍柏姜黄草，白芷天花朴大黄。

【来源】明·陈实功《外科正宗》。

【组成】天花粉320g，姜黄、大黄、黄柏、白芷各160g，苍术、厚朴、陈皮、甘草、生天南星各64g，共10味，研为极细末，未成脓用茶汤同蜜调外敷，成脓用葱汤同蜜调外敷等。

【方解】

治外科痈疮名方，被誉为“疮科要药”，有清热解毒、消肿止痛之功。

“如意”，是一种象征吉祥的器物，此处指称心随意讲；“金黄”，是指药物粉末呈金黄色，故以此命名之。

方中大黄清火泻热毒，活血消肿，行瘀血，治痈肿、疮疔等；黄柏清热燥湿，解毒消肿；姜黄行气破瘀，止痛；白芷散湿止痛，消肿排脓；苍术燥湿辟秽；厚朴燥湿消痰；陈皮燥湿化痰；

天南星燥湿化痰，消肿散结，且有箍集围聚作用；天花粉排脓消肿；甘草缓急止痛，解毒，且能调和调药。全方清热解毒，燥湿化痰，消肿止痛，凡痈疡疮疖初起焮红肿痛者，局部外敷尤宜。

《医宗金鉴》曰："此散治痈疽发背，诸般疔肿，跌扑损伤，湿痰流毒，大头时肿，漆疮火丹，风热天泡，肌肤赤肿，干湿脚气，妇女乳痈，小儿丹毒，凡一切诸般顽恶热疮，无不应效诚疮科之要药也。"

【适用证】

现用于静脉炎、痛风性关节炎、软组织损伤、糖尿病足溃疡等症。

【临床医案】

1. 丹毒、疖肿（朱仁康医案《朱仁康临床经验集》）

女性，25岁，左侧面部红肿热痛3天，境界清晰，如掌心大小，局部触之疼痛。体温37.5℃，白细胞计数：14600/mm^3，中性粒细胞百分比：86%。脉滑带数，舌质红，苔薄白。

中医诊断：抱头火丹。西医诊断：颜面丹毒。证属：风热外受，化火化毒。

治则：清热解毒疏风散邪。普济消毒饮加减方2剂内服，外用金黄散蜂蜜水调敷。治疗后2天复诊，面部红肿大部已消退局部略有麻木感，守方再用2天愈。

2. 溃疡

口服金黄散治疗治疗胃及十二指肠溃疡患者50例（其中十二指肠溃疡28例），治愈者45例，治愈率为90%。口服金黄散治疗糜烂性胃炎患者30余例，灌肠治疗慢性结肠炎4例，均获较好的疗效。有抗菌作用。

【加减应用】

如微热微肿，及大疮已成，欲作脓者，葱汤同蜜调敷；如漫肿无头，皮色不变，湿痰流毒，附骨痈疽，鹤膝风，葱、酒煎调敷；如风热恶毒，皮肤亢热，红色光亮，游走不定者，蜜水调敷；如天泡火丹，赤游丹，黄水漆疮，恶血攻注等，板蓝根叶捣汁调敷，或加蜂蜜；汤泼火烧，皮肤破烂，麻油调敷。

107 更衣丸

更衣丸用荟砂研，滴酒为丸服二钱；
阴病津枯肠秘结，交通水火妙通玄。

【来源】明·缪希雍《先醒斋医学广笔记》。

缪希雍，明医学家（1546—1627年）。字仲淳，号慕台，海虞（今江苏常熟）人，寓居浙江长兴，后迁居江苏金坛，享年80余岁。父早殁，幼年孤苦。17岁患疟疾，自阅医书，遍检方书而自己治疗，遂至痊愈。遂立志从医，搜求医方，苦心研究药道，博涉各种医书，尤精本草之学。此外，缪氏生平好游走四方，曾游历三吴，入闵，历齐、鲁、燕、赵等地，亦到过江西、湖北、湖南诸省。在周游之时，到处为医，寻师访友，采药搜方。

由于其真诚求教，故于民间经验收集很多，丰富了自己的学识。在王肯堂所著《灵兰要览》一书中，曾经记载缪氏游至南京时，拜访王肯堂，发表了精辟的学术见解，使王氏十分敬佩的相见过程。可见缪氏之学，在当时确有相当造诣，故能名噪一时。缪希雍医德高尚，医术精湛，行医以“生死人，攘臂自决，不索谢”。时人搜集其医案，成《先醒斋医学广笔记》行世。

【组成】朱砂15g，芦荟21g，研为细末，滴好酒少许和丸。每服3.6g，好酒吞服。朝服暮通，暮服朝通。须天晴时修合为妙（“修”，指对未加工药材的炮制；“合”，指对药材的取舍、搭配、组合。“修合”，就是指中药的采集、加工、配制过程）。

【方解】

治肠结便秘专方，有泻火通便之功。

“更衣”，古时称大、小便之婉辞。《论衡·四讳》云：“夫更衣之室，可谓臭矣。”《古今名医方论》记载柯韵伯云：“古人入厕必更衣，故为此丸立名。用药之义，以重坠下达而奏功。”方中仅用药二味：芦荟苦寒，能清热凉肝，泻火通便；朱砂性寒，有重坠下达之功，二者相伍为用，可使胃关开启，肠胃积热所致之秘结霍然而除。服本方丸剂后，在短时间内大便通畅，当即入厕，诸症消失，故称“更衣丸”。

现代将芦荟、朱砂制成胶囊剂，名为“更衣胶囊”，功能润肠泻热通便，用于病后津液不足或肝火内炽引起的便秘腹胀，既保持了本方的疗效，又便于服用，是本方的发展。

【适用证】

肠胃燥结，见大便不通、心烦易怒、睡眠不安诸症。

【临床医案】

便秘（熊寥笙医案）

孔某，男，60岁。主诉：患者为一外科痔疮住院患者，手术后不大便已6日，曾多次服泻下药无效，继又灌肠2次，大便仍不通，甚以为苦。西医亦感棘手。乃商于予，用中药通便。

诊查：诊视患者大腹胀硬，面红气粗，欲大便不得。舌红少津，六脉沉涩。

辨证：病为精血不足，燥结便秘。治法用药：宜清热润燥为治，更衣丸主之。处方：芦荟 9g，朱砂 4.5g（研细末）。滴好酒为丸。每丸重 3g，每服 1 丸，日 3 次。

服药 2 次，翌晨即下硬节大便一小盆，腹胀硬消失，药未服完而病愈。

108 完带汤

完带汤中二术陈，人参甘草车前仁；
柴芍淮山黑芥穗，化湿止带此方神。

【来源】清·傅青主《傅青主女科》。

【组成】炒白术 30g，炒山药 30g，人参 6g，炒白芍 15g，车前子 9g，制苍术 9g，甘草 3g，陈皮 2g，黑芥穗 2g，柴胡 2g。

【方解】

治疗妇科白带的名方、常用方、基础方，有补脾疏肝、化湿止带之功。

带下之证多与带脉有关。带脉属奇经八脉之一，带脉围腰一周，有如束带，能约束诸脉，所以有“诸脉皆属于带”之说。如果带脉失常，不能约束则为带下。本方肝脾同治，量大者补养，量小者消散，寓补于散之中，寄消于升之内，为脾虚肝郁，湿浊下注，带下不止的常用方，服之可疏肝木，健脾运，消湿浊，从而使绵绵之白带完全中止，故名“完带汤”。

傅青主曰：“水煎服，2剂轻，4剂止，6剂则白带全愈。”

本方以四君子汤为基础方打底，以健脾补气为核心。苍白术同用，增加燥湿运脾的作用。同时不用茯苓用车前子，因车前子既能分别清浊，又能渗湿泄浊。山药用量较大，既能补脾，又能固肾。再以白芍柔肝理脾，使肝木条达而脾土自强；陈皮理气燥湿，既可使补药补而不滞，又可行气以化湿；柴胡、芥穗辛散，得白术则升发脾胃清阳，配白芍则疏肝解郁。最后以甘草调药和中。诸药相配，使脾气健旺，肝气条达，清阳得升，湿浊得化，则带下自止。

【适用证】

现用于阴道炎、宫颈糜烂、盆腔炎等属脾虚肝郁，湿浊下注者。现代医学分析发现其有强大的保肝、抗肝硬化、抗胃溃疡和调节修复胃肠功能的作用，同时具有强心、改善心功能、改善循环及血液流变学功能作用，对神经、内分泌功能也有强大的调节作用。故除对阴道炎、宫颈糜烂有治疗作用外，对于肝胆、胃肠道疾病，以及某些心血管疾病也可以试用（《实用中医方剂双解与临床》）。

【临床医案】

1. 遗精（民间中医网）

樊某，男，23岁，反复遗精3年，遗精频作，渐至滑泄，疲劳后辄发，精神萎靡，伴有腰膝酸软，口干失眠，舌质淡红，舌边有齿印，脉细。曾予补肾止遗之剂未效。综合脉症，辨为脾虚肝郁，肾失固摄，予完带汤加酸枣仁15g，鸡内金15g，乌贼骨15g，炙刺猬皮15g。服药1周后遗滑1个月未作，随访1年，未见复发。

该患者腰膝酸软，遗精日久，补肾乏效，实由带脉失约所致。补肾不如补脾，故选用完带汤健脾扶肝、除湿升清，加用固精升提安神之品，则精不妄泄于下，神不妄摇于上，漏危自止，精生气旺。男子遗精借完带汤用之，效果既肯定，理论亦不谬。

2. 慢性腹泻（吴积海医案《河南中医》）

近年来，笔者在临床中应用《傅青主女科》之完带汤治疗慢性腹泻 48 例，效果较为满意。全部病例均来自本院门诊，共 48 例。其中男 20 例，女 28 例；年龄 20 ～ 67 岁，平均 43 岁；病程 3 个月～ 15 年。

结果：治愈（大便成形、便次正常、其他症状消失）29 例；好转（大便基本成形便次明显减少）17 例；无效（症状、体征无改善）2 例。有效率为 95.83%。

【加减应用】

若兼湿热，带下兼黄色者，加黄柏、龙胆草；兼有寒湿，小腹疼痛者，加炮姜、盐茴香；腰膝酸软者，加杜仲、续断；日久病滑脱者，加龙骨、牡蛎。

109　防风通圣散

防风通盛大黄硝，荆芥麻黄栀芍翘；
甘桔芎归膏滑石，薄荷芩术力偏饶；
表里交攻阳热盛，外科疡毒总能消。

【来源】金·刘完素《宣明论方》。

【组成】防风、川芎、当归、白芍、大黄、薄荷叶、麻黄、连翘、芒硝各 15g，石膏、黄芩、桔梗各 30g，滑石 90g，生甘草 60g，荆芥穗、白术、栀子各 7.5g，共 17 味药物，研为粗末，加生姜水煎服。

【方解】

古代治外科疡毒的常用代表方。民间有俗话：“有病没病，防风通圣。”防风通圣散问世九百年来，古今医家和民间百姓已习将其作为春季“防疫”与四季“脱敏”药服用，疗效极佳。凡外感风邪，内有蕴热，表里皆实之证，皆可用之，有疏风解表、清热泻下之功。

“防风”，方中之首味药；“通圣”，清代医家王旭高释云：“名曰通圣，极言其用之神耳。”本方以防风为主药，能表里双解，效果良好，故名“防风通圣散”，现多制成丸剂服用。

清代名医喻昌言：“此方乃表里通治之轻剂。”国医大师朱良春释：“方中麻黄、荆芥、防风、薄荷，在寒凉的石膏、黄芩、栀子配合之下，成为辛凉解表剂，以疏散在表之风热。大黄、芒硝、滑石、甘草，前二药泻热通便，后二药下行利尿，合为解除里热实结之剂。连翘、石膏、黄芩、栀子清热解毒，以通解三焦之实热。当归、白芍、川芎养血和血，白术健脾补中。综合起来，本方具有上下分消、表里交治的作用。同时于散泻之中，寓以补养之意，这样便可达到发汗不伤表、攻下不伤里了。”

【适用证】

风热壅盛、气血怫郁而致憎寒壮热、头昏目眩、口苦口干、咽喉不利、胸膈痞闷、咳呕喘满、大便秘结、小便赤涩、疮疡肿毒、肠风痔漏、惊狂谵语、丹斑瘾疹、舌苔黄腻、脉象滑数等表里俱实之症。

现用于治疗感冒、头面部疖肿、急性结膜炎、高血压、肥胖症、习惯性便秘、痔疮等。临床报道尚见于治疗脑炎、头痛、鼻窦炎、中风、口疮、唇风、麦粒肿、疖病、扁平疣、银屑病、结节性红斑、药物性皮炎、皮肤瘙痒症、接触性睑皮炎、角膜炎、结膜炎、食物中毒、高脂血症、便秘、精神分裂症等病症。现代实验研究证实，本方具有降胆固醇、抗血栓、抗心律失常的作用。

【临床医案】

1. 喉痛（薛己医案）

地官黄北盘喉痛，作渴饮冷，大便不通，此上下表里实热，用防风通圣散，治之顿愈。

2. 支气管哮喘（《浙江中医杂志》2004 年）

以本方作汤剂治疗支气管哮喘急性发作 46 例，与氨茶碱、硫酸沙丁胺醇治疗 32 例对照 4 日后评估疗效。疗效评定以临床症状完全缓解，肺部哮鸣音消失为治愈。结果：治愈 24 例，好转 18 例，无效 4 例。

3. 痛风（谢映庐医案）

江妪，下元素虚，今秋四肢十指肿痛，手足不能运动，有时右边肿甚，即右边痛加。似恶寒，或微热。舌苔灰白，二便略通，面色枯黑，口不作渴。有以血虚为治者，有以风湿为治者，有以痰饮为治者，竟无一效。卧床贴席，转侧维艰，其兄光裕来寓请诊。

脉得弦紧而数，时劲于指，认定为表里风热之症。踌躇良久，乃得其方。病者蹙额问曰："贱躯可活否？"曰："3 日之内即安。"予防风通圣散，每日连进 2 剂。1 剂而大便通，肿消肢软。2 剂连泄黑粪2次，遍体得汗，痛止身轻。

次日下榻，向家人云："昨服药后，懵懂一日，至晚汗出始清，今晨周身轻快。"但许久未经盥面，方取水间，乍闻余至，即出房诊脉，惟步履尚艰，尤须扶持。舌苔变黄，颇思饮茶，仍令原方再进1剂。复泄2次，下午急求止泄之药。余于原方中除硝黄，加葛根。服之泄止渴住，安睡进食，其病如失。

后其兄光裕来寓问曰："舍妹之病，几至废弛，先生一视，预限3日成功，果符所言，必有奥秘，可得闻乎？"余曰："令妹之症，必先有饮食之热，后受外入之风，因见体虚不先伤卫，所以不病身热拘急，而直入于营，发为筋挛肿痛，与身中向有之热，凝聚经络。夫风无定所，走注疼痛，或左或右，流注关节。风入既久，郁而成热，未经解散，久之必入于胃。夫阳明胃者，主束骨而利机关，阳明既病，机关不利，手足岂能运动。恶寒发热者，表邪之征也；舌苔灰白者，伏热之验也。合推此症，是上中下三焦表里俱实，有非轻剂所能疗者。又风邪散漫，非仅苦寒可以直劫，兼之下元素虚，即用重剂，又恐其放逸，更当以固护驾驭其间。由是观之，发表攻里之外，尤当寓一补字于中。追思古人表里门中成方，而得防风通圣散，此盖刘氏河间所制，虽非为此症而设，然其用旨默合，是以借之取效。"

【加减应用】

本方去芒硝，名"贾同知通圣散"；去麻黄、芒硝，加缩砂仁，名"崔宣武通圣散"；去芒硝，加砂仁，名"刘庭瑞通圣散"。

110 抱龙丸

抱龙丸用天竺黄，雄朱胆星与麝香；

热痰内壅儿惊厥，清热豁痰开窍良。

【来源】宋·钱乙《小儿药证直诀》。

【组成】天竺黄 30g，雄黄 3g，朱砂、麝香各 15g，胆南星 120g，甘草水为丸。

【方解】

古代治小儿急惊专方，有清热化痰、开窍安神之功。

“龙”，这里指肝，“抱龙”者，镇肝也；因肝属木，应东方，青龙亦属木，木生火，肝为心母，且心藏神、肝藏魂。

小儿急惊，多由内热炽盛所致，以镇肝息风，清心涤痰为大法。方中天竺黄清热豁痰，清心定惊；胆南星清热化痰，息风定惊，两味共为本方主药。加之雄黄、朱砂有毒而擅长解毒，可助清热化痰，雄黄还可劫痰；麝香芳香开窍，可除小儿惊痫。煮甘草水和为丸，调和诸药。

诸药配伍，既清热息风，又开窍定惊，能清肝宁心，安神定魂，从而惊风得平，幼儿健壮。故名曰“抱龙丸”。另外，本方有驱邪保赤之功，可达抱子成龙之望，故名。

【适用证】

小儿伤风瘟疫，痰热内壅，见身热昏睡、呼吸气粗、四肢抽搐、中暑等症。多用于小儿风痰、吐乳、腹泻、夜惊、哭闹不止等。

【临床医案】

1. 疮疹（钱乙医案）

一天，睦亲宫里的十太尉病了，是疮疹。他病得很重，睦亲宫大王请来几位太医，他问太医：“疹未发，属何脏腑？”有人说是胃中大热，有人说是伤寒未退，有人说是在娘胎里身体里带来的毒。这位大王给搞糊涂了，不知道听谁的。

他又请来了钱乙，钱乙诊断后说：“大王问这个病是属哪个脏腑的，各位太医来说说吧。”一个说是胃中大热，钱乙反问道：“若言胃热，何以乍凉乍热？”这个人被问住了，是啊，大热就应该一直热啊。

另一个说是母亲肚子里有毒传来的。钱乙问道：“既然有毒，是哪个脏腑的毒？”这位硬着头皮回答说：“母亲的毒在她的脾胃。”钱乙紧追道：“既在脾胃，何以惊悸？”这位无言以对。

钱乙说：“这病是天行之病，是传染而来的，一定要解毒治疗，要注意脏腑间不同。比如，哈欠连天、无精打采，要注意肝经；时发惊悸，要注意心经；乍冷乍热，要注意脾经；脸红咳嗽，要注意肺经。要分开脏腑，区别对待。”他用抱龙丸给十太尉服用，十太尉的病很快好了。

附：原文如下

睦亲宫十太尉病疮疹，众医治之。王曰：疹未出，属何脏腑？一医言：胃大热。一医言：伤寒不退。一医言：在母腹中有毒。钱氏曰：若言胃热，何以乍凉乍热？若言母腹中毒发，属何脏也？医曰：在脾胃。钱曰：既在脾胃，何以惊悸？医无对。

钱曰：夫胎在腹中，月至六七则已成形，食母秽液入儿五脏，食至十月，满胃管中，至生之时，口有不洁，产母以手拭净，则无疾病。俗以黄连汁压之，云下脐粪及涎秽也。此亦母之不洁，余气入儿脏中，本先因微寒入而成。疮疹未出，五脏皆见病证。内一脏受秽多者，乃出疮疹。初欲病时，先呵欠、顿闷、惊悸、乍凉乍热、手足冷、面腮燥赤、咳嗽时嚏，此五脏证俱也。呵欠顿闷，肝也；时发惊悸，心也；乍凉乍热、手足冷、脾也；面目腮颊赤、嗽嚏，肺也。惟肾无候，以在腑下，不能食秽故也。凡疮疹，乃五脏毒，若出归一证，则肝水、肺脓、心斑、脾疹，惟肾不食毒秽而无诸证。疮黑者属肾，由不慎风冷而不饱，内虚也。又用抱龙丸数服愈。

2. 小儿咳嗽惊搐（薛己医案）

一小儿寅卯时发热，或兼搐有痰。服抱龙、泻青二丸而愈。

111　抵当汤

抵当汤中用大黄，虻虫桃蛭力最强；

少腹硬满小便利，攻瘀逐热治发狂。

【来源】东汉 · 张仲景《伤寒论》。

【组成】大黄 10 ～ 15g，桃仁 10 ～ 20g，水蛭 6 ～ 12g，虻虫 6 ～ 12g。

【方解】

张仲景治瘀血病症常用方，为破血逐瘀峻剂，有攻逐蓄血之功。

“抵当”的方名意义，说法不一：一谓非大毒猛厉之剂，不足以抵挡其热结蓄血之证；一谓抵当乃抵掌之讹，抵掌是水蛭一药的别名（陆渊雷引山田氏语），本方以其为主药，因而得名。

但也有谓“抵当”为“至当”者，如王晋三《绛雪园古方选注》曰：“抵当者，至当也。蓄血者，至阴之属，真气运行而不入者也，故草木不能独治其邪，务必以灵幼嗜血之虫为向导。飞者走阳路，潜者走阴路，引领桃仁攻血，大黄下热，破无情之血结，诚为至当不易之方，毋惧乎药之险也。”又或，本方有攻逐蓄血之功，可宜抵当攻之处，故名。

抵当汤可以看作是桃核承气汤去甘草、芒硝、桂枝，并减大黄、桃仁剂量，再加水蛭、虻虫两味虫类药而成，而抵当汤证比桃核承气汤证更重。方中水蛭味咸，能入血软坚，化瘀血，使旧血去、新血生；虻虫味苦，能破血瘀，同时微寒，还能清血热；桃仁入肝经，能散血缓急，味苦甘，苦以泄滞血，甘以生新血；大黄味苦性寒，以荡血通热。四味药合用，共奏破血逐瘀之功，功效卓著。

【适用证】

下焦蓄血所致的发狂或如狂、少腹硬满、小便自利、身黄如疸、精神发狂、喜忘、大便色黑易解、脉沉结，以及妇女经闭、少腹硬满拒按者。

现用于脑血栓、腔隙性脑梗、脑栓塞等缺血性脑血管病，心血管病，以及各种结节、息肉、溃疡、肠化、增生、肌瘤、糖尿病、肾病、肝硬化、癌瘤等。

【临床医案】

1. 腹中块痛（曹颖甫医案）

常熟鹿苑钱钦伯之妻，经停 9 个月，腹中有块攻痛，自知非孕。医予三棱、莪术多剂未应，当延陈保厚先生诊。先生曰："三棱、莪术仅能治血结之初起者，及其已结，则力不胜矣。吾有药能治之，顾药有反响，受者幸勿骂我也。"主人诺。当予抵当丸 3 钱，开水送下。入夜，病者在床上反复爬行，腹痛不堪，果大骂医者不已。天将旦，随大便下污物甚多，其色黄白红夹杂不一，痛乃大除。次日复诊，陈先生诘曰："昨夜骂我否？"主人不能隐，具以情告，乃予加味四物汤调理而安。

2. 精神失常（胡希恕医案）

我曾治一患者，精神有些问题，常用斧子砍人，虽在安定医院住院很长时间，但症无稍减，因其经闭，而用抵当汤，因其便干，加入芒硝，服后月经排下大量血块，精神随之正常。

3. 精神发狂（全太峰医案）

治一八旬老翁，因家庭矛盾受到较强的精神刺激，神志逐渐出现恍惚混乱，服用镇静安神类药物后缓解。不久，头部跌伤后精神状态越发混乱，发展到狂躁、骂人，服镇静剂无效。症状加重，每晚狂叫、怒骂。时值冬日，夜晚寒气袭人，患者却脱光衣服，在房中走动不停，无片刻安宁。平日孱弱的老人，此时力大，动作敏捷，两名成人才能勉强摁住他。每晚如此已近 1 个月，白天稍缓，夜间加重。家人无奈欲将其送精神病医院。

全氏听后觉得此证属桃核承气汤和抵当汤的治疗范围，遂去诊视。时值白日，见老翁在房中坐立不安，按其腹部，脐下左边有一碗口大的坚硬块状物，按之即痛剧。询问病史，得知 3 年前膀胱癌手术后形成肿块，诊断是手术后伤口愈合过程中形成的赘生物。1 年前曾做电切手术，切除一部分，现又逐渐增大、变硬。问其大便情况，告之大便很困难，每次临厕如同一场战斗，需折腾半天才下一些干类团，至今又已近1周未大便。“少腹硬满，拘急其人如狂”，属桃核承气汤和抵当汤证无疑。

由于患者不配合，无法察其舌脉，方证明晰，舍舌脉从症。遂书抵当汤合桃核承气汤2剂：大黄10g，桃仁20g，桂枝8g，芒硝10g，水蛭10g，虻虫10g。后因无法买到虻虫，只能去之。服1剂后，家人告之服完药后不久，老人即如厕，下3块如板栗大的“黑石头”（即瘀血），落地有声。不一会儿大下青绿色水状物几次，接着又下黄褐色稀粪1次。人随即安宁，当晚安静入睡。

几日后，仝氏去探视，按其腹部已经柔软了许多。

112　奔豚汤

奔豚汤治肾中邪，气上冲胸腹痛佳；
苓芍芎归甘草半，生姜干葛李根加。

【**来源**】东汉·张仲景《金匮要略》。

【**组成**】甘草、川芎、当归各6g，半夏12g，黄芩6g，葛根15g，白芍6g，生姜、李根皮各12g。

【**方解**】

古代治奔豚病专方，有温散寒邪、平冲降逆之功。

“奔豚”，又名贲豚、奔豚气，曰肾之积。症见有气从腹上直冲胸脘、咽喉，发作时痛苦剧烈，或腹痛，或往来寒热，症似西医的胃肠神经官能症（肠道积气和蠕动亢进或痉挛状态）

及冠心病、心血管神经症等。病延日久，可见咳逆、骨痿、少气等症。

王晋三《绛雪园古方选注》云："贲，与愤同，俗称奔；豚，尾后窍；又，小豕也。病从腹中气攻于上，一如江豕之臀愤起而攻也。"本方为治肾水凌心所致的奔豚病的专方，故名"奔豚汤"。

朱良春释："方中以李根皮为君，《名医别录》言其'止心烦逆，奔豚气'。以白芍、甘草为臣，舒挛急，止腹痛。同时以黄芩、葛根、生姜、半夏，解寒热，降逆气；当归、川芎理血散结，而助芍、甘止腹痛，以为佐使。古人认为奔豚是由于肾气上冲所致，所以说'奔豚汤治肾中邪'。"

【适用证】

惊恐恼怒，肝气郁结，奔豚气上冲胸；肝胃不和，气逆上攻，胁肋疼痛，嗳气呕呃。现用于癔症、神经官能症、冠心病、肝胆疾患及更年期综合征等属肝热气逆者。

【临床医案】

1. 奔豚（曹颖甫医案）

余尝治平性妇，其人新产，会有仇家到门寻衅，毁物谩骂，恶声达户外，妇人惊怖。嗣是少腹即有1块，数日后，大小2块，时上时下，腹中剧痛不可忍，日暮即有寒热。予初投：炮姜、熟附子、当归、川芎、白芍。2剂稍愈，后投以奔豚汤，2剂而消。惟李根皮为药肆所无，其人于谢姓园中得之，竟得痊愈。

按语：病起于惊恐，见少腹有块，腹中剧痛，日暮寒热，肝郁之奔豚也，经投之，又幸得李根皮，果获佳效。

2. 梅核气（俞长荣医案）

潘某某，女，38岁，长期以来不时自觉咽喉阻塞，伴眩晕，耳鸣，嗳气，月经色暗黑，舌质淡红，苔根薄微黄，脉细弦。曾经多项检查，除乳腺小叶增生外无特异发现。拟为肝气郁滞，肝气上逆之证。治宜疏肝降逆，佐以甘缓宁神。处方奔豚汤合甘麦大枣汤：李根皮 15g，半夏 10g，葛根 15g，黄芩、白芍各 10g，当归、川芎各 6g，小麦 30g，甘草 6g，红枣 3 枚。

复诊：服 6 剂，咽喉异物感消失，仅偶觉有痰阻喉间，伴胸膺胀，心悸，口臭，“口厚”。仍照上方去小麦、大枣，以免甘缓生痰，加瓜蒌仁宽胸通下。至同年 11 月 9 日询知，上方续服 6 剂后，除痰仍较多外，诸症基本缓解。

【加减应用】

气冲较甚者，加桂枝、枳壳；气郁者，加柴胡、青皮；咳嗽者，加紫苏子、葶苈子。

113 厚朴温中汤

厚朴温中陈草苓，干姜草蔻木香停；
煎服加姜治腹痛，脘腹胀满用皆灵。

【来源】金·李东垣《内外伤辨惑论》。

【组成】姜厚朴、橘皮各 30g，炙甘草、茯苓、草豆蔻、木香各 15g，干姜 2g。

【方解】

治疗脾胃寒湿气滞的常用方，有温中祛寒、除满定痛之功。

方中厚朴辛苦温燥，行气消胀，燥湿除满；草豆蔻辛温芳香，温中散寒，燥湿运脾；木香、陈皮理气醒脾，助厚朴消胀除满；

干姜温脾散寒；茯苓、甘草健脾和中。因本方以厚朴为主药，张锡纯誉之为“温中下气之要药”，配诸药合用，使脾胃健运，寒湿去而气滞行，痞满除而疼痛消，故称“厚朴温中汤”。

【适用证】

脘腹胀满或疼痛，不思饮食，四肢倦怠，舌苔白腻，脉沉弦。临床常用于治疗急慢性胃炎、慢性肠炎、胃肠功能紊乱、慢性肝炎、胃及十二指肠溃疡、早期肝硬化等属脾胃气滞寒湿证者。

【临床医案】

1. 胃寒腹痛（赵守真医案《治验回忆录》）

刘某某，男，50岁。零陵芝城镇人。性嗜酒，近月患腹痛，得呕则少安，发无定时，惟饮冷感寒即发。昨日又剧痛，遍及全腹，鸣声上下相逐，喜呕，欲饮热汤。

先以为胃中寒，服理中汤不效。再诊，脉微细，舌白润无苔，噫气或吐痰则痛缓，按其胃无异状，腹则膨胀如鼓，病在腹而不在胃，审系寒湿结聚之证。盖其人嗜酒则湿多，湿多则阴盛，阴盛则胃寒而湿不化，水湿相搏，上下攻冲，故痛而作呕。治当温中宽胀燥湿为宜。

前服理中汤不效者，由于参术之补，有碍寒湿之行，而转以滋胀，虽有干姜暖中而不化气，气不行则水不去，是以不效。改以厚朴温中汤，温中宫则水湿通畅，调滞气则胀宽痛止。但服后腹中攻痛尤甚，旋而雷鸣，大吐痰涎碗许，小便增长，遂得胀宽痛解。其先剧而后缓者，是邪正相争，卒得最后之胜利，亦即古人“若药不瞑眩，厥疾不瘳”之理也。再剂，诸症如失，略事调补而安。

2. 小儿肠痉挛（孙书坤经验《北京中医》1998年）

肠痉挛是小儿急性腹痛中常见病症，以健康小儿突然发生阵发性或间歇性腹部绞痛为主要症状。西医多采用对症治疗，如解痉、镇静、抗过敏等，但有较明显的副作用。运用中药治疗本病，在提高疗效、减少副作用方面有较大优势。笔者自1992年以来，运用厚朴温中汤加减治疗本病56例，治愈47例，有效8例，无效1例，有效率达98.21%。

【加减应用】

气虚，加党参、黄芪；腹胀甚，加枳壳、砂仁；腹痛甚，加延胡索、香附；纳差，加山楂、神曲。

114 青娥丸

青娥丸将肾虚疗，杜仲故纸好胡桃；
配用大蒜四药妙，腰痛膝软不能劳。

【来源】宋·《太平惠民和剂局方》。

【组成】胡桃（去皮膜）20个，蒜熬膏60g，破故纸（即补骨脂，酒浸炒）120g，杜仲（去皮姜汁浸炒）240g，研为细末，蒜膏为丸。每服30丸，空心温酒下，妇人淡醋汤下。

【方解】

古代延年益寿方，专治肾虚腰痛如折，俯仰不利，转侧艰难。有补肝肾、壮筋骨、止腰痛之功。

“青娥”，古时女子用青黛画眉，后来泛指青年女子。传说乃唐知广州太尉张寿明得本方于南番，服用之后使白须发转为乌黑，所以有“夺得青光来在手，青娥休笑白髭髯”之诗句，赞美此方的神妙，服后可使肝肾充足，腰痛若失，须发乌黑，筋骨强壮，从而体健年轻，可与青年女子相媲美，故名“青娥丸”。

方中胡桃味甘性温，能温肾助阳，滋血润燥，益肺定喘。近代名医张锡纯在《医学衷中参西录》中指出：“胡桃，为滋补肝肾，强健筋骨之要药，故善治腰疼腿疼一切筋骨疼痛。因其能补肾，故能固牙齿，乌须发。”

补骨脂温肾助阳，合胡桃，有木火相生之妙，古语云：“补骨脂无核桃，犹水母之无虾也。”蒜即大蒜，又名胡蒜、葫蒜，能温中行滞，解毒杀虫。杜仲能温补肝肾，强筋壮肌，方中用之以加强胡桃仁、补骨脂之功。诸药皆是以温肾助阳为基本功能的延年益寿药。

【适用证】

腰膝酸痛、阳痿、遗精等属肾阳不足者。实验研究表明，青娥丸能促进骨钙吸收，调节钙、磷平衡，抑制破骨细胞的活动，使骨代谢稳定。

【临床医案】

老年骨质疏松（《湖北中医杂志》1994 年）

老年性骨质疏松症是指骨组织单位体积的骨矿物质和骨基质随年龄增加而比例减少，骨组织结构及荷载功能发生异常变化，以致体态变形，易发骨折，伴有周身骨骼疼痛的疾病。1992 年 3 月以来，我们根据中医“肾主骨”的理论，采用补肾古方青娥丸加味治疗 52 例老年骨质疏松，疗效较好。

52 例患者均有腰背部疼痛症状，其中局限性腰背痛 35 例，腰背痛伴身长明显短缩，呈驼背状者 17 例。

结果：治疗 3 个月后，46 例（占 88.46%）患者腰背部疼痛症状明显减轻或缓解。其中药后 15 天疼痛减缓者占 28.85%；药后 1 个月疼痛减缓者占 71.15%；2 个月疼痛减缓者占 86.53%。

【加减应用】

（1）《御药院方》胡桃丸：青娥丸减蒜膏，加萆薢，意在加强其祛风利湿、通经活络、强壮筋骨的作用。

（2）《摄生众妙方》青娥丸：《太平惠民和剂局方》青娥丸，加牛膝、萆薢以疏通经络，强筋壮骨；加知母、黄柏以滋阴降火，从而使《太平惠民和剂局方》青娥丸由温肾助阳、强壮筋骨之剂，一变而成为既能滋精养血，又能温肾助阳之阴阳两补之剂。

（3）《是斋百一选方》补髓丹：即青娥丸加鹿茸、没药而成，更能壮元阳，补精血，益脑髓，强筋骨。

115 抽薪饮

【来源】明·张景岳《景岳全书》之《新方八阵》。

《新方八阵》是《景岳全书》重要组成部分之一，是明代著名医家张景岳积数十年临床经验，研究方剂的代表作，成书于崇祯十三年（公元 1624 年）。该书首创了八阵分类法，并创立了新方 186 首，乃从他亲临战事，将士立营布阵，设阵而后战，每能获胜的战绩得到启发和升华，巧妙地将古代朴素的军事辩证法思想渗透于中医药学中，首创了医方中的“补、和、攻、散、寒、热、固、因”八阵分类新法。

这样的分类法，有纲有目，简明扼要，大、中、小法融会贯通，不但是方剂分类的一大改进，更可贵的是将古代的军事法引进到中医药学中，借以提高组方遣药水平，启迪人们学会灵活的用方法则，是一个大胆创新。它不但在当时有很大影响，且在方剂发展史上也有举足轻重的地位。尔后，汪昂的“二十一类”、程国彭的“八类”分类等法，均是在其基础上的发展。

【组成】黄芩、石斛、木通、炒栀子、黄柏各1.6g，枳壳、泽泻各1.5g，甘草0.9g。

【方解】

本方属“新方八阵”中的寒阵，主治各种实热病症，其清热泻火之效极强。

古有“釜底抽薪”之成语，“釜”即锅也，是说从锅底取掉薪柴，锅里的水就不会沸腾，这是一种从根本上解决问题的办法。本方以此命名，其意是在火热炽盛之时，服用清热泻火之重剂，犹如从釜底抽出柴火一样，从而火势不会蔓延，病情不再发展。

本方从黄连解毒汤加减衍化而来，但黄连解毒汤用黄芩、黄连、栀子、黄柏，四者纯属苦寒，清热有余，而不免有苦燥伤津之弊。本方有鉴于此，不用黄连之苦，改用石斛之甘，清热则一，但润燥不同。方中用黄芩清上焦邪热，用石斛清中焦阳明之热，黄柏清下焦之邪热，更用栀子花以清三焦之热。同时黄连泻火而苦燥，石斛清热而养阴，配伍于黄芩、黄连、栀子等苦寒药中，既助清热，又可避免苦燥，如是则三焦俱清，邪热可除。

【适用证】

火热炽盛之面红耳赤、狂言乱语、小便赤涩、大便干结，以及孕妇外感发热等。现代常用于治疗急性胆囊炎、急性黄疸型肝炎、尿路感染、便血等病症。

【临床医案】

肾盂肾炎（欧阳绮医案）

肾盂肾炎，属于中医“淋证”范畴。欧阳老认为，此病无论急性、慢性，其根本病因在于湿热。在治疗上欧阳老多用抽薪饮化裁。

如赵某，女，51 岁。因小便燃痛急数 2 天，于 1993 年 6 月 1 日就诊。患者 5 月 30 日起出现小便热滴急数，次日在某医院检查，诊断为“急性肾盂肾炎”。现症见小便热痛急数，尿色茶红；小腹胀痛，大便秘结，舌红，苔黄白稍腻；脉滑数。证属湿热下注，药用新加抽薪饮化裁。1 剂尽，尿痛大减，再进 6 剂，诸症消失，小便转黄。再予原方出入 5 剂以巩固疗效，随访 3 个月，病未再发。

【加减应用】

热在经络、肌肤者，加连翘、天花粉以解之；热在血分、大小肠者，加槐蕊、黄连以清之；热在阳明头面，或躁烦便实者，加生石膏以降之；热在下焦，小便痛涩者，加龙胆草、车前子以利之；热在阴分，津液不足者，加麦冬、生地黄、白芍之类以滋之；热在肠胃，实结者，加大黄、芒硝以通之。

湿热黄疸，加大黄、茵陈蒿；下痢脓血，里急后重，加黄连、槟榔、木香；尿频尿急尿痛，加瞿麦、萹蓄。

116 固冲汤

固冲汤中用术芪，龙牡芍萸茜草施；
倍子海蛸棕榈炭，崩中漏下总能医。

【来源】清·张锡纯《医学衷中参西录》。

【组成】炒白术30g，生黄芪18g，煅龙骨24g，煅牡蛎24g，山萸肉24g，生白芍12g，海螵蛸12g，茜草9g，棕榈炭6g，五倍子1.5g。

【方解】

治妇人血崩、月经量多的常用止血方，有益气健脾、固冲摄血之功。

“冲”，即冲脉，为奇经八脉之一。冲为血海，脾胃为气血生化之源，脾胃精气充足则冲脉盛，血海盈，故月事以时下。若脾胃虚弱，统摄无权，则冲脉不固，而致崩漏或月经过多之症。本方止血而不留瘀，健脾又能固冲，专治气虚冲脉不固所致之崩漏或月经过多，有固冲摄血作用，故名“固冲汤”。

方中以山萸肉甘酸而温，既能补益肝肾，又能收敛固涩，故重用为君。龙骨味甘涩，牡蛎咸涩收敛，合用以“收敛元气，固涩滑脱”，《医学衷中参西录》言：“治女子崩带，龙、牡煅用，收涩之力更强”，共助君药固涩滑脱。张锡纯每以此三药同用，成为收敛止血，或为救元气欲脱的常用配伍组合。

白术补气健脾，以助健运统摄；黄芪既善补气，又善升举，尤善治流产崩漏，二药合用，令脾气旺而统摄有权。生白芍味酸收敛，能补益肝肾，养血敛阴；棕榈炭、五倍子味涩收敛，善收敛止血；海螵蛸、茜草固摄下焦，既能止血，又能化瘀，使血止而无留瘀之弊。诸药合用，共奏固冲摄血，益气健脾之功。

【适用证】

血崩或月经过多，色淡清稀，心悸气短，舌质淡，脉细弱或虚大者。现代药理研究，本方具有止血、抗菌、镇痛、抑菌、抗肿瘤等作用，常用于功能性子宫出血、产后出血过多、上消化道出血、子宫颈癌、溃疡病出血等。

【临床医案】

1. 血崩（张锡纯医案）

一妇人年 30 余，陡然下血，2 日不止。及愚诊视，已昏愦不语，周身皆凉，其脉微弱而迟。知其气血将脱，而元阳亦脱也。遂急用此汤去白芍，加野台参 8 钱、乌附子 3 钱。1 剂血止，周身皆热，精神亦复。仍将白芍加入，再服 1 剂，以善其后。

2. 带下（龚士澄经验）

我遇崩而时下凝块者，辄用固冲汤加丹参、失笑散成为止血化瘀、并行不悖之剂，取效较捷而无留瘀之弊。可见，不限于“血脱而气亦随之下脱”一证。

脾气虚弱或下陷，则统摄无权。每致血失统而下出，湿不化而下注，常为崩漏、带下共有之病机。鉴于方义与病机，我逐用固冲汤治带下，多能应手。

黄带：入茵陈、鱼腥草，热重加黄柏。阴痒者酌加龙胆草，重用粉萆薢。

白带：入车前子、陈皮，质清稀者加鹿角霜，腰痛加续断，腹坠加柴胡，去龙骨、牡蛎。

赤带：重用白芍至20g以上，加生地黄榆、蜀羊泉。

久泻脾虚或下痢夹血，曾试用固冲汤去棕榈炭、五倍子、山萸肉，加炮姜瓤、白茯苓等品，疗效尚优。

3. 功能性子宫出血（《广东医药资料》1975年）

本方去棕榈炭、山萸肉，治疗60例。结果：疗效甚佳。其中86.7%患者曾经中西药物或施行刮宫处理无效，服本方后均于7天内阴道流血完全停止；80%患者于5天内停止阴道流血。

【加减应用】

劳伤者，加红参、三七、鹿角霜；虚寒者，加附片、炮姜、艾叶；虚热者，加生地黄、牡丹皮、旱莲草；血瘀者，加蒲黄、赤芍、当归。

117 虎潜丸

虎潜脚痿是神方，虎胫膝陈地锁阳；
龟甲姜归知柏芍，再加羊肉捣丸索。

【来源】元·朱丹溪《丹溪心法》。

【组成】虎胫骨30g，牛膝60g，陈皮60g，熟地黄90g，锁阳45g，龟甲120g，干姜30g，当归45g，知母90g，黄柏90g，白芍60g。

【方解】

古代治痿证名方、常用效方，为后世医家广泛应用。即大补阴丸（龟甲、熟地黄、知母、黄柏）加味而成，有滋阴降火、强壮筋骨之功。

费伯雄《医方论》云：“虎潜丸息肝肾之虚风，风从虎，虎潜则风息也。”《古今名医方论》记载叶仲坚云：“是方以虎名者，虎于兽中禀金气之至刚，风生一啸，特为肺金取象焉；其潜之云者，金从水养，母隐子胎，故生金者必丽水，意在纳气归肾也。”本方为治肝肾阴亏，精血不足所致痿证之效方。服之可使精血受益，肝肾得补，阴精固守，犹如虎潜山林，从而筋骨强壮，痿证自愈，健步有方，故称“虎潜丸”。

方中以龟甲、熟地黄、知母、黄柏，滋补肾阴，清降虚火；虎胫骨益精壮阳，强健筋骨。张璐《张氏医通》云：“虎体阴性，刚而好动，故欲其潜，使补阴药咸随其性，潜伏不动，得以振刚劲之力，则下体受荫矣。”

再以白芍、当归养血补肝；牛膝引药下行，强壮筋骨；干姜、陈皮温养脾阳，使诸滋阴药滋而不腻。再加牛肉暖胃大补，有食疗之功。诸药合用，共奏滋阴降火、强壮筋骨之功。

【适用证】

腰膝酸楚，筋骨痿软，腿足瘦弱，步履不便，舌红少苔，脉细弱等症。现用于肌萎缩性瘫痪、小儿麻痹症、下肢慢性骨髓炎、慢性关节炎、中风后遗症而属肝肾不足者。

【临床医案】

1. 虚劳（叶天士医案）

叶天士于虎潜丸一方之应用颇具心得，《临证指南医案》

中多次运用虎潜丸，举一例特证：

曾（五二）脉弦动。眩晕耳聋。行走气促无力。肛痔下垂。此未老欲衰。肾阴弱。收纳无权。肝阳炽。虚风蒙窍。乃上实下虚之象。质浓填阴。甘味息风节劳戒饮。可免仆中。虎潜去锁阳知母。加大肉苁蓉炼蜜丸。

2. 痿证（陈念祖医案《南雅堂医案》）。

病痿有年，两足软弱，不能步履。是症治法，拟独取足阳明一经。盖足阳明胃为五脏六腑之海，主润宗筋，藉以束骨而利其机关；阳明虚则不能受水谷之气，以布化精液，是以致成痿躄。今师丹溪法以虎潜丸主之。

【加减应用】

治痿证，加续断、杜仲、菟丝子；治肌肉萎缩，加淫羊藿、鹿筋、薏苡仁；脾虚，加白术、山药。

118　金铃子散

金铃子散止痛方，延胡酒调效更强；

疏肝泄热行气血，心腹胸胁痛经良。

【来源】金·刘完素《素问病机气宜保命集》。

《素问病机气宜保命集》为刘完素于晚年总结其毕生医药理论和临床心得之作，是一部综合性医书。刘完素对于人之寿夭方面，提出“主性命者在乎人”“修短寿夭，皆人自为”的思想。这种“人主性命”说，说明只要发挥摄养的主观能动性，就能达到延年益寿的境界。他重视气、神、精、形的调养，但尤其强调气的作用及保养。认为“气者，生之元也”。

对于养气方法，他认为当从“调气、守气、交气”三方面着手。他说：“吹嘘呼吸，吐故纳新，熊经鸟伸，导引按跷，所以调气也；平气定息，握固凝神，神宫内视，五脏昭彻，所以守其气也；法则天地，顺理阴阳，交媾坎离，济用水火，所以交其气也。”

刘氏尤其能针对人生各个时期的身体状况，采取相应的养真保命措施，提出了“少年宜养、中年宜治、老年宜保、耄年宜延”四位一体的综合益寿法。

【组成】川楝子、延胡索各 30g。

【方解】

治疗肝郁化火，气滞血瘀诸痛的名方、常用基础方，清代名医徐大椿谓“此调血泻湿热之剂，为热厥心痛之专方”，后世亦称之为止痛良方，有疏肝泄热、行气止痛之功。

金铃子，即川楝子，能清湿热郁结，最善行气，泻气分之热而止痛。《本草纲目》云：“楝实，导小肠膀胱之热，因引心包相火下行，故心腹痛及疝为要药。”

延胡索，活血行气，行血分之滞而止痛，《雷公炮炙论》云：“心痛欲死，速觅延胡。”《本草纲目》云：“延胡索专主一身上下诸痛。”

药虽两味，但功效卓著。故王晋三《绛雪园古方选注》云：“用之中的，妙不可言。方虽小制，配合存神，确有应手取愈之功，勿以淡而忽之。”由于本方以金铃子为主药，且剂型为散，用酒调下，故称“金铃子散”。

【适用证】

胸腹胁肋疼痛，或痛经，疝气痛，时发时止，食热物则痛增，舌红苔黄，脉弦或数等症。现用于慢性肝炎、慢性胆囊炎及胆石症、慢性胃炎、消化性溃疡等。

【临床医案】

1. 肝硬化（《实用中医内科杂志》1988 年）

某女，39 岁。患慢性肝炎 2 年余，曾经某院确诊为肝硬化，经常肝区隐痛，4 天前因急躁气怒，胁痛加重，脘腹发胀，嗳气不畅，食纳减少，舌苔白腻，边有紫点，脉弦细而涩。肝功能化验：麝絮 ++，锌浊度 >14 单位，高田氏 +，转氨酶 100 单位。

证属肝郁不舒，气滞血瘀，不通而痛。治以行气活血，散瘀止痛。处方（金铃子散加味）：川楝子、延胡索、郁金、赤芍、白芍、制香附、桃仁、红花、炒枳壳各 10g，柴胡 6g，紫丹参 15g，服药 24 剂，胁痛消失，肝功能复查正常，后以逍遥丸巩固之。

2. 消化性溃疡（《山东中医杂志》1994 年）

某男，34 岁。患胃及十二指肠溃疡 5 年余，疼痛经常发作，中西药治疗效果不佳。诊见：胃脘持续隐痛，刺痛时作，痛处不移，拒按，大便色黑，小便黄赤，舌红苔黄根厚，舌背脉络粗大紫黑，脉沉左弦右涩。证属肝气郁滞，久病入络，血分瘀滞。宜行气活血兼顾。

处方（金铃子散加味）：川楝子、延胡索、生蒲黄、炒五灵脂、赤芍、香附、青皮、陈皮、焦三仙各 10g，柴胡 6g，7 剂，水煎服。复诊，药后痛止纳增，依上方加减治疗 1 个月，疼痛

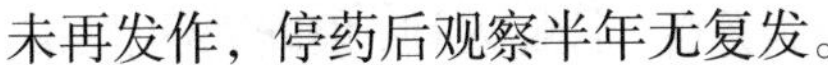

未再发作，停药后观察半年无复发。

【加减应用】

治疗胸胁疼痛，加郁金、柴胡、香附等；脘腹疼痛，加木香、陈皮、砂仁等；妇女痛经，加当归、益母草、香附等；少腹疝气痛，加乌药、橘核、荔枝核等。

119　金锁固精丸

金锁固精芡莲须，龙骨蒺藜牡蛎需；
莲粉糊丸盐酒下，涩精秘气滑遗无。

【来源】清·汪昂《医方集解》。

【组成】沙苑蒺藜、欠实、莲须各60g，龙骨、牡蛎各30g，莲子粉糊为丸。

【方解】

治肾虚遗精滑精的名方、常用方，有补肾益脾、收涩固精之功。

“金锁”，形容其坚固如金制之锁；“固精”，谓固敛肾气，秘涩阴精之效。人之精藏于肾，肾气固则精自敛藏，肾气虚则精关不固而遗泄。本方专为肾虚不固，遗精滑泄者所设，服之能像金锁一样把守住精关，使肾气秘固，遗精滑泄自止。故美其名曰“金锁固精丸”。

方中沙苑蒺藜甘温，补肾固精，《本草纲目》谓其“补肾，治腰痛泄精，虚损劳气”，《本经逢原》亦谓其“为泄精虚劳要药，最能固精”，故为君药；辅以莲子、芡实甘涩而平，俱能益肾固精，且补脾气，莲子并能交通心肾；龙骨、牡蛎安神，俱能固涩止遗；莲须甘平，尤为收敛固精之妙品。合而用之，既能补肾，又能固精，为标本兼顾之妙方。

【适用证】

遗精滑泄，神疲乏力，四肢酸软，腰痛耳鸣，舌淡苔白，脉象细弱等症。现用于治疗男性性神经官能症、前列腺肥大、前列腺炎、慢性肾炎、慢性宫颈炎、产后小便失禁、顽固性盗汗等属于肾虚不固者。

【临床医案】

1. 妇女带下（裘开明经验《中医民间疗法》2000 年）

金锁固精丸治疗肾虚带下者效果较佳。笔者在其基础上进行加减，用其治疗带下 50 例，均系门诊患者，均有带下量明显增多或色、质、气味上发生异常，并伴有全身或局部症状，其中盆腔炎 19 例，阴道炎 12 例，宫颈炎 6 例，子宫内膜炎 1 例。本组经治疗痊愈 21 例，显效 27 例，无效 2 例，总有效率达 96%。

2. 骨折迟缓愈合（《中国中医骨伤科杂志》1991 年）

应用金锁固精丸治疗骨折迟缓愈合 22 例，用法：金锁固精丸（水泛丸），每次 9g，每日 2 次，淡盐汤送服，效果满意。发病时间最短者 60 天，最长者 120 天，均为骨折迟缓愈合。经治疗，22 例患者完全达到自觉症状消失，骨折端骨性愈合或临床愈合，X 线片示骨折端有大量骨痂生长。疗程最短 30 天，最长 120 天，平均 60 天。

【加减应用】

腹泻，加补骨脂、五味子；腰酸甚，加杜仲、续断；大便干结，加肉苁蓉、当归；阳虚、性欲减退、阳痿，加淫羊藿、锁阳；遗精梦泄，加金樱子、五味子；小便白浊，合萆薢分清饮；妇女白带，加茯苓、薏苡仁；肾阴虚，加龟甲、女贞子；阴虚火旺，加知母、黄柏；心烦失眠，加酸枣仁、柏子仁；兼寒甚者，加附子、肉桂。

120 定志丸

安神定志朱龙齿，人参二茯远菖蒲；
服药蜜调能益气，心虚痰扰皆能除。

【来源】唐·孙思邈《备急千金要方》。

【组成】石菖蒲 60g，远志 60g，白茯神 90g，人参 90g。

【方解】

令人益智聪明的经典名方，有补气宁心、定志益智之功。

“定”，有安定之意；“志”，指神志，意之所存谓之志，又称喜、怒、思、忧、恐为五志。本方实则为孔圣枕中丹易龟甲、龙骨为人参、茯苓而成。人参安神益智，大补元气，为主药。辅以石菖蒲、远志安神定志，化痰开窍；茯苓宁心安神。服之可使心神安定，五志归常，诸症悉除，身体健康，故称“定志丸”。

晋代道家名著《抱朴子·仙药》：“韩终服菖蒲十三年，身生毛，日视书万言，皆诵之。”“陵阳子仲服远志二十年，有子三十七人，开书所视不忘。”后来本方被作为益智方剂的基础方使用，亦为后世读书丸、状元丸之前身。

【适用证】

惊悸健忘、神志不宁、精神恍惚、夜卧不安、心神不安、情志抑郁，或言语错乱，喜笑发狂，以及近视等。现用于治疗健忘、神经衰弱、老年性痴呆、心律不齐、心动过速、焦虑症、抑郁症、围绝经期综合征等。

【临床医案】

1. 小儿多动症（赵永生经验《中医学报》2001 年）

小儿多动症，中医学上似属健忘、失聪、武痴等范畴。联合国卫生组织公布的《国际疾病分类》第 9 版称“儿童多动综合征”，是一种好动不安，冒失无礼貌，脾气倔强的儿童行为异常性疾病，其治疗颇为棘手。本人在 1994 年 7 月至 2000 年 7 月间，运用孙思邈定志丸加减治疗儿童多动症 73 例，疗效较佳。73 例患者均为门诊收治，全部符合诊断标准，年龄 6 岁 38 例，7 岁 31 例，8 岁 4 例。

以孙思邈《备急千金要方》定志丸为基本方：人参、茯神、石菖蒲、远志、甘草。加减：多动，任性者，加栀子、淡豆豉、莲子心；记忆力差者，加龙骨、牡蛎、柏子仁、益智仁；躁动不宁者，加蝉蜕、钩藤、白僵蚕；多梦易惊者，加珍珠母、白芍、灵磁石；痰涎多者，加天竺黄、青礞石、胆南星；血瘀者，加当归尾、赤芍；夜尿频多者，加覆盆子、山萸肉。

《中医儿科病证诊断疗效标准》记载治愈：上课时注意力集中，情绪稳定，学习成绩基本达到同龄儿童水平；好转：动作减少，静坐时间较长，注意力稍集中，学习成绩有所上升；未愈：症状与学习成绩无明显变化。

结果：73 例患者中 59 例治愈，随访 1 ～ 3 年无复发；14

例好转，其中 1 例 3 个月后复发，经上方治疗后又好转。

3. 缺血性中风（郝万山医案）

刘某某，男性，60 岁，于 2009 年患脑梗死致言謇（jiǎn，语声含混不清，謇涩，甚至不能发出声音），右半身不遂伴烦躁不安，经多方治疗症状未有明显缓解，故就诊并收住院治疗。患者既往有高血压、抑郁症史。入院时情况：神清，言謇，右半身不遂，烦躁不安，纳呆，寐差，入睡困难，多梦，二便可，舌暗红苔白腻，脉细。

中医：缺血性中风。西医：脑梗死，高血压，抑郁症。该患者以右半身不遂、烦躁不安等为主症，依据舌脉辨证，证属胆郁痰扰，法当化痰通络、养血柔肝、清心安神。中药以柴桂温胆定志汤（柴胡桂枝汤、温胆汤、定志小丸、四逆散合方）为主，加活血通络之品，共服药 28 付后，患者烦躁不安基本消失，睡眠也明显好转。

【加减应用】

阴阳两虚，加熟地黄、巴戟天、紫河车、肉苁蓉；兼肾阴虚，加熟地黄、山茱萸、龟甲、龙骨；失眠，加酸枣仁、柏子仁、茯神、龙齿。

121 定喘汤

定喘白果与麻黄，款冬半夏白皮桑；
苏杏黄芩兼甘草，外寒痰热喘哮尝。

【来源】明 · 张时彻《摄生众妙方》。

【组成】白果9g，麻黄9g，紫苏子6g，甘草3g，款冬花、杏仁、桑白皮、半夏各9g，黄芩4.5g。

【方解】

治痰多哮喘的常用验方，有宣降肺气、定喘化痰之功。

顾名思义，本方服之可使风寒外解，肺气宣畅，痰热得泻，使哮喘得以平定，故名“定喘汤”。

哮喘，是指呼吸急促，连续不得息，喉间有喘鸣的病症。哮与喘既有联系，又有区别。大凡哮必兼喘，而喘不必兼哮。虞抟《医学正传》云：“大抵哮以声响名，喘以气息言。夫喘促喉中如水鸡声者，谓之哮；气促而连续不能以息者，谓之喘。”

方中麻黄宣肺散邪以定喘，白果敛肺定喘而化痰，合为主药。一散一收，一宣一敛，既能加强平喘之效，又能防止麻黄耗损肺气。紫苏子（降中圣药）、半夏、杏仁、款冬花温化肺气，降气平喘，止咳化痰；再加桑白皮、黄芩清肺泻热，止咳定喘，甘草调和诸药。本方宣、清、降三法合用，既能散肺寒，又能敛肺气，使肺清痰化，风寒得解，则气喘痰多诸症自愈。

【适用证】

风寒外束，痰热壅肺，哮喘咳嗽，痰稠色黄，胸闷气喘，喉中有哮鸣声，或有恶寒发热，舌苔薄黄，脉滑数。现用于支气管哮喘、哮喘性支气管炎、急性支气管炎、慢性支气管炎急性发作者。

【临床医案】

1. 咳喘（刘志明医案《中国现代名中医医案精华三》）

李某某，女，18岁。主诉：咳喘15年，每于夏季发作。

近年来病势加重，其他季节亦有小发作。经外院诊断为“喘息性支气管炎”，送进中西药，无明显效果而来就诊。

诊查：自诉咳嗽、喘促发作月余，稍动则加剧，至夜尤甚，不得睡卧。喉中痰声辘辘，痰多而黏稠，色黄白相间，咯吐不爽，胸闷短气，口干时欲饮。体温正常，纳食尚可，大便尚调，小便色黄。脉弦稍滑，舌苔薄黄。

辨证：证属痰浊内蕴，有化热之势。治法：治以平喘化痰、稍佐清热之法，以定喘汤主之。处方：白果 12g，款冬花 12g，杏仁 9g，厚朴 12g，橘红 9g，沙参 18g，紫苏子、紫苏叶各 12g，半夏 9g，黄芩 9g，前胡 9g，甘草 6g。

服药 7 剂，咳喘减轻，胸闷渐舒。遂于原方加生黄芪 18g，配沙参以益肺气。再进药 7 剂，咳喘几除。嗣后以上方增减，再服药 10 余剂，以巩固疗效。随访年余，未见再发。

2. 喘息性支气管炎

用定喘汤治疗慢性喘息性气管炎 100 例，其中合并肺气肿者 73 例，合并肺源性心脏病者 2 例，合并高血压者 15 例，合并陈旧性肺结核者 11 例，合并先天性心脏病者 1 例。患者均有反复咳嗽，气喘，痰多而黄，胸闷或发热等症。每日 1 剂，连服 10 剂为 1 个疗程。除个别病例因继发感染加用鱼腥草、蒲公英外，其余未加任何药物。结果：显效以上占 83%，好转 14%，无效 2 例，总有效率为 97%。本方经临床证实，确有较好的止咳、平喘、祛痰作用，且尚有滋养强壮功效。大多数患者服用后，胸闷消失，体重增加，神色精力均有明显好转。

【加减应用】

痰难咳出者，加葶苈子 5g；胸痛，加白芥子 5g；胸闷，加瓜蒌仁 10g；胃纳差有瘀血者，加生鸡内金 6g。

122 河车大造丸

【来源】明·吴球《活人心统》。

《活人心统》四卷，首卷“治症纪纲”，有医论 58 条。其中既论病、论药，亦多“开后学正大之路”之言，如谓学医必读儒书，当有恒心，不图私利；又针砭时医诸弊，揭露市卖假药，介绍炮制诸法等，涉及医德、医品及众多治疗、辨药、制药经验，多前人所未发。卷二至四，以病分门（计 101 论）。各门先出论说，辨病因治法，继列治病活套（仅列常用药方数首）。其门类虽多，然论说简要，择方亦精，录方近 300 首，多切实用。故明代李时珍《本草纲目》曾引该书 10 余条。该书见于《千顷堂书目》等书志著录，然传世者稀。该书今在国内已失传，惟日本内阁文库尚存该书孤本。

【组成】紫河车 1 具，龟甲 60g，黄柏、杜仲各 45g，牛膝、天冬、麦冬、人参各 36g，生地黄 75g（入砂仁末 18g，茯苓 60g，同酒煮 7 次，去茯苓、砂仁不用）。

【方解】

大补气血之名方，尤以补阴为甚，有大补真元、滋阴壮阳之功，主要用于肝肾虚损所致之腰酸腿软、骨蒸潮热、自汗盗汗、夜梦遗精、精神倦怠、四肢无力等症。

王晋三《绛雪园古方选注》谓：“大造者，其功之大，有如再造，故名。”谢观《中国医学大辞典》云：“此方又能乌须黑发，聪耳明目，有夺天造化之功。”本方以紫河车（胎盘）大补精血为主药，偕诸药滋阴补阳，借后天以补先天，疗虚损功同大造，故赞为“河车大造丸”。

故清代名医汪昂，谓此方“不寒不热、补阴补阳，诸法具备，力量宏深，少年虚劳损怯，老人精血衰颓，服之立见其功，诚补剂中之大方也。”

清代名医王晋三，宗此方而加减变通，另制一方（即此方去龟甲、麦冬、人参、茯苓，加生地黄、当归、枸杞子、肉苁蓉、锁阳蜜丸），亦同名。

【适用证】

现用于治疗支气管哮喘、老年性肺气肿、肺结核、慢性肾炎、慢性肾盂肾炎、男子不育等。

【临床医案】

1. 肾病综合征（程宝书医案）

八机部农场一鄢姓患者，50 多岁患肾病综合征，久治无效。服此药 1 年，基本复原。他曾多次住院治疗，花去了 10 多万元，弄得倾家荡产。在求生无望的情况下，来我门诊，试用中药治疗。记得师兄吕豪生前曾对我说过，河车大造丸治疗肾病有良效。我便为老鄢配制了 1 剂，嘱他坚持服用。服用 3 个月后，患者觉得体力增强了，性功能有所恢复。效不更方，连服用 1 年，尿化验正常。这不能不说是医学上的奇迹。

2. 阳痿（梁宝利经验《实用中医药杂志》2003 年）

我们用河车大造丸治疗抗抑郁药所致阳痿 46 例，取得较满意疗效。46 例均为 1990 年 3 月至 2000 年 3 月门诊男性患者。年龄 27 ～ 55 岁；病程最短 1 个月，最长 1 年零 5 个月。

用河车大造丸加减，结果：治愈28例（60.9%），显效7例（15.2%），好转6例（13.0%），无效5例（10.9%），总有效率达89.1%，服药最短12天，最长90天。

123 保元汤

保元补益总偏温，桂草参芪四味存。
男妇虚劳幼科痘，持纲三气妙难言。

【来源】明·魏直《博爱心鉴》。

魏直，字廷豹，号桂岩，萧山（今属浙江省）人。善诗文，通医理，以医闻名于吴越间，尤长于小儿痘疹证治。此书为痘疹专著，又名《痘疹全书博爱心鉴》，简称《博爱心鉴》，成书于嘉靖四年（1525年）。上卷为图说及诸方，下卷为见证及药性。作者认为痘本于气血，治痘首先应扶正祛邪，其辨证治疗有顺、逆、险三法。治法以温补为主，并以保元汤为治痘的主方。

【组成】黄芪、人参各20g，甘草5g，肉桂8g，加生姜1片，水煎温服（《景岳全书》有糯米而无生姜）。

【方解】

古代治疗痘疮及小儿天花常用方，后世作为大补元气的经典代表方，有补气温阳之功。

痘疮、小儿天花，主要由于先天元气不足，后天失调，本方主要在于补益肾、脾、肺之气，古人言："肾为元气之根，脾为生气之源，肺为主气之枢。"本方上有黄芪、人参补肺益气固表，中有甘草补气和中益胃，下有肉桂温肾纳气补命门，上中下兼顾，使人体真元之气强壮，则精充神旺，痘毒自然外达，虚损而元气衰者，自可获愈。

本方乃魏直从李东垣黄芪汤，借治痘证发展而来。《古今名医方论》记载柯韵伯云：“保元者，保守其元气之谓也。”本方用之，可达保守真元之气的功效，故名“保元汤”。

附：保元汤以前是宫里带有神秘色彩的食疗秘方。据说，常喝这种特制的保元汤能把皮肤撑平，没有皱纹，也没有老年斑，可以让皮肤变得娇嫩，颜色像玉石一样洁净。当年慈禧太后最喜欢喝此汤，年老皮肤还能“细嫩如童子”，全赖此方之功。

【适用证】

虚损劳怯，元气不足，以及痘疮阳虚顶陷，血虚浆清，不能灌浆者。现代药理研究证实，本方具有抗炎、护肝、降低尿蛋白、降低血清肌酐、改善心泵功能及免疫调节等多种作用。故常用于治疗慢性肾炎、慢性肾功能衰竭、慢性肝炎、哮喘、痘疹虚陷、过敏性紫癜、崩漏、疮疡经久不愈、再生障碍性贫血、心悸、冠心病、乙型肝炎、白细胞减少，以及防治腹部术后肠麻痹、肠粘连等。

【临床医案】

1. 白细胞减少

用本方加减：白参 10g，黄芪 30g，炙甘草 10g，肉桂 5g。水煎服，每日 1 剂，早晚饭后分 2 次服。每周服 5 日停 2 日，4 周为 1 疗程。治疗白细胞减少 120 例，男 51 例，女 69 例；年龄最小 18 岁，最大 68 岁；病程最短半年，最长 9 年。另设对照组 84 例，予维生素 B 420mg，利血生 20mg，肌苷 0.22g，每日 3 次口服，30 日为 1 疗程。

结果：120 例中，显效 68 例；有效 43 例；无效 9 例。总有效率为 92.5%，与对照组的 66.7% 相比，$P < 0.01$。

2. 慢性肾炎

用本方加减：人参（红参）5g，黄芪 20g，肉桂 2g，甘草 3g。每日 1 剂，分 2 次水煎服。不用协同西药治疗，疗程 30 日。治疗慢性肾炎 18 例，年龄 20 ～ 50 岁；男 11 例，女 7 例。

结果：完全缓解 5 例，占 27.8%；基本缓解 3 例，占 16.7%；部分缓解 7 例，占 38.9%；无效 3 例，占 16.7%；治疗总有效率为 83.3%。

【加减应用】

肾阳虚，加附子、补骨脂、肉苁蓉；肾阴虚，去肉桂，加麦冬、生地黄、玄参；水肿，加猪苓、泽泻、车前子；腹胀，加砂仁、木香；呕吐痰多，加陈皮、半夏；中焦虚寒，加荜茇、干姜。

124 保和丸

保和神曲与山楂，苓夏陈翘菔子加；
曲糊为丸麦汤下，亦可方中用麦芽；
大安丸内加白术，消中兼补效堪夸。

【来源】元·朱丹溪《丹溪心法》。

【组成】山楂 180g，神曲 60g，半夏、茯苓各 90g，陈皮、连翘、莱菔子各 30g，炼蜜为丸，麦芽汤送下。

【方解】

消食化积的经典代表方、常用基础方，专治一切食积停滞之症。

方中重用山楂酸甘微温，善消肉食油腻之积，《本草纲目》谓其“化饮食，消肉积”，故为主药。辅以神曲甘辛而温，消食和胃，能化酒食陈腐之积；莱菔子，即萝卜子辛甘下气，长于消面食之积，宽畅胸膈，消除胀满。三药合用，可消化各种饮食积滞。

由于食积中焦，最易生湿生痰，故以半夏、陈皮、茯苓，燥湿祛痰，健脾和中，三味药又可看作二陈汤去甘草而成。

最后又以连翘苦寒芳香，散结清热。诸药配伍，功效平和，服之可使食滞得消，胃气得降，而能保脾胃安和无虞。正如张秉成《成方便读》云：“此为食积痰凝，内瘀脾胃，正气未虚者而设也……此方虽纯用消导，毕竟是平和之剂。”故以“保和”名之。

附：《医方集解》中所记载大安丸，即本方加白术，更突出消食之功，兼能健脾和胃益气，尤适于小儿脾虚食积者。

【适用证】

胸脘痞满，腹胀时痛，嗳腐吞酸，厌食呕恶，或大便泄泻，舌苔厚腻，脉滑者。现用于治疗消化不良、小儿腹泻、小儿疳积、小儿咳嗽、小儿荨麻疹胆道感染、神经性呕吐、胃柿石症、幽门不完全性梗阻，亦可用于急性胃炎、慢性胆囊炎、慢性胰腺炎、慢性胃炎、慢性结肠炎、慢性肝炎等症。

【临床医案】

1. 肝炎恢复期（蒲辅周医案）

一处于恢复期的肝炎患儿，家长偏执高糖、高蛋白之说，每天鸡蛋3～5个，牛奶半斤至1斤，高级奶糖不断。休息治疗3个月，患儿始终腹胀，精神欠佳，嗳气，偶尔腹泻呕吐，口臭，舌苔黄而厚腻，特别突出的是厌食，每餐都是在家长威逼之下勉强进食。我劝家长减食，每天给鸡蛋1个，吃鸡蛋则停牛奶，如患儿不想食，干脆听其自然，并处以加味保和丸服用。如此3日后患儿食量渐增，7～8天后呕、胀、泻俱好转，1个月后完全正常。

2. 肾炎综合征（叶盛德医案）

某年隆冬，病房中一肾病综合征患儿张某，周身肿满，小便不利，曾以治水肿之常法调治无效，无奈，暂赖激素维持。今适逢春节，恣食佳肴，遂成积滞，其食纳顿减，肿满益甚，舌苔厚腻而黄，脉象弦滑。为消食积，遂投保和汤3剂，重用山楂。

药后出人意料，诸症均减。且化验尿蛋白由（++）以上转为阴性，为住院4个多月来之未有过，经多次化验结果均同。停服此方后，尿蛋白复现(+)，遂坚持保和汤守治，且停服激素，症情日见好转，直至痊愈出院。出院后继服保和汤加减，随访2年，再无复发。

自此案后，凡遇肾病患儿，辄投以保和汤加水蛭、莪术、萆薢等药。经治疗36例均取得了较滋阴益肾利水为好的疗效。

【加减应用】

腹胀重者，加枳实、厚朴；化热明显者，加黄芩、黄连；大便秘结者，加大黄、槟榔；兼脾虚者，加白术；伴虫积者，加槟榔、乌梅；呕吐者，加砂仁、竹茹；食欲不振者，加鸡内金、炒麦芽、炒谷芽。

125 宣痹汤

宣痹汤治湿热痹，滑杏苡仁夏防己；
蚕沙栀子加连翘，利湿清热有豆皮。

【来源】清·吴鞠通《温病条辨》。

【组成】防己、杏仁、滑石、薏苡仁各15g，连翘、栀子、醋炒半夏、蚕砂、赤小豆皮各9g。

【方解】

《温病条辨》中治痹证名方，主要用于湿热痹证，症见寒战热炽、骨节烦痛、面目萎黄、小便短赤、舌苔灰滞或黄腻。有清利湿热、宣通经络之功。

吴鞠通言："痹证总以宣气为主，郁则癖，宣则通也。"本方实为加减木防己汤和三仁汤的合方。加减木防己汤是吴鞠通所推崇的"治痹"祖方，其中木防己能入经络而祛经络之湿，通痹止痛，在方中发挥最重要的作用。本方亦以防己为主，配伍杏仁开宣肺气，通调水道，助水湿下行；滑石利湿清热；赤小豆、薏苡仁淡渗利湿，引湿热从小便而解，使湿行热去，同时薏苡仁还有行痹止痛之功；半夏、蚕砂和胃化浊，制湿于中；更用栀子、连翘泻火，清热解毒，助解骨节热炽烦痛。

全方用药，通络、祛湿、清热俱备，分消走泄，配伍周密妥当，使湿热得宣而痹痛自止，故名"宣痹汤"。

【适用证】

现代研究表明，本方具有很好的抗炎、解热作用，能麻痹骨骼肌，有镇痛作用，能降低血尿酸，可调整免疫功能，对改善微循环，分解关节粘连，促进组织液回流、吸收也具有显著的作用。现用于治疗肠粘连、风湿性关节炎、下肢结节病、湿热下注之脚膝肿痛等。

【临床医案】

1. 痛风关节炎（《中医药导报》2012 年）

痛风关节炎 153 例，随机分为两组，治疗组 73 例采用宣痹汤加减治疗；对照组 80 例采用西药治疗，观察临床效果，并比较治疗前后患者血尿酸、血沉等指标的差异。

结果：经过 2 个月治疗后，总有效率治疗组为 91.8%，对照组为 86.2%，两组比较，差异有统计学意义（$P < 0.05$）。与治疗前比较，患者血尿酸、血沉、白细胞计数等指标均有不同程度的下降，差异有统计学意义（$P < 0.05$）。

2. 强直性脊柱炎（《陕西中医》2007 年）

采用宣痹汤为基础方（防己、连翘、薏苡仁、赤小豆、蚕沙、当归、独活等）治疗强直性脊柱炎 30 例。结果：总有效率为 93.3%。

【加减应用】

疼痛严重，加姜黄、海桐皮、虎杖、桑枝、徐长卿；湿浊甚，加藿香、佩兰；湿热下注、脚膝疼痛，合二妙散（黄柏、苍术）同用。

126 宣白承气汤

宣白承气生石膏，大黄蒌壳杏仁敲；
除痰泻热兼医喘，黄降辛开力最豪。

【来源】清·吴鞠通《温病条辨》。

【组成】生石膏 15g，生大黄 9g，杏仁粉 6g，瓜蒌皮 4.5g。

【方解】

《温病条辨》中脏腑合治的代表方，至今在肺系疾病急性期治疗中仍然有广泛的应用。主要用于阳明温病，所致的腑气不通，肺气不降，见便秘、痰涎壅滞等症，有宣降肺气、清化痰热之功。

“宣白”，指宣通肺气，肺其色应白，与大肠相表里，主宣发肃降；“承气”，谓承顺腑气，腑气则赖肺气的肃降得以畅通。痰热内蕴，肺气不降，则变证丛生。本方以生石膏清肺胃之热；杏仁、瓜蒌皮，化痰定喘，宣降肺气；大黄泻热，荡涤胃肠积滞，可谓融白虎汤、承气汤于一方，正如吴鞠通曰：“以杏仁、石膏宣肺气之痹，以大黄逐肠胃之结，此脏腑合治法也。”

六腑以通为用，肺气以降为和，肺气降则六腑之气流通，诸药同用，可清肺热、宣肺痹、润肺燥、通腑气，从而痰热得清，咳喘可止，故名“宣白承气汤”。

【适用证】

现用于治肺炎、支气管哮喘、支气管炎、支气管扩张、肺源性心脏病、肺脓疡及肺热便秘等症。

【临床医案】

1. 小儿麻疹并发肺炎

患儿于1969年3月患麻疹，第5日夜间皮疹突然隐没，伴喘咳，呼吸困难。体温40.5℃，脉搏168次/分。面色苍白，双目紧闭，喘咳，呼吸表浅而急促，鼻翼煽动，口唇舌质呈青紫色。口腔可见麻疹黏膜斑，胸腹、头面四肢均可见紫暗色隐没的小疹点。对光反射、睫反射迟钝。胸腹灼热而胀满，四肢膝肘以下厥冷，并时有抽搐。指纹青紫色，直透三关射甲。

听诊：两肺布满中等大小的湿性啰音，诊为“麻疹合并肺炎”。

治以宣白承气汤加味：大黄、杏仁、石膏、连翘、金银花各10g，麻黄3g，赤芍、僵蚕、蝉蜕、党参各6g，水煎服1剂。服药后约半小时开始腹泻，至夜半共10余次，四肢发热，肤色转红，紫绀解除，呼吸平稳，心率116次/分，体温37.8℃，转危为安。次日服沙参麦冬汤加连翘、金银花、杏仁，2剂而愈。

2. 慢性支气管炎急性发作（《长春中医药大学学报》2007年）

30例患者热型均属稽留热，午后热重，入夜尤甚，伴见腹满便秘，汗出口渴，喘促不宁，小便黄少，舌苔黄厚，脉大而滑，采用本方加减，7剂为1个疗程。结果：30例中痊愈16例（1周内症状消失，血常规及X线恢复正常），显效12例（1～2周内症状明显减轻），无效2例（症状无明显改善，另用他法治疗或疗程延长至2周以上），总有效率为93.3%。

【加减应用】

发热较高，重用石膏，加黄芩；咳嗽，加前胡、桔梗、枇杷叶；

喘甚，加麻黄、紫苏子、桑白皮；痰多，加桑白皮、浙贝母、葶苈子。

127 风引汤

四两大黄二牡甘，龙姜四两桂枝三；
寒滑赤石紫膏六，瘫痫诸风个里探。

【来源】东汉·张仲景《金匮要略》。

【组成】大黄、干姜、龙骨各56g，桂枝42g，甘草、牡蛎各28g，寒水石、滑石、赤石脂、白石脂、紫石英、石膏各84g，共12味药，共为粗末，取三指撮，以井花水煎服（亦作“井华水”，指清晨初汲的水，因其天一真精之气浮结于水面）。

【方解】

古代治风引经典名方，主要用于大人风痫掣引，小儿惊痫瘈疭，日数十发者，有清热息风、镇痉潜阳之功。

“风引”，是风痫掣引之简称。风痫，是痫证之一，发作时项强直视，不省人事，甚至牙关紧闭，多因肝经积热所致。掣引是风痫的一种症状，类似抽搐，手足掣动。因本方能治疗风痫，制止抽搐，故以此而命名。

方中用石膏、寒水石、滑石、甘草，这有名的三石汤，寒凉以清火，辛凉以散风热。配伍大黄，则泻火通腑，协同三石汤，可以直折风火之势，使热盛风动得以平息；龙骨、牡蛎，重镇以潜肝阳之亢；赤、白石脂除烦，疗惊悸，壮筋骨；紫石英补心气不足，定惊悸，安魂魄，填下焦；反佐以桂枝、干姜之温，而制诸石之咸寒。诸药配伍，重镇心肝，则风引瘫痫可去；除去火热，则风阳亦能自去。张锡纯创制的镇肝息风汤，其方意实渊源于此方。

【适用证】

现用于治疗卒中、癫痫、短暂性脑缺血发作，神经官能症、原发性高血压等病症。

【临床医案】

1. 黄煌医话

广东经方家黎庇留先生用风引汤治疗精神失常及木舌，1剂而愈，近代名医赵锡武先生亦用风引汤加磁石、龟甲、鳖甲、生铁落治疗半身不遂血压高者。河南中医药大学李发枝教授用风引汤治疗手足口病脑部损害者，效果相当好。我则用风引汤治疗小儿脑发育不良、小儿脊髓胶质瘤、癫痫、多动症等，有几例，效果均不错，有控制抽风发作、安定神经的效果。

2. 热性癫痫（有持桂里医案）

余尝治洛西一士人，年弱冠余，患此症（热性癫痫）已久。头面歪斜，手足挛缩，其状异形奇态恰如傀儡，二三年来群医尽其技而未瘥。最后请余诊治，即予此汤（风引汤）。十余日其制引半减，四五十日，诸症尽去，恢复如常，人皆惊叹。用此方救活小儿惊痫、瘈疭日数十次发者不知几何人矣。此方于汉土名医书中间有记载，但于吾邦尚未闻有一人举用者。越前奥村翁自幼嗜好医方，始于吐剂，凡百方药，尚未使用于人者，采掇而一一试之。其例先试于己，次验于家人，后博施于众。其用心仁而勤，即如该方亦出于翁之试验。嗟乎，奥村氏继往启来，其功莫大焉。

3. 狂证（寿苍医案《江苏中医》1961年）

我女患麻疹，在落屑之期，口渴思饮，呼茶不应，盛怒之下，遂成狂疾。初服龙胆泻肝汤3剂无效，乃以“实则泻其子”之法，予三黄泻心汤加当归、甘草（大黄、黄芩、黄连、当归各30g，甘草15g），1剂顿愈，愈后尚继服3剂，不料2个月后又复发狂，援前法泻心竟无一点效验，所有吐泻攻劫之法几遍，3个月病势依然如故。余翻求方书，在《医学从众录》中“痉厥癫狂痫篇”内得陈修园发挥喻嘉言“风火土木相因为害”的奥义，彼叙此等疾病用时方无效时，主张用风引汤和乌梅丸两方。余觉其义重彻，于是连服8剂，神志即清楚如常。后易之安神定志之酸枣仁、远志、茯神、龙骨、牡蛎、白术、石菖蒲、朱砂、甘草等药，巩固疗效，以善其后，至今10余年并未复发。按语：足见风引汤为治“怒狂”之良剂。

【加减应用】暂无。

128 活络丹

小活络丹天南星，二乌乳没加地龙；
中风手足皆麻木，风痰瘀血闭在经。

【来源】宋·《太平惠民和剂局方》。

【组成】川乌、草乌、地龙、天南星各18g，乳香、没药各6g，共为细末，酒面糊丸，空心日午冷酒送服。

【方解】

古代治风湿的常用方，亦为祛寒湿之峻剂，有温经通络、搜风除湿、祛痰逐瘀之功。

张秉成《成方便读》云：“夫风之中于经也，留而不去，则与络中津液气血浑合不分，由是卫气失于常道，络中之血，亦凝而不行，络中之津液，则结而为痰……然治络一法，较治腑治脏为难，非汤剂可以荡涤，必须用峻利之品，为丸以搜逐之。”

方中草乌、川乌性辛热，能燥湿祛风，温通经络，止痛之力较强，是为主药；天南星燥湿化痰，善于除经络中之痰湿，兼有止痛之效；没药、乳香行气活血，以化络中之瘀血，使气血流畅；地龙为入络之佳品，能通经活络；加用陈酒以助药势，从而引诸药直达病所。诸药配伍，则风寒、湿邪、痰浊、瘀血均能祛除，经络得通，诸症自愈，故名“活络丹”，亦名“小活络丹”。

附：大活络丹为《兰台轨范》方，由 50 味药组成，有扶正祛风、活络止痛之功。

【适用证】

风寒湿邪侵袭经络，肢体筋脉挛痛，关节伸屈不利，疼痛游走不定；中风后手足不仁，日久不愈，经络中有痰湿死血，腰腿沉重，或腿臂间作痛；跌打损伤，瘀阻经络而疼痛者。现用于治疗风湿性关节炎、肩周炎、伤筋或骨折后期、卒中后遗症、坐骨神经痛、肩周炎、肠胃功能障碍等病症。

【临床医案】

1. 朱丹溪医案二则

一男子素有香港脚，又患附骨疽作痛，服活络丹 1 丸，二症并瘥。

俞鲁用素有疝不能愈，因患腿痛，亦用 1 丸，不但腿患有效，而疝亦得愈矣。夫病深伏在内，非此药莫能通达。但近代始有此药引风入骨，如油入面之说，故后人多不肯服。大抵有是病，宜用是药，岂可泥于此乎？

2. 劳役过度（秦景明医案）

一人因过劳，患头痛身热，满身疼痛，恶食，状似伤寒。至 12 日后诊，右手寸关浮大，重按少力，左脉微弱。此症虽外感而得，实系平日饥饱失时，劳役过度，元气内伤而致外邪易于凑之耳，不可误用汗下等剂。且见痰气上升，人事不省。先以活络丹 1 丸利其关窍，至晓痰降安睡，明日身凉，遍体疼痛亦减。以六君子汤加白芍、藿香、煨姜。

【加减应用】

偏风盛者，加防风或合大秦艽汤；偏寒盛者，加附子、桂枝；偏湿盛者，加苍术、防己、薏苡仁；疼痛较甚者，加全蝎、细辛；肝肾气血俱亏者，合独活寄生汤。

129 建瓴汤

建瓴汤是锡纯方，山膝龙牡生地黄；

赭石芍药柏子配，肝阳眩晕一扫光。

【来源】清·张锡纯《医学衷中参西录》。

【组成】生山药 30g，怀牛膝 30g，生代赭石 24g，生龙骨 18g，生牡蛎 18g，生地黄 18g，生白芍 12g，柏子仁 12g。

【方解】

治脑充血（又谓中风）名方、常用方，有镇肝息风之功。

“建”，音蹇，通瀽，倒水、泼水之意；“瓴”，一指盛水之瓶，一指瓦沟。“建瓴”为“高屋建瓴”成语的省句。比喻服用本方后，其镇肝息风之效，好像瓶水从高屋脊上向下倾倒，言其居高临下，不可阻挡之势。张锡纯言：“服后能使脑中之血如建瓴之水下行，脑充血之证自愈。”故名“建瓴汤”。

方中怀牛膝引血下行，并能补益肝肾，为主药。代赭石与生牡蛎、生龙骨相配，镇肝息风，降逆潜阳；生地黄、白芍、山药滋养阴液，以制阳亢；柏子仁滋养阴血，安心宁神。本方重用滋养阴液，柔肝息风之品，辅以重镇潜阳，养血安神之药，既能平肝潜阳，又能宁心安神，使肝阳得平，内风息除，心神安守，诸症自解。

附：张锡纯此方，实则师出张仲景《金匮要略》之风引汤，张锡纯曰：“拙拟之建瓴汤，重用代赭石、龙骨、牡蛎，且有加石膏之时，实窍师风引汤之义也。”张锡纯此方，用药清纯不杂，较之原方，更为稳妥，所谓师其意而不袭其方，斯真善学仲景者。其自云：“十余年来治愈此证颇多。”确由实验而来。

【适用证】

肝阳上亢引起的头目眩晕、耳鸣耳胀、心悸健忘、失眠多梦等症。现用于治疗高血压、神经衰弱等病症。

【临床医案】

脑充血（张锡纯医案）

在奉天曾治一高等检察厅科员，年近五旬，因处境不顺，兼办稿件劳碌，渐觉头疼，日寖加剧，服药无效，遂入西医医院。治旬日，头疼不减，转添目疼。又越数日，两目生翳，视物不明，来院求为诊治，其脉左部洪长有力，自言脑疼彻目，目疼彻脑，且时觉眩晕，难堪之情莫可名状。

脉症合参，知系肝胆之火夹气血上冲脑部，脑中血管因受冲击而膨胀，故作疼；目系连脑，脑中血管膨胀不已，故目疼生翳，目眩晕也。因晓之曰："此脑充血证也。深考此证之原因，脑疼为目疼之根；而肝胆之火夹气血上冲，又为脑疼之根。欲治此证，当清火、平肝、引血下行，头疼继而目疼、生翳及眩晕自不难调治矣。"

遂为疏方，用怀牛膝 1 两，生白芍、生龙骨、生牡蛎、生代赭石各 6 钱，玄参、川楝子各 4 钱，龙胆草 3 钱，甘草 2 钱。磨取铁锈浓水煎药。

服 1 剂，觉头目之疼顿减，眩晕已无。即方略为加减，又服 2 剂，头疼、目疼痊愈，视物亦较真。其目翳原系外障，须兼外治之法，为制磨翳药水 1 瓶，日点眼上 5 ～ 6 次，徐徐将翳尽消。

【加减应用】

腰膝酸软、精神萎靡、形瘦、烦热等肝肾阴虚证者，加熟地黄、山萸肉、龟甲；面红、目赤、口苦、便秘、尿赤等肝火偏盛证者，加龙胆草、牡丹皮、生大黄、钩藤等。

130 泰山磐石散

泰山磐石八珍选，去苓加芪芩断联；

再益砂仁及糯米，妇人胎动可安全。

【来源】明 · 张景岳《景岳全书》。

【组成】人参、黄芪、当归身、续断、黄芩各3g，川芎、白芍、熟地黄各2.4g，白术6g，砂仁、炙甘草各1.5g，糯米一撮。

【方解】

古代安胎良方，用于妇人气血两虚，倦怠少食，有坠胎先兆者。有补气、养血、安胎之功。

“泰山”，四大名山之一，即东岳泰山；“盘石”，《易经·渐卦》言“鸿渐于盘”，即谓大雁渐进而栖于磐石之上，表示地位稳固。本方以八珍汤为基础，去茯苓，而加黄芪、砂仁、续断、黄芩、糯米而成。八珍汤双补气血，以养胎元。加黄芪补气，砂仁理气；加续断能接骨续筋，促进筋骨的生长；加糯米不单养脾胃之气，亦能补肺气；尤其黄芩能清热，与白术配伍，古人称为“安胎圣药”。

诸药配伍，共奏益气健脾、养血安胎之功。服之可使妊妇气血足而胎元固，肝肾补而胞宫安。其保胎元之功效犹如泰山之固，盘石之坚也。故称本方为“泰山磐石散”。

【适用证】

妇人气血两虚，倦怠少食，有坠胎先兆者。现用于妇科先兆流产、痛经、经闭等症。

【临床医案】

1. 习惯性流产（黎忆梅经验《中国医药指南》）

选取我院2007年2月至2009年12月门诊及住院患者80例，随机分为治疗组和对照组，对照组给予安宫黄体酮，治疗组在此基础上加用泰山磐石散，2个疗程后观察两组治疗效果。结果治疗组治愈31例，好转5例，总有效率为90%，与对照组的总有效率80%相比，差异显著。结论：泰山磐石散益气健脾，养血安胎，在治疗习惯性流产方面疗效显著，值得推广。

2. 慢传输型便秘（潘现甫经验《河南中医》）

慢传输型便秘，又称慢通过性便秘或结肠无力，是指结肠的传输功能障碍，肠内容物传输缓慢所致的便秘。据统计，其约合慢性便秘的 16% ～ 40%。笔者近年来，运用泰山磐石散加减治疗该病 61 例，临床疗效良好。治愈 27 例，占 44.26%；好转 31 例，占 50.82%；无效 3 例，占 4.92%。有效率为 95.08%。

【加减应用】暂无。

131 秦艽扶羸汤

秦艽扶羸鳖甲柴，地骨当归紫菀偕；

半夏人参兼炙草，肺劳蒸嗽服之谐。

【来源】宋・杨倓《杨氏家藏方》。

【组成】柴胡 60g，人参、醋炙鳖甲、秦艽、地骨皮各 45g，半夏、紫菀、炙甘草各 30g，当归 38g，9 味药物组成，共为细末，加生姜 5 片，乌梅、大枣各 1 枚为引，水煎食后服。

【方解】

古代治疗肺痿骨蒸的补益方，有益气滋阴、退热除蒸之功。

肺痿有因燥热伤肺而成者，有因肺气虚寒而成者（本方适用于前者）。阴血不足，心脾受累，而卫气不充，故体虚自汗、肢体倦怠；阴阳不和故或寒或热。本方虽然亦治气血不足之证，但主要以治阴虚内热证为主。

“羸”者，瘦弱也，《礼记·问丧》云：“身病体羸，以杖扶病也。”本方以秦艽为君，配柴胡解肌热而退潮热骨蒸；再以鳖甲配地骨皮滋阴凉血而治骨蒸汗出；人参、甘草补气，当归和血；紫菀润肺除痰而止嗽；半夏化痰降气，协同清润之品使肺清而声音自开。

诸药相合，滋阴清热，表里兼顾，气血双调，共奏除痨止嗽之效，可扶助因肺痿劳嗽而瘦弱不起之患者，使之较快地恢复健康，为扶羸良剂，故名“秦艽扶羸汤”。

【适用证】

骨蒸劳嗽，或寒或热，声嗄不能出，羸瘦，自汗，四肢怠惰，饮食不香等症。

【临床医案】

1. 低热（焦树德经验）

我常以本方加青蒿 10 ～ 15g、白薇 10g、牡丹皮 9g、香附 9g、生白芍 10g、生地黄 15g，用于治疗查不出原因的“低热症候群”（本病以青年女子较为多见，男子虽有但较少，俗称“低烧”），常可取得良效。

2. 闭经（焦树德经验）

我于 1950 年，曾用秦艽扶羸汤配合大黄䗪虫丸、四乌贼骨一芦茹丸随症加减，治愈一青年女子闭经 1 年多，盗汗骨蒸，体温在 37.8℃～ 38.5℃，将近 1 年不退，五心烦热，羸瘦颧红，行走乏力，脉象细弱而数，经几个西医院检查未查到阳性所见。我辨证此为干血痨。用上述应证汤药加服大黄䗪虫丸，并按《黄帝内经》配制了四乌贼骨一芦茹丸同服，治疗 3 个多月，月经来潮，诸症痊愈。

【加减应用】

（1）秦艽鳖甲散：本方去人参、半夏、紫菀、甘草，加知母、青蒿、乌梅，以驱逐深入骨间之风热，滋阴敛阴为主，治午后壮热、颧红盗汗、肌肉消瘦很快，也是临床上常用的滋阴清热，治疗虚热劳伤的方剂。

（2）黄芪鳖甲散：本方去当归加黄芪、茯苓、生地黄、白芍、天冬、知母、桑白皮、桔梗、肉桂，能滋肾水，泻肺脏之火以养阴，兼寓有引火归元之意，善治肝肾阴虚，相火上炎所致的五心烦热、咳嗽咽干、自汗食少、日晡发热诸疾，滋阴清热之中兼能益气固卫。

本方与秦艽鳖甲散、黄芪鳖甲散三方均能滋阴清热，治骨蒸劳热。但本方以滋阴血、退骨蒸、清肺金、出声音为主。这些药方对于治疗慢性消耗性疾病及一时查不到原因而每日低热的疾病，确有扶正祛邪、改善症状、促进痊愈之功效。

132 真武汤

真武汤壮肾中阳，茯苓术芍附生姜；
少阴腹痛有水气，悸眩瞤惕保安康。

注：瞤，shùn，形容肌肉掣动。

【来源】东汉·张仲景《伤寒论》。

【组成】茯苓、白芍、生姜、附子各9g，白术6g。

【方解】

古代治水气病名方，经典的温阳利水方，有温肾扶脾、利水镇痛之功。

“真武”，又名玄武，为四方宿名之一。《医宗金鉴》云：“真武者，北方司水之神，以之名汤者，赖以镇水之义也。”《汉方精义》亦云：“名真武者，全在镇定坎水，以潜其龙也。”本方温肾行水之功，犹如真武之神，能以降龙治水，威慑水患，故名“真武汤”。

方中以大辛大热之附子为主药，温肾补阳，以化气利水；兼暖脾土，以温运水湿。辅以茯苓、白术健脾助湿，淡渗利水，使水气从小便而去。再以生姜之温散，助附子温阳散寒。白芍在本方有四大功用：一者利小便以行水气；二者柔肝缓急以止腹痛；三者敛阴舒筋以解筋肉瞤动；四者白芍阴柔，既能益阴养血，又可缓和制约附子的燥热，以助于本方能长时服用。诸药合用，温中有散，利中有化，脾肾双补，阴水得制。

【适用证】

脾肾阳衰，水气内停，见小便不利、四肢沉重疼痛、腹痛下痢，或肢体浮肿、苔白不渴，太阳病发汗，汗出不解，其人仍发热、心下悸、头眩、身瞤动、振振欲擗地者。

现用于肝肾性水肿、心性水肿、耳源性眩晕、慢性结肠炎、肺心病、慢性气管炎、心脏神经官能症、更年期综合征、慢性胃肠衰弱、肾炎、肝硬化腹水、脑外伤后遗症、神经衰弱性头痛、慢性关节炎、强直性脊柱炎、骨质增生等属于脾肾阳虚者。

【临床医案】

1. 喘证（《哈尔滨中医》1965 年）

王某某，女，61 岁，患者有慢性咳喘病史，逢寒病作。时值秋末冬初，其病发作，喘息抬肩，动则喘息更甚，伴有咳嗽，吐痰色白，痰稀量多，形瘦神惫，时而汗出。现其面有微泽，舌苔薄白，脉沉弱无力，投二陈汤、小青龙汤皆不收效，后服白果定喘汤，但只能缓解，不能根除，停药病仍发，百医不效。

余诊之曰："此仍肾中真阳不足，水寒射肺也。痰生于饮，治痰必驱其饮。"处方：真武汤重用茯苓 60g，加干姜 6g，细辛 24g，服 1 剂知，2 剂病大减。复诊：咳喘已平，吐白痰仍多，纳食不佳。前方加五味子 6g，白术 9g，3 剂而痊愈。

2. 胁痛（黎庇留医案）

曾治里海吉源坊潭平端之母。病左季胁满痛，上冲左胁，迫心部，苦不能耐，古朗余云初，医治已 2 个月矣：香砂、六君子汤，服至 70 余剂，非不温也，其病有加无减。

嗣延黎先生诊治：见面黄暗唇白，舌上苔滑，脉沉弦而迟。弦为水，沉为里，迟为寒。肾中生阳不能水之主；则阴寒挟水邪，迫于心部。遂定真武汤原方，无加无减。

平端谓："方中各味，皆已备尝之矣。"先生言："备尝之乎？诸药分别用之，则既不成方，亦安能有效？此方名真武者，盖取意于镇水之神。先圣制方，命名自非无因。夫经方苟能对症，固捷如桴鼓之相应也。"

次早，平端来告曰："服方后，得熟睡，是前月来所无者！今晨，痛已不知消散何处矣。凡 70 余日治之不验者，竟一日而廓清之！"

3. 痉病（李克绍医案）

张某某，女，47 岁，初诊：患者于产后 40 天，始觉两臂震颤，以后逐渐加重，发展至全身不自主震颤，已两个半月，阵发性加剧，影响睡眠及进食，患者就诊时亦不能稳坐片刻，并伴有舌颤，言语不利，憋气，以长息为快，食欲差，舌质尖部略红，左侧有瘀斑，舌苔白，两手脉俱沉滑弱。

治宜温阳镇水，真武汤加味：茯苓30g，白术24g，制附子12g，白芍15g，生姜12g，桂枝9g，半夏12g，生龙牡各30g，炙甘草6g。水煎服2剂。

复诊：患者自述，29日晨8时服第1剂药，至当日下午6时许，颤动基本停止，腹内鸣响，当晚又进第2剂，颤动停止，晚上睡眠明显好转，仅有时自觉头有阵阵轰鸣，上方白芍改用30g，加钩藤12g，磁石30g，再服3剂，以巩固疗效。

【加减应用】

若咳者，加五味子、细辛、干姜；若下痢者，去白芍，加干姜；若小便利者，去茯苓；若呕者，去附子，加重生姜用量。

133 真人养脏汤

真人养脏诃粟壳，肉蔻当归桂木香；
术芍参甘为涩剂，脱肛久痢早煎尝。

【来源】宋·《太平惠民和剂局方》。

【组成】人参、当归、白术各18g，肉豆蔻15g，肉桂、炙甘草各24g，白芍48g，木香42g，诃子36g，炙罂粟壳108g，共为粗末，每服6g，水煎去滓，饭前温服；亦作汤剂，水煎去滓，饭前温服，用量按原方比例酌减。

【方解】

古代治虚寒泻痢的常用名方，有温中补虚、涩肠止泻之功。

“真人”，道家称存养本性之得道者，即《黄帝内经》所谓“提挈天地、把握阴阳”“寿敝天地、无有终时”的修真得道之人。“养脏”，指温养脏腑。本方服之可使已伤之脏气得以补养，虚寒之泻痢，滑脱不禁诸症自愈，故名“真人养脏汤”。又有云为“纯阳真人”（吕洞宾）所制，故又名“纯阳真人养脏汤”，均系托名而已。

本方证虽以脾肾虚寒为本，但久痢已至滑脱，故以涩肠固脱治标为主。方中重用罂粟壳固肠止泻，肉桂温肾暖脾，并为主药（罂粟壳易上瘾，不能常用）。辅以肉豆蔻、诃子温肾暖脾，涩肠止泻；白术、人参益气健脾；又以木香醒脾理气，当归、白芍养血和阴，其中木香能辛温行气，可使全方涩补但不阻滞气机。甘草健脾和中，合白芍而缓急止痛。诸药合用，脾肾兼顾，标本并治，涩中寓通，则虚泻自愈。

【适用证】

久泻久痢，滑脱不禁，腹痛喜温喜按，或下痢赤白，或便脓血，日夜无度，里急后重，脐腹疼痛，倦怠食少。现用于治疗肠结核、慢性结肠炎、慢性痢疾、肠功能紊乱、慢性消化不良、溃疡性结肠炎、肛门坠胀等病症。

【临床医案】

1. 慢性腹泻（《新疆中医药》2014 年）

以真人养脏汤加味治疗慢性腹泻病 40 例。结果：治疗 3 ～ 6 个疗程后，临床治愈 30 例，占 75%；显效 8 例，占 20%；好转 1 例占 2.5%；无效 1 例占 2.5%，总有效率为 97.5%。

2. 溃疡性结肠炎（《中华中医药杂志》2009 年）

本方随症加减治疗溃疡性结肠炎 44 例，对照组 44 例给予柳氮磺吡啶，4 周为 1 个疗程，根据病情确定用药疗程。以临床症状消失，肠镜检查及（或）钡剂灌肠显示黏膜病变基本恢复正常或仅遗留瘢痕为近期治愈标准。结果：治疗组总有效率为 95.4%，半年复发 4 例；对照组总有效率为 86.3%，半年复发 14 例。

【加减应用】

久泻脱肛，可加少量柴胡、升麻以升提之；若脾肾虚寒，手足不温者，可加干姜、附子以温肾暖脾。

134 振颓丸

【来源】清·张锡纯《医学衷中参西录》。

【组成】人参、炒白术各 60g，当归、马钱子、乳香、没药各 30g，全蜈蚣 5 条、穿山甲（今以蛤蚧粉）30g，共为细末，炼蜜为丸，每服 6g，无灰酒送下。

【方解】

治疗肢体痿废的补益方，有益气活血、舒筋通络之功。

肢体痿废，是肢体筋脉弛缓，软弱无力，渐至肌肉萎缩而不能随意运动的一类病症。方中人参、白术大补元气，健脾化湿；当归养血活血；乳香、没药行气活络；制马钱子舒筋止痛（马钱子即番木鳖，其毒甚烈，而其毛与皮尤毒。然制之有法，则有毒者可至无毒。而其开通经络，透达关节之力，实远胜于他药也）；穿山甲活血通经；蜈蚣祛风止痉。诸药配伍，共奏益气养血，活血通络之功，对痿废之证自当有效。

“振”，有振起之意；“颓”，乃衰败之谓。言服本方后，可使痿废之肢体重新振起，以至恢复正常，故名“振颓丸”。

【适用证】

肢体痿废、偏枯、麻木。

【临床医案】

神经系统疾病（《中西医结合心血管病杂志》2003 年）

振颓丸乃《医学衷中参西录》中治疗肢体痿废、偏枯、麻木的一个主方，多年来笔者在治疗神经系统疾病中，有意扩大振颓丸的应用范围，自 1995 年 1 月至 1997 年 10 月，我们对 62 例神经系统患者采用随机对照方法，观察了振颓丸结合西药常规治疗神经系统疾病，取得满意疗效。

在我院收治的 62 例神经系统疾病中，其中脊萎缩侧索硬化 10 例，胸腰段外伤性脊髓损伤 9 例（经核磁确诊无脊髓横断），脑血栓致半身偏瘫者 24 例，腰椎间盘脱出压迫坐骨神经者 16 例，椎管狭窄致下肢麻木、无力者 3 例。

62 例神经系统疾病患者按分组原则，随机分为治疗组 32 例（振颓丸），对照组 30 例（西药）。治疗后，治疗组总有效率为 93.75%，对照组总有效率为 73.33%，治疗组疗效明显优于对照组，两组比较有统计学意义。

【加减应用】

热者，加生石膏；寒者，加制附子、肉桂；震颤抖动者，加天麻、山萸肉；病程久，加巴戟天、肉苁蓉。

135 桃花汤

桃花汤中赤白脂，干姜粳米共用之；

虚寒下痢便脓血，温涩止痢最宜施。

【来源】东汉·张仲景《伤寒论》。

【组成】赤石脂 30g，干姜 9g，粳米 30g。

【方解】

治痢疾久不愈的名方、特效方，有温中涩肠止泻之功。

“桃花”，是说赤石脂其色赤白相间，别名桃花石，加之本方煎煮成汤，其色淡红，鲜艳犹若桃花一般，故称“桃花汤”。

本方以重涩之赤石脂为主药，入下焦血分而固脱；干姜之辛温，暖下焦气分而补虚，粳米之甘温，助二药而健脾和胃，诸药合用，共奏温中固脱、涩肠止痢之效。

【适用证】

久痢不愈之下痢脓血，色暗不鲜，腹痛喜按、喜温，舌淡苔白，脉迟弱或微细等症。现用以治疗慢性结肠炎、慢性痢疾、伤寒肠出血、溃疡病、带下病、胃及十二指肠球部溃疡合并出血、功能性子宫出血疾病等属于脾阳虚衰，固摄无权者。

【临床医案】

1. 下痢脓血（刘渡舟医案）

程某某，男，56 岁。患肠伤寒住院治疗 40 余日，基本已愈。惟大便泻下脓血，血多而脓少，日行三四次，腹中时痛，屡治不效。其人面色素来不泽，手脚发凉，体疲食减，六脉弦缓，舌淡而胖大。

此证为脾肾阳虚，寒伤血络，下焦失约，属少阴下痢便脓血无疑，且因久痢之后，不但大肠滑脱，而气血虚衰亦在所难免。治当温涩固脱保元之桃花汤加减：赤石脂 30g（一半煎汤、一半研末冲服），炮姜 9g，粳米 9g，人参 9g，黄芪 9g。服 3 剂而血止，大便不泻而体力转佳。转方用归脾汤加减，巩固疗效而收功。

2. 癃闭（林上卿医案）

曾某，女，42 岁，1978 年 4 月 5 日就诊。自诉 1977 年 10 月起，即作腹胀，少腹拘急，尿少而尿意频频，日排尿仅 100～200 毫升，住某医院内科治疗，因尿常规及各项生化、物理检查均未见异常而不能确诊，仅拟诊“少尿原因待查和内分泌机能紊乱”，而据尿少、尿意频频给予维生素类、氢氯噻嗪、呋塞米等剂治疗。

初时药后尿增至 1500～2000 毫升，腹胀随减，但纳食渐差，且停药诸症又发，再以前药治而难有起色，转中医治疗，以八正散、五苓散等利水剂出入，亦仅服药时症情好转，停药复如旧，病趋重笃，转省某医院治疗，全面检查亦未见异常。建议继续中医治疗。改济生肾气丸、滋肾通关丸等剂加减也仅取一时之效。数日后复旧状。

经人介绍前来求诊：其人面色苍白形体肥胖，口渴纳呆，恶心欲呕，心烦易怒，少腹拘急，腹胀，尿少，尿意频频，尿色白浊，大便干，三四日一行，舌暗淡肥大，脉沉紧。此属脾肾阳气衰惫，枢机不运，气化无权。治宜温运脾肾阳气，枢转气机，方拟桃花汤：赤石脂 60g，干姜、粳米各 30g，清水煎至米熟烂为度，弃渣。

2 日后大便通，小便利，色白浊，精神好转，寐安，纳食稍增，余症减轻。嘱再服2剂，煎服法同前。4日后，尿量增，腹胀、少腹拘急和心烦欲呕等症已除，面色转红润，纳增，舌体肥胖，苔净，脉沉，此中阳已运，肾气来复，原方再进。10日后舌脉复如常人，小便正常，大便通畅，遂以调理脾肾之剂善后。

【加减应用】

脾肾俱虚，阴寒内盛，加附子、肉桂；腹痛甚，加白芍、刘寄奴、桂枝；久泻滑脱，加党参、煨肉豆蔻；痔疮下血，加地榆炭、槐角炭；五更泻，加焦白术、茯苓；脱肛，加黄芪、升麻；吐血，重用干姜；下痢不止，重用赤石脂；下痢兼热象，加黄芩、黄连、白头翁。

136 梅花点舌丹

梅花点舌用三香，冰片硼珠朱二黄；
没药煎葶蟾血竭，一丸酒化此方良。

【来源】清·王洪绪《外科证治全生集》。

【组成】珍珠36g，麝香、朱砂、牛黄、蟾酥各24g，冰片、熊胆、血竭、乳香、没药、葶苈子、硼砂、雄黄、沉香12g，共研细末，金箔为衣制成丸，每丸重3g。内服：每服1～2粒，日服1～2次，温开水化开服。外用：用浓茶汁或醋化开，敷搽患处。

【方解】

治疗外科疔毒恶疮之方，有清热解毒、消疔散痈疖之功。

冰片中之上品，又名“梅花冰片”。服药时将丸药放在舌尖之上，以麻为度，俗称“点舌”；或以葱白打碎包住药丸，用陈酒冲服，亦可用醋化开涂敷患处。为了强调主药及服用方法，故称“梅花点舌丹”。

方用蟾酥散热消肿，解疔疮之毒；乳香、没药、血竭行瘀，活血止痛；冰片、朱砂、雄黄清热，解毒消肿；硼砂散瘀解疮毒；麝香、珍珠止疔毒疼痛，托里消肿；石决明镇肝，散血热；沉香行气化结；葶苈子利水泻热；牛黄、熊胆清心肝烦热，凉血解毒。诸药合用，清热与活血同用，共奏消散痈肿之功。

【适用证】

痈疽肿毒、疔疮、发背、乳蛾、咽喉肿痛等。现用于治疗疖、痈、疽等急性化脓性疾患，急慢性扁桃体炎，急性喉阻塞等病症。

【临床医案】

1. 银屑病（《浙江中医杂志》1991 年）

本品内服外敷，治疗寻常型进行期银屑病 20 例。内服，每服 4 粒，日服 2 次；外用，根据病变部位大小，每用适量，研极细末，用麻油调成糊状，棉签蘸药涂于患处，每日 2 次。结果：疗效满意，鳞屑脱落平均 2 ～ 4 天，斑疹消失，皮损消退平均 5 ～ 7 天。

2. 子宫肌瘤（毕华经验《江苏中医药》2004 年）

梅花点舌丹是中医治疗外科疾病之要药，未见妇科临床应用记载。近年来将此药用于妇科临床，治疗子宫肌瘤、子宫腺肌瘤、盆腔炎性包块、药流后附件包块、慢性附件炎、前庭大腺脓肿、乳腺增生病等均获得了一定疗效。

袁某，女，38岁，工人。初诊，患者月经先期量多数年，发现子宫肌瘤2年，曾在外院治疗2年无效。末次月经6月5日至6月10日，先期4天，经行腹痛，经色红，经行第3天量多如放，挟有大量血块，纳少，神疲肢倦，已绝育。面部有褐色斑痕，舌质红苔薄，脉弦细。辨证为气阴不足挟有血瘀型月经过多、癥瘕，先予益气养阴化瘀消癥煎药17剂。

1个月后复查B超：子宫前位4.5cm×4.0cm×3.9cm，宫内回声不均匀，前壁峡部处可见1.5cm直径的低回声团块，提示子宫肌瘤。予梅花点舌丹18粒 ×4盒，配合西药。

又1个月后B超复查2次，子宫回声均匀未见团块，提示子宫附件无异常。停药，随访1年，子宫附件均无异常。

【加减应用】

疮痈初起，可用金银花、连翘、荆芥、赤芍等煎汤送服；成脓期，用穿山甲、皂角刺等煎汤送服；治疗咽喉肿痛，用金银花、连翘、玄参、马勃、牛蒡子等煎汤送服。

137 桂枝新加汤

新加汤增芍姜量，更添人参使胃强；

汗出身痛表里虚，扶正祛邪效能彰。

【来源】东汉·张仲景《伤寒论》。

【组成】桂枝9g，白芍12g，炙甘草6g，生姜12g，大枣3枚，人参9g。

【方解】

治身疼痛的经典名方，专用于气血营卫不足所致之身痛、感冒等症，有益气养营、祛邪止痛之功。

本方以桂枝汤为基础，加重白芍、生姜的分量，再加人参而成，原名“桂枝加芍药生姜各一两人参三两新加汤”。名“新加汤”者，是仲圣说明此方系在前人所创桂枝汤的基础上，调整用量并增加药味化裁而成。这正是张仲景治学严谨，实事求是高尚医德的体现。

《伤寒论》第 62 条原文：“发汗后，身疼痛，脉沉迟者，桂枝加芍药生姜各一两人参三两新加汤主之。”发汗后，损伤营血，致肌肤筋脉失养，不荣则痛，但脉见沉迟，为胃气内虚，津液不足，只用甘草、大枣平淡之品已不能振兴，故加人参益气和营，补汗后诸虚；加重生姜以复胃气，宣通阳气，行血脉之滞，并引药达表；加重白芍以增强滋养营血的作用。诸药相合，调营卫，益气血，养肌肤，则身痛自除。

【适用证】

产后、经后、久泻、劳损、放疗、化疗后之气阴虚损，营血不和诸症。

【临床医案】

1. 产后身痛（郝万山医案）

曾治一产后身痛不休的患者，因其产后多汗，担心生姜量大会增加汗出，于是初用本方生姜用量极小，药后身痛不见减轻，复诊加大生姜剂量，则起到良好的治疗效果。

2. 头身剧痛（程连禄医案）

郝某某，女，40 岁。因患血吸虫病，正值药后疗效，身体未复，又复感外邪，头痛，身痛，恶寒发热，经服APC（解热镇痛西药），又重被而卧，汗出如雨，药后恶寒发热稍减，而头身疼痛加剧，如锥似刺，辗转不宁，呻吟不止，入夜更甚，后至粒米不思，昼夜难眠。

曾服西药镇痛剂未能缓解，又服中药桂枝加葛根汤，疼痛依然，而来我处求治。诊其脉，沉迟而细，见其症，颈项活动自如，无恶心呕吐。寻思良久，缘患者身染血吸虫，近用锑剂治疗，大伤正气，后复感外邪，过汗伤阴，经脉失其得养，脉症相符，证属气阴不足，营血两伤，急投新加汤。1剂疼痛大减，已能安睡。2剂疼痛已止，饮食如常，诸症消失。

3. 便秘（吉益南涯医案《皇汉医学》）

一老人大便不通数日，上逆头眩，医予以备急丸而自苦，因倍加分量而投之，得利，于是身体麻痹，上逆益甚，而大便复结。更医诊之，予以大承气汤，一服，不得下痢，服三帖，下痢如倾盆，身体冷痛，不得卧，大便复结。又转医作地黄剂始服之，上逆尤剧，面色如醉，大便益不通，于是请治于先生。

先生诊之，心下痞硬，少腹无力，即予桂枝加芍药生姜人参汤服之。三帖，冲气即降，大便通快。经过二三日，冷痛止，得卧，大便续通快。二旬之后，诸症去而复常。

【加减应用】

血虚身痛者，加当归、川芎；气虚明显者，加黄芪、山药；汗出多者，加五味子、牡蛎。

138 咯血方

咯血方中诃子收，海石青黛栀瓜蒌；
蜜同姜汁丸噙化，清肝宁肺止血优。

【**来源**】元·朱丹溪《丹溪心法》。

【**组成**】青黛、瓜蒌仁、栀子、诃子、海蛤粉各等分。

【**方解**】

治咳血经典名方、代表方，有清热化痰、止咳止血之功。

咯血一证，原因甚多，肝火灼肺即其因之一。方中以青黛味咸性寒，专走肝经，善清泻肝经实火而凉血止血；栀子苦寒，入心肝肺经，有泻火除烦，止血降气之功。两药合用，澄本清源，标本兼顾，为主药。又以甘寒入肺之瓜蒌仁清热化痰，润肺止咳；咸平入肺之海蛤粉清金降火，软坚化痰。二药同用，可使热清痰去，其肺自宁。再以诃子苦涩性平，能清热下气，敛肺止咳化痰。

诸药同用，泻肝火以凉血，清肺热以止咳，共奏清肝宁肺之功，寓止血于清热泻火之中，使火热得清，则肺气肃降，痰饮得化，咳嗽宁息，咯血自止。故名“咯血方”。吴昆《医方考》谓：“然而无治血之药者，火去而血自止也。”未直接用止血药，而止血效果甚佳，被历代医家赞为治病求本之典范。

【**适用证**】

肝火灼肺之咳嗽痰中带血、痰质浓稠、咯吐不爽、心烦口渴、溺赤便秘、舌苔黄、脉弦数等症。现用于支气管扩张、肺结核、肺炎、急慢性支气管炎、咳嗽变异性哮喘等。

【临床医案】

1. 支气管扩张咯血（《中国现代药物应用》2010 年）

加味咯血方治疗支气管扩张咯血（简称支扩咯血），根据临床伴随症状加以治疗。结果：服用 1 个疗程后，咯血停止（显效）52 例（占 66.67%），咯血量明显减少（有效）17 例（占 21.80%），咯血量未见减少或见增多（无效）9 例（占 11.54%）。总有效率为 88% ～ 46%。

2. 反复咳嗽（王行宽医案）

程某，男，53 岁，因“反复咳嗽 15 天”来院治疗，当时症见咳嗽，吐黄黏痰，舌红，苔腻，脉弦滑，服用咯血方加味：青黛、炙麻黄各 5g，栀子、诃子、瓜蒌皮、杏仁各 10g，石韦、海浮石各 15g，忍冬藤 20g。水煎服，每日 1 剂，分 2 次服。7 天后，咳嗽减轻，诸症消除。

【加减应用】

咳甚者，加杏仁；火热伤阴者，加沙参、麦冬；咳甚痰多，加川贝母、天竺黄、枇杷叶；痰多苔腻，可与蒿芩清胆汤合用；治鼻衄，加青蒿、牡丹皮。

139 消风散

消风散内羌防荆，芎朴参苓陈草并；
僵蚕蝉蜕藿香入，为末茶调或酒行；
头痛目昏项背急，顽麻瘾疹服之清。

【来源】明·陈实功《外科正宗》。

【组成】荆芥、防风、当归、生地黄、苦参、炒苍术、蝉蜕、胡麻仁、炒牛蒡子、知母、煅石膏各 6g，生甘草、木通各 3g。

【方解】

治风疹、湿疹等皮肤病的常用名方，有疏风除湿、清热养血之功。

本方所治之证，是风毒之邪侵袭人体，与湿热相搏，内不得疏泄，外不得透达，郁于肌肤腠理之间而发之瘾疹。方中诸药配伍可分为四组，即祛风、除湿、清热、养血。

祛风药的代表为荆芥、防风、牛蒡子、蝉蜕，四味药皆有祛风发散止痒之功，尤其防风为风中润剂，走十二经，能遍布全身。除湿药的代表为苍术、苦参、木通，不仅能苦温燥湿，同时木通善利水，能将水湿从下焦排出；清热药的代表为石膏、知母，两味药是清热泻火的常用对药，相当于缩小版的白虎汤；养血药的代表为当归、生地黄、胡麻仁，三药能养血润燥，与诸药配伍，正是“治风先治血，血行风自灭”的用药思想。

最后以甘草解毒和中，调和诸药，共奏疏风养血，清热除湿之效。如此上疏下渗，内清外解，寓扶正于祛邪之中，使风毒消，湿热清，瘙痒止，瘾疹平，故名“消风散”。

【适用证】

皮肤瘙痒，疹出色红，或遍身云片斑点等。现用于荨麻疹、过敏性皮炎、稻田性皮炎、药物性皮炎、神经性皮炎等属风湿热邪为患者。现代研究表明，消风散具有抗炎、抗变态反应、抗过敏、止痒、免疫调节作用。

【临床医案】

1. 颈下瘾疹（刘渡舟医案）

亚某，女，65岁。患者得一奇病，于颈下衬衣第一粒纽扣处（即天突穴）生一瘾疹，约钱币大，其色浅黄，边缘不清，时隐时现，奇痒无比，搔破则有津水渗出。遇冷则减，遇热加剧。每年发作数次，多方医治罔效。问其二便，大便干结，舌红绛而裂，脉弦。此为风热挟湿浸于肌表，内不得疏泄，外不得透达，郁于皮毛腠理之间所致。治宜疏风利湿，养血清热，用消风散加减：

荆芥10g，防风10g，连翘10g，苦参10g，黄芩10g，当归12g，生地黄10g，苍术10g，生石膏12g，牛蒡子6g，薄荷3g，羌、独活各4g，白芍10g，蝉蜕3g，木通10g，炒胡麻10g，大黄（后下）6g，知母6g。医嘱：忌食辛辣油腻。

服药5剂，大便通利，则疹消痒止而病愈。

2. 急性肾炎（《浙江中医学院学报》1987年）

用本方：荆芥、防风、牛蒡子、当归、苍术各10g，蝉蜕、生甘草、木通各5g，苦参、生地黄、茺蔚子各10～20g，知母5～10g，石膏20～30g。水肿明显加茯苓皮、车前子；疮疡加紫花地丁、蒲公英。水煎服，15日为1疗程。治疗急性肾炎100例，男性41例，女性59例；年龄5～17岁88例，18岁以上12例。发病诱因：76例系上呼吸道感染引起，22例系脓疱疮引起，1例系过敏性紫癜引起，1例系药物引起。

结果：经服药1疗程后，痊愈（临床症状体征消失，尿检正常）81例，显效10例，有效5例，无效4例，总有效率为96%。

【加减应用】

风热偏盛之身热、口渴者，加金银花、连翘；湿热偏盛之胸脘痞满、身重乏力、舌苔黄厚而腻者，加地肤子、车前子、栀子等；血分热甚之五心烦热、舌红或绛者，加赤芍、牡丹皮、紫草等。

140 消瘰丸

消瘰牡蛎贝玄参，消痰散结并养阴；

肝肾阴亏痰火结，临时加减细酌斟。

【来源】清·程国彭《医学心悟》。

【组成】玄参、牡蛎、浙贝母各120g，研为末。

【方解】

治瘰疬的专方、常用基础方，有清热化痰、散结软坚之功。

瘰疬一证，多因肝肾阴虚，肝气久郁，虚火内灼，炼液为痰；或受风火邪毒，结核于颈、项、腋、胯之间。重则溃烂流水，日久不敛。方中玄参苦咸寒，滋阴降火，能散瘰疬、痰核、瘿瘤；牡蛎咸平微寒，能育阴潜阳，软坚散结；浙贝母苦寒，能清热化痰，解郁散结，三药均属寒凉之品，既可清热消痰，软坚散结，又兼顾肝肾之阴，清降虚火，从而能使热清痰化，瘰疬自消。故名“消瘰丸”。

【适用证】

瘰疬、痰核，症见咽干、舌红、脉弦滑。现用于治疗颈淋巴结结核、急慢性淋巴结炎、甲状腺功能亢进、甲状腺炎、急性淋巴结炎、乳腺增生病等。

【临床医案】

1. 肥厚型心肌病（《山东中医药杂志》2008 年）

肥厚型心肌病是一组基因突变导致的心脏原发性疾患。欧美人的发生率超过 1/500，我国的发病率情况尚不清楚，但随着诊断水平及就诊意识的提高，近年来就诊的患者明显增加。而且至目前为止，西医尚无理想疗法。为此，笔者在多年临床实践中，对该病进行中医治疗临床研究探索，总结出利用消瘰丸加减方治疗该病，经治肥厚型心肌病 22 例，疗效较为满意。22 例均系门诊病例，男 16 例，女 6 例；年龄 17 ～ 60 岁；疗程最短 3 个月，最长 5 年。

治疗结果：22 例患者中，服药最短者 15 天，最长者 80 天（约 70 剂），其中治愈 8 例，显效 10 例，有效 2 例，无效 2 例，总有效率为 90.9%。

2. 乳腺增生（《实用中医药杂志》1998 年）

乳腺增生病是青壮年妇女的一种常见病和多发病。笔者近年用逍遥散合消瘰丸加减治疗 118 例，疗效满意。患者均为女性，其中已婚者 112 例，未婚者 6 例。病程在 1 年以内者 60 例，1 ～ 3 年 35 例，3 ～ 5 年 17 例，5 年以上 6 例。118 例中 98 例有不同程度的乳房疼痛，合并月经不调、痛经者 53 例，子宫肌瘤者 8 例。

治疗结果：本组 118 例中，痊愈 78 例；好转 34 例；无效 6 例，总有效率为 94.92%。在 98 例乳房疼痛中，消失者 78 例，减轻者 18 例，无变化者 2 例，止痛总有效率为 97.96%。

【加减应用】

肿块大而硬，重用牡蛎，加昆布、夏枯草、海藻；痰火盛者，重用浙贝母，加海蛤粉、瓜蒌；阴虚火旺者，重用玄参，加牡丹皮、知母；兼肝郁气滞者，加柴胡、青皮、香附。

141 海藻玉壶汤

海藻玉壶带昆布，青陈半夏草贝母；
川芎独活当归翘，化痰散结瘿瘤除。

【来源】明 · 陈实功《外科正宗》。

【组成】海藻、浙贝母、陈皮、昆布、青皮、川芎、当归、半夏、连翘、甘草各 3g，独活、海带各 1.5g，共 12 味药。

【方解】

治瘿瘤专方，有清热消瘿、软坚散结之功。

“玉壶”，即玉制之壶。唐代王昌龄有诗云“洛阳亲友如相问，一片冰心在玉壶”，在此喻其高洁。本方以海藻为主药，配合诸药可使瘿瘤得消，功效之高，犹如玉制之壶可贵，故名“海藻玉壶汤”。

方中海藻、海带、昆布化痰软坚，消瘿消结，为主药；配以半夏、浙贝母化痰散结；陈皮、青皮疏肝理气；川芎、当归辛散活血；独活通经活络；连翘清热解毒，消肿散结；甘草调和诸药。诸药配伍，共奏化痰行气、消瘿散结之功。

【适用证】

瘿瘤初起，或肿或硬，或赤或不赤，但未破者。现用于甲状腺功能亢进症、脂膜炎、乳腺增生、淋巴结核、结核性腹膜炎、多发性疖病等。

【临床医案】

1. 恶性淋巴瘤（张士舜医案）

赵某，男，40岁，发现颈部肿物4年余，加重1个月，于2001年以“B细胞型非何杰金氏淋巴瘤”就诊。4年间在各大肿瘤医院进行过放化疗，但病情时轻时重，肿大淋巴结未消失，因骨髓抑制全血下降，恶心、呕吐严重。遂来我院，就诊时症见：面色萎黄，乏力，纳差，腹胀，失眠，小便清长，大便不爽，双侧腹股沟、颈部、腋下有肿块，质硬，推之不移，舌淡苔白，脉沉弦。

西医诊断：淋巴瘤。

中医诊断：瘰疬。证属气滞痰凝。

治法：宜化痰软坚，消散瘿瘤。方用海藻玉壶汤加减：海藻、王不留行、三棱、莪术各50g，甘草、半夏、夏枯草、重楼各30g，昆布、当归、浙贝母各15g，陈皮、川芎、连翘各10g，青皮6g，14付，水煎服。

二诊：患者一般情况良好，症状基本消失，触诊肿块缩小至大小约1.5cm×0.8cm，效不更方，继予前方，用法：水煎服。坚持用药3个月，无不良反应，于2001年秋即可做轻工作，后如常人做重体力劳动，至今健在12年余，目前无特殊不适，正常工作。

2. 声带小结

用本方加减：海藻、昆布各15g，牡蛎30g，当归、赤芍、川芎、麦冬各12g，蒲公英、金银花各20g，浙贝母、陈皮各

9g。水煎服。治疗声带小结 37 例，女 34 例，男 3 例；年龄 14 ～ 44 岁，其中 16 ～ 35 岁 28 例。

结果：治愈（发育正常，声带红肿和小结消失，随访半年以上无复发者）26 例，占 70.3%；显效 9 例，占 24.3%；无效 2 例，占 5.4%。

【加减应用】

肿块坚硬，加三棱、莪术；胸闷不舒，加香附、郁金；脉数、心悸、易汗，加茯神、酸枣仁、熟地黄；烦热舌红苔黄脉数，加夏枯草、玄参、牡丹皮；纳差便溏，加茯苓、白术、怀山药。

142　逍遥散

逍遥散用当归芍，柴苓术草加姜薄；

散郁除蒸功最奇，调经八味丹栀着。

【来源】宋·《太平惠民和剂局方》。

【组成】当归、茯苓、白芍、白术、柴胡各 30g，炙甘草 15g，上为粗末，每服 6 ～ 9g，加煨姜、薄荷少许，水煎冲服。

【方解】

古代妇人调经常用名方，为调和肝脾的经典基础方，有疏肝解郁、健脾养血之功。

《庄子》云“逍遥于天地之间，而心意自得”，方名“逍遥”，即指服药后肝气活泼畅通，心情随之开朗，烦恼抛诸脑后，好似神仙一般逍遥快活。亦作“消摇”，王晋三曰：“《庄子·逍遥游》注云‘如阳动冰消，虽耗不竭其本，舟行水摇，虽动不伤于内。’

譬之于医，消散其气郁，摇动其血郁，皆无伤乎正气也。”

本方取法自仲圣四逆散、当归芍药散，以柴胡疏肝理气，配伍白芍，既能柔肝，又可益阴养血；加当归，能养血活血，疏通气血；白术、茯苓、生姜，健脾除湿，温壮脾阳，三味药能散三焦水湿，生姜散上焦之水湿，白术温躁中焦水湿，茯苓利膀胱小便，使水液从下焦而走。同时配伍少量薄荷，能疏肝清热，甘草健脾调和。诸药合之，体用并调，肝脾同治，气血津液兼顾，服之可使肝气畅达，郁结消解，气血冲和，神情悦怡。后人广泛应用于内、妇、儿、男、五官各科病症。温平康等将其源流概括为渊源于汉代，成方于宋代，充实于明清，发展于现代。

【适用证】

肝郁血虚所致之两胁作痛、头痛目眩、口燥咽干、神疲食少；或见往来寒热；或月经不调，乳房作胀，舌淡红，脉弦而虚者。现用于慢性肝炎、原发性痛经、乳腺增生、乳房小叶增生、慢性盆腔炎、盆腔淤血综合征、功能性低热、反应性精神病、特发性水肿、儿童视神经萎缩、神经官能症等属肝郁血虚脾弱者。现代药理研究表明，逍遥散具保肝、抗炎、镇痛、镇静，以及调节及宫平滑肌收缩作用。

【临床医案】

1. 发热呕吐（柴屿青医案《续名医类案》）

山阴林素臣，偶患时气，为医所误，身热，呕吐绿水，转侧不宁。柴以为肝郁所致，用逍遥散加吴茱萸、川黄连各 5 分。1 服吐止身凉，2 服痊愈。又服调理药，数剂而安。

2. 闭经数年，近来崩漏不止（朱进忠医案）

陈某某，女，26 岁。因情绪问题闭经数年后，月经突然来潮，其后1年多月经一直淋漓不断，并有时出现崩漏大下，某院诊为子宫功能性出血，先用西药治疗半年不效，后用刮宫法曾一时好转，但不久又复加剧；又改请中医治之，先后以归脾汤、黄土汤、温经汤及多种止血方药治之，服药达150剂，但效果仍不明显。细察其症，除月经淋漓不断之外，并见心烦心悸，头晕头痛，腰背酸痛，手足心烦热，疲乏无力，食欲不振，舌苔白，脉弦细，综合脉症，诊为肝郁血虚，郁而化火，迫血妄行。治以养血疏肝，清热泻火。拟用逍遥散加减。处方：

柴胡10g，白芍10g，当归10g，白术10g，甘草10g，干姜1.5g，薄荷3g，牡丹皮10g，栀子10g，生地黄15g。

服药1剂之后，月经量明显减少。继服5剂之后，月经停止。又服6剂，月经逐步恢复正常。

【加减应用】

（1）丹栀逍遥散：本方加牡丹皮、栀子，适于肝郁化火之证。

（2）黑逍遥散：本方加生地黄或熟地黄，适于肝脾血虚之证。

143　益气聪明汤

益气聪明汤蔓荆，升葛参芪黄柏并；
再加芍药炙甘草，耳聋目障服之清。

【来源】金·李东垣《脾胃论》。

【组成】黄芪20g，人参、葛根、蔓荆子、白芍、黄柏各9g，升麻6g，炙甘草5g。

【方解】

古代治疗耳聋目障的经典名方，常用于中气不足，清阳不升所致的风热上扰、头痛眩晕、目生障翳、视物不清诸症。有补中气、升清阳、散风热之功。

“益气”者，指本方有补益中气作用；“聪明”者，为视听灵敏，聪颖智能之意。本方黄芪、人参、炙甘草补脾胃，益中气；升麻、葛根鼓舞胃气，升发清阳；蔓荆子清利头目；白芍平肝阳，敛阴血；黄柏补肾水，降阴火。诸药配伍，中气得补，肝肾受益，清阳得升，耳聋目障诸症获愈，令人耳聪目明，故名“益气聪明汤”。

【适用证】

脑动脉硬化症、颈椎病、低血压，以及链霉素的不良反应致听力减退、中耳炎引起的眩晕耳鸣、病毒性角膜炎、梅尼埃病、视神经萎缩、色盲、中心性浆液性脉络膜视网膜炎等。现代药理研究证实，本方具有提高脑代谢、增加脑供血量、兴奋大脑皮层的功能。

【临床医案】

1. 落枕（高芝园医案）

笔者自 1976 年以来曾用本方治疗落枕 20 余例，一般 1 剂见愈，最多不超过 3 剂。现举病案一则。

张某，女，48 岁，干部。因工作繁忙，深夜回家，感寒受风，次日起床即感颈项强痛，转动失灵，乃投予上方 1 剂，中午服药，午睡起床时，颈部即如释重负，头项转动灵活自如。

2. 睑废（余国俊医案）

女患者，63 岁，双眼难睁，睁开即闭。西医眼科诊断眼睑动脉痉挛。服西药、点眼药不效。改服中药，更医多人，迁延2年余，病症如故。检视曾用之药，举凡清肝、滋肾、温阳、补气、祛瘀、逐痰……八仙过海，各显神通，终乏一效。

服凉药则纳差便稀，服热药则口干舌燥、血压升高。其人面色少华，舌质淡，胖大有裂纹，脉弱。予益气聪明汤，黄芪用40g，服12剂，睁眼时间稍延长。黄芪增至60g，党参增至30g，又服24剂，睁眼闭眼基本自如，唯感觉不如未病前之自然而然也。嘱服补中益气丸合逍遥丸巩固疗效。

【加减应用】

风热甚，加桑叶、菊花；湿重，加苍术、白术、茯苓；热甚，加黄芩、栀子；视物模糊，加石菖蒲；眩晕耳鸣，加钩藤、天麻；头昏眼花，加枸杞子、何首乌。

144 透脓散

透脓散益气透脓，山甲归芪皂刺芎；

痈疡肿毒久不愈，活血通络能消肿。

【来源】明·陈实功《外科正宗》。

【组成】生黄芪12g，当归6g，穿山甲3g，皂角刺5g，川芎9g，加酒煎服。

【方解】

古代治疗痈疡肿毒之效方，有补气益血、托毒溃脓之功。

疮痈肿毒虽内已成脓，而无力外溃，多由气血不足所致。本方中主用“疮家圣药”黄芪，以益气升阳，托毒排脓；当归、川芎养血活血，通达经脉，与黄芪相用，补益气血，滋养肌肤；穿山甲、皂角刺活血通络，散结消肿，逐瘀溃脓；黄酒调服，增强行气活血作用。诸药合用，共奏益气活血，托毒排脓之效，服之可使体虚者气血得补，从而促其透脓速溃。凡痈疽疮疡，因气血不足，脓成不溃者，均可运用本方以托毒溃脓外出，故名“透脓散”。

【适用证】

痈疮肿痛，正虚不能托毒。内已成脓，外不易溃，漫肿无头，或酸胀热痛。现用于皮肌炎、红斑性狼疮、淋巴结核、深部脓肿、深部静脉炎、末梢神经炎等病。

【临床医案】

1. 糖尿病周围神经病变（《中医北京药大学学报》2000 年）

糖尿病周围神经病变是糖尿病最常见的并发症之一。临床上虽然有多种治疗方法，但疗效不满意，笔者近年应用古方透脓散加减治疗 88 例，取得显著效果，分别为男 51 例，女 37 例；年龄最大者 72 岁，最小 43 岁；周围神经病变病程，最短 3 个月，最长 10 年；1 型糖尿病 2 例，2 型糖尿病 86 例。结果：88 例中显效 60 例，占 68.18%；有效 26 例，占 29.55%；无效 2 例，占 2.27%；总有效率为 97.73%。

2. 产后缺乳（《吉林中医药》2005 年）

透脓散出自《外科正宗》一书，由黄芪、当归、穿山甲、皂角刺、川芎组成，具有托毒溃脓的功效，前人多用于痈疡肿痛，正虚不能托毒等症。笔者临床用之治疗产后缺乳 66 例，取得了满意疗效。

所治 66 例患者均为 2002 年 8 月至 2004 年 8 月门诊就诊病

例。其中年龄最小 25 岁，最大 35 岁。初产妇 53 例，经产妇 13 例。顺产 30 例，剖宫产 36 例。由于精神因素致使乳少或无乳 23 例，无明显原因致产后无乳或乳汁分泌甚少 43 例。结果：经过 1 个疗程治疗后，治愈 59 例，显效 6 例，无效 1 例，治愈率为 89.39%。

【加减应用】

日久郁而生热者，加金银花、连翘；酸痛明显者，加乳香、没药；夹瘀血者，加王不留行、桃仁；络脉阻滞者，加蜈蚣、僵蚕。

145 通关散

【来源】明 · 方广《丹溪心法附余》。

【组成】猪牙皂、细辛各等分，研极细末，和匀，吹少许入鼻中取嚏。

【方解】

治急性昏厥之效方，有通关开窍之功。

“昏厥”，是由于气机运行突然逆乱，或挟痰上壅，阻塞上窍所致。“关”者，为出入之要道。此处指肺主一身之气，肺窍为气机出入之要道。方中皂角辛温祛痰开窍，细辛辛温宣散开窍，合为通关开窍之剂。凡猝倒昏迷，牙关紧闭的实证，均可用本法使肺气宣通，气机畅利，神志复苏，得嚏而解，故名“通关散”。

注：本方只适宜昏厥属闭证者，脱证忌用。脑血管破裂、

癫痫、颅脑外伤等所致的昏厥亦不适用；本品为治标之剂，供急救使用，只可暂用，中病即止，醒后必须根据病因，以治其本；使用时以取嚏为度，用量不宜过多，以防吸入气管。孕妇不宜使用。

【适用证】

中恶客忤或痰厥所致之猝然口噤气塞、人事不省、面色苍白、牙关紧闭、痰涎壅盛，而属于闭证、实证者。现常用于癔症、精神病、过敏性休克等证属痰阻气闭者，以及慢性鼻炎、鼻窦炎等属风寒者。

【临床医案】

1. 中恶（谢映庐医案）

陈调元之子，5 岁，忽然昏倒，目瞪鼻煽，咽喉气壅，两手握拳，举家大哭。时已傍晚，同辈环视，莫敢用药。余用通关散吹入鼻中，连搐二管，始得一嚏；又搐一管，连得二嚏；复用红棉散葱汤调服 1 钱，令其裹取微汗，即瘥。此幼稚肺气娇薄，腠理不固，感阴物恶毒之气，阻塞肺窍，清道壅而不宣者。取其嚏，发其汗，则塞者开而壅者通矣。

2. 中食（谢映庐医案）

李妇，胸腹大痛，忽然昏倒，手足逆冷，口不能言，两手握固，两尺脉细。先一医断其脉绝，必死，已煎就附子理中汤之药，希图援救。适闻余至，请视。诊得两尺果无，而症与脉反，若果真脱，岂有不面青大汗之理。书云："上部有脉，下部无脉，其人当吐，不吐者死。似此必伤食所致，以故胸中痞塞，阴阳不通，上下阻绝，理宜先开上窗，俾其中舒。"

因问："曾伤食否？"伊姑曰："曾到戚家贺寿，油腻、肉、面，颇为大啖。”因放胆用法而不用药，令炒盐1两，热水灌服，兼用通关散吹鼻，大噫大吐，顷刻而醒，吐出完肉数块，面、蛋带痰数碗，其病如失。

3. 精神病（《湖南医药杂志》1978年）

某男，28岁。患者于1976年4月发病，由亲属护送入我院。症见两目怒视，哭笑无常，毁物伤人，不避亲疏。诊得脉弦大而数，舌苔厚黄而腻，证属狂证，痰火扰心，即予以中药通关散吹鼻法，呕吐痰涎400毫升，并取“善治痰者先降火”的治疗原则，服当归芦荟丸2剂，泻下乌黑大便3次，前症基本消失。后因患者误食羊肉而再度复发，继用吹鼻法，呕吐痰涎100毫升，继以中药清热养心，补肾健脾而痊愈。几次亲自走访，患者身体健壮，未见复发。

【加减应用】暂无。

146 通幽汤

通幽汤中二地俱，桃仁红花归草濡；
升麻升清以降浊，噎塞便秘此方需；
有加麻仁大黄者，当归润肠汤名殊。

【来源】金·李东垣《脾胃论》。

【组成】桃仁、红花、生地黄、熟地黄、当归各9g，升麻、炙甘草各6g。

【方解】

治胃中燥热，浊气不降之噎膈、便秘的有效方剂，有通调气机、润肠通便之功。

“幽”，指深暗隐微之处。这里指幽门，即胃之下口，宜通小肠，如曲径通幽之处，故称。本方用滋补阴血、活血升阳、生津润肠之品，入药相伍，滋阴养胃，升清降浊，从而使脾阳发越，胃气和调，幽门通畅，噎塞得平，便秘可愈，故名“通幽汤”。

方中生熟地黄配合当归，能滋阴养血，润肠通便；桃仁、红花利于活血化瘀，且桃仁又能润燥滑肠；升麻升清降浊，取“欲降者必先升之”之义；炙甘草调药和中。诸药配伍，共奏养阴活血，滋燥通幽之功。

【适用证】

现代常用于治疗食道痉挛、食管癌、膈肌痉挛、慢性萎缩性胃炎、胃窦炎、胃癌、幽门梗阻、肠粘连、术后肠麻痹、老年与产后便秘等。

【临床医案】

1. 糖尿病性胃轻瘫（《四川中医》2008 年）

采用通幽汤加味治疗糖尿病性胃轻瘫 60 例，对照组 60 例予多潘立酮治疗，均观察 3 个月。结果：治疗组显效 34 例，有效 21 例，总有效率为 91.7%；对照组显效 8 例，有效 27 例，总有效率为 75.0%。

2. 慢性萎缩性胃炎（《四川中医》2002 年）

以通幽汤治疗慢性萎缩性胃炎 70 例，对照组 60 例服用多潘立酮，两组均 3 个月为 1 个疗程，共观察 2 个疗程。结果：治疗组显效 21 例，有效 43 例，无效 6 例，总有效率为 91.43%；对照组显效 12 例，有效 34 例，无效 14 例，总有效率为 76.67%。

3. 中晚期食管癌（《河北中医》2007 年）

采用通幽汤加减联合鸦胆子乳剂治疗中晚期食管癌 40 例，15 日为 1 个疗程，4 个疗程后统计疗效。结果：显效 14 例，有效 24 例，无效 2 例，总有效率为 95%。

【加减应用】

气虚，加党参、黄芪、白术；血虚，加何首乌、白芍、桑椹子；阴虚，加麦冬、石斛；阳虚，加肉苁蓉、胡桃肉；气滞，加瓜蒌皮、厚朴、枳实。

治疗食管癌，早期加蒲公英、瓜蒌、苦参、山慈菇、夏枯草、穿山甲、蜀羊泉；中期加党参、黄芪、白术、川贝母、黄精、郁金、代赭石；晚期加山药、女贞子、石斛、乳香、麦冬、没药。

147 理中丸

理中丸主理中乡，甘草人参术干姜；

呕利腹痛阴寒盛，或加附子总扶阳。

【来源】东汉 · 张仲景《伤寒论》。

【组成】人参、干姜、炙甘草、白术各 9g。

【方解】

古代治疗霍乱、胸痹的常用名方，调理脾胃的经典基础方，有温中祛寒、补气健脾之功。

“理”者，调也，治也；“中”者，指中焦脾胃也。脾胃职司运化，功能正常则水谷纳化和调，脾胃阳虚则运化无权，升降失常，吐痢腹痛诸症蜂起。《古今名医方论》云：“阳之动始于温，温气得而谷精运，谷气升而中气瞻，故名曰理中，实以双理之功，予中焦之阳也。”本方能温中祛寒，治理中焦脾胃，故称“理中丸”，亦作汤剂服，名“理中汤”。

方中干姜大辛大热，温中祛寒，《名医别录》谓其“治寒冷腹痛，中恶霍乱，胀满”，《珍珠囊》谓其“去脏腑沉寒痼冷”，故为主药；配合人参甘苦微温，补气健脾，且能温中，《名医别录》谓其“疗肠胃中冷”；脾虚寒湿不化，故以白术补脾气而燥脾湿，《珍珠囊》谓其“除湿益气，补中补阳”；炙甘草补土温中，调和诸药。四药配伍，有温有补有燥有和，为温中去寒，补气健脾，治理中焦虚寒的要方！

附：附子理中汤，即理中汤加附子，为补虚回阳，温中散寒之良方。理中汤以温中健脾为主，附子理中汤更能温中散寒。

【适用证】

脾胃虚寒之自利不渴、呕吐腹痛、腹满不食，以及霍乱；或阳虚失血，或小儿慢惊风，病后喜唾涎沫，以及胸痹等症。现代常用于治疗胃炎、消化性溃疡、消化道出血、慢性非特异性溃疡性结肠炎、慢性肝炎、慢性支气管炎、肺心病、月经过多等。

【临床医案】

1. 脾寒泄泻（刘渡舟医案）

余在青年时期，一次因食生冷而致脾寒作泻，乃就医于某老中医。诊毕授以理中丸，嘱曰：“白天服 3 丸，夜间服 2 丸。”余服药 1 日，下痢依旧，腹中仍疼胀。

乃问于老医：“胡不效耶？”曰：“腹犹未热？”答：“未觉。”曰：“第服之，俟腹热则病愈矣。”后果然腹中发热而病愈。当时颇奇其术之神，后学《伤寒论》理中丸的方后注，方知出自仲景之手，而更叹老医学识之博。

2. 胃痛便秘（俞长荣医案）

黄某，女35岁。患水肿病新瘥，面部仍有轻微浮肿，面色淡黄，唇色不荣。近日胃脘作痛，绵绵不休，口中干燥，大便3日未通。脉象沉涩，舌白而干。我拟理中汤一剂，方用：党参12g，白术9g，干姜6g，炙甘草9g。

门人问："口燥便秘而用理中汤，岂不怕使燥结更甚吗？"我说："此证乃脾虚中阳不振，运化失司，水津不布。津液不上输，故口燥舌干；不下行，故大便秘。是太阴里虚寒，而非阳明里实热证。"从患者以往病史及当前面色、脉象可知，其痛绵绵不休，腹无便结，不拒按，是虚痛。故用理中汤温中健脾，使脾阳振奋，津液得行，所有症状即可解除。

次日复诊，大便已通，口舌转润，胃脘痛随之而减，遂予六君子汤以善其后。

3. 吐血（张景岳医案）

倪孝廉者，年逾四旬，素以灯窗之劳，伤及脾气，头冒虚汗，手脚抖擞，唇舌淡白，脉沉缓无力。此属冲任虚寒，脾不统血，即拟固本止崩汤加减3剂（即理中汤干姜易炮姜，加黄芪、当归、祈艾、益母草，增强益气调经止血之力）。患者服药3剂后，经血明显减少，其余诸症亦随之减轻，再服4剂，经血基本全止，改用归脾汤加减调理善后。

【加减应用】

腹痛重者，加木香；反胃呕吐甚者，减白术，加生姜、半夏；水肿者，加茯苓、泽泻、冬瓜皮；下痢甚者，白术土炒，加肉豆蔻、山药；慢惊风者，加天麻、桂枝；寒湿带下，加菟丝子、茯苓；阳虚失血，干姜改为炮姜，再加阿胶、艾叶、参三七。

148 救急稀涎散

稀涎皂角与白矾，痰浊壅阻宜开关；

中风痰闭口不语，涌吐通关病自安。

【来源】宋·《圣济总录》。

【组成】猪牙皂角 15g，白矾 30g，二味共为细末，温水调服。

【方解】

古代治中风闭证急救方，有开关涌吐之功。因属于劫剂（猛烈之药剂），为救急暂用之品，只宜于实证。

费伯雄《医方论》云："即如稀涎散，性最猛烈，用以救猝急痰证，方足以斩关夺门。"吴琨《医方考》云："名之曰稀涎，固夺门之兵也。"方中皂角辛能开窍，咸能软坚，善能涤除浊腻之痰；白矾酸苦涌泄，能化顽痰，并有开闭催吐之功。二者相合，有稀化痰涎之效，能使冷涎微微从口中吐出，加之本方为救急之用，故名"救急稀涎散"。

【适用证】

中风闭证，痰涎壅盛，喉中痰声辘辘，气闭不通，人事不省，或口角歪斜，微有涎出，脉滑实有力者。现代常用于脑血管意外、脑血管栓塞、急性喉阻塞、分泌物多阻塞呼吸道，以及食物中毒等病症。

【临床医案】

1. 昏迷（魏之琇医案）

陈三农治一妇患眩晕腰痛，过寅卯二时，则日夜昏迷，不省人事，身如在浮云中。脉细数弦滑，细为湿，数为热，弦为饮。湿热痰饮，留滞胸膈，随气升降，上涌则为眩晕，下坠则为腰痛。痰饮沃心包，致窍不通，故昏不省人事。至巳午时，心火助其湿热，鼓击痰涎，故昏痴益甚也。此必痛饮所致，叩之果然。遂以稀涎散涌酸臭痰数升，仍以舟车丸泄如漏屋水者五六次，诸症均愈。

2. 喘急（魏之琇医案）

定西侯蒋公患上气喘急，其脉寸口洪滑，此痰滞胸膈也。合先服稀涎散2钱，更以热水频频饮之，则溢而吐，其痰如胶，内有一长条，裹韭叶1根，遂愈。

【加减应用】

中风，可加藜芦以涌吐风痰；喉痹，可加黄连、巴豆，以解毒利咽；痰盛，可加半夏，以祛痰散结。

149 清空膏

清空芎草柴芩连，羌防升之入顶巅；

为末茶调如膏服，正偏头痛一时蠲。

【来源】金·李东垣《兰室秘藏》。

【组成】川芎15g，柴胡21g，炙甘草45g，黄连、防风、羌活各30g，黄芩90g。

【方解】

治头风之常用方，尤适于风湿热上攻于头所致之偏正头痛，长期不愈者。有清泻肝火、祛风止痛之功。

“头风”，指头痛经久不愈，时发时止者。方隅《医林绳墨》云：“浅而近者，名曰头痛；深而远者，名曰头风。”“清空”，这里指头部，头为诸阳经之会，清空之府。本方作用于“清空”部位，专治头风。其服法是：每次用少许药末，茶水调为膏状，抹在口中，再用白开水冲下，故称“清空膏”。

方中川芎活血行气，祛风止痛，又禀升散之性，故能上行头目，为治头痛要药；羌活、防风，祛风胜湿止痛，通达周身而上行；柴胡、黄芩清利少阳之邪；黄连消除湿热，泻火解毒，与升散药同用，能上至巅顶，治头部湿热；甘草缓急止痛，调和诸药。诸药配伍，共奏祛风除湿，清热止痛之效，正对应头风诸症的病机。

【适用证】

血管神经性头痛，以及感冒、脑外伤后遗症所致的各种头痛症。

【临床医案】

1. 心与头痛（《古今医案按》）

有一妇心与头互换作痛，用清空膏而愈，亦云瘦弱脉涩，以四物加桃仁、酒芩、陈皮、甘草调理。

2. 偏头痛（《江西中医药》2001 年）

偏头痛是临床上常见的病症。笔者应用清空膏治疗 30 例（男 7 例，女 23 例；年龄 19 ～ 56 岁；病程 1 个月～ 16 年，均不伴神经系统体征），取得较好疗效。

结果：治愈（临床症状消失）24 例，好转（临床症状明显减轻）5 例，无效 1 例，总有效率为 96.7%。

【加减应用】

肝火甚，加牡丹皮、龙胆草、栀子；头痛甚，加天麻、延胡索、钩藤。

150 清骨散

清骨散用银柴胡，胡连秦艽鳖甲扶，

地骨青蒿知母草，骨蒸劳热保无虞。

【来源】明·王肯堂《证治准绳》。

【组成】银柴胡 5g，胡黄连、秦艽、醋炙鳖甲、地骨皮、青蒿、知母各 3g，甘草 2g。

【方解】

治疗劳热骨蒸的常用方，有清阴分内热、退虚劳骨蒸之功。

方中以银柴胡清虚热，善治骨蒸劳热而为主药。知母滋阴泻火而清虚热，胡黄连入血分而清热，地骨皮降肺中伏火，去下焦肝肾虚热，三药共清阴分之虚火。秦艽，辛散苦泄；青蒿芳香，清虚热而善透伏热；鳖甲咸寒，既滋阴潜阳，又引药入阴分，为治虚热的常用药。少用甘草，调和诸药，并防苦寒药物损伤胃气。全方共奏补肾而滋阴液，使骨蒸潮热得以清退，故名“清骨散”。

【适用证】

现代常用于治疗创伤发热、产后发热、不明原因发热、小儿夏季热、肺结核等。

【临床医案】

1. 围绝经期综合征（《浙江中医药大学学报》2008 年）

以本方治疗围绝经期综合征肾阴亏虚型 30 例，与己烯雌酚治疗 30 例对照，参照《中医病证诊断标准》。结果：治疗 3 个疗程后，治疗组总有效率为 93.3%，对照组总有效率为 60.0%，治疗前后比较疗效有显著性差异。

2. 肺结核（《中医临床研究》2013 年）

60 例肺结核发热患者随机分为两组：单用抗结核西药治疗为对照组 30 例；30 例使用清骨散联合抗结核西药治疗为观察组。以体温下降为有效，治疗 7 日后，治疗后观察组总有效率（96.7%）高于对照组（80%），两组治疗后症状量化积分与治疗前相比较差异均有统计学意义（$P < 0.01$），且观察组低于对照组（$P < 0.01$）。

【加减应用】

阴虚较甚，加玄参、生地黄、制何首乌；头晕气短，身疲乏力，加黄芪、麦冬、北沙参、五味子；盗汗较多，去青蒿，加煅牡蛎、糯稻根、浮小麦；便溏纳呆，去秦艽、知母、胡黄连，加扁豆、淮山药。

151 清络饮

清络祛暑六药鲜，银扁翠衣瓜络添；

佐以竹叶荷叶边，暑热伤肺轻证安。

【来源】清·吴鞠通《温病条辨》。

【组成】鲜荷叶、鲜金银花、西瓜翠衣、丝瓜皮、鲜竹叶心各6g，鲜扁豆花1枝。

【方解】

古代清暑方，为夏月暑伤肺经，身热口渴，头目不清，邪浅病轻之良药。

方中用鲜金银花辛凉芳香，清热祛暑，与芳香清散之鲜扁豆花为主药，西瓜翠衣清热解暑，丝瓜络清肺透络；鲜荷叶取用边者，因其祛暑清热之中而有疏散之意；暑先入心，故又用鲜竹叶心清心而利水道。方中药物多用鲜品，因其气味芳香，清解暑邪之效更显著。

《温病条辨》云："既曰余邪，不可用重剂明矣，只以芳香轻药清肺络中余邪足矣。"本方轻清走上，专清肺络之邪，故名"清络饮"。亦可用以代茶，预防暑病。

【适用证】

暑热耗伤肺经气分之轻证，或暑温病经发汗后，余邪未解；症见身热口渴不甚，但头目不清，昏眩微胀，舌淡红，苔薄白。现用于治疗夏季热、乙型脑炎、肺炎、支气管炎等。

【临床医案】

1. 小儿暑热（《江西中医药》1982年）

患儿均见发热咳嗽气促，口唇干燥发绀，喉头有痰声，抽搐。以清络饮为主，治疗3例。结果：服药3剂后，化险为夷。

2. 慢性乙肝肝纤维化（《甘肃中医》2009年）

以本方加味治疗20例，与常规治疗20例对照，治疗组治疗后与治疗前比较，症状、体征、肝功能指标改善比较明显，肝纤维化指标HA、LN、PC Ⅲ和Ⅳ C明显降低，两组比较有显著性差异（P ＜ 0.05）。对照组治疗前与治疗后的肝纤维化指标比较无明显差异（P>0.05）。

【加减应用】

津伤口渴，加天花粉、鲜芦根、鲜生地；小便短赤，加六一散、赤茯苓；咳嗽无痰，咳声清高，加杏仁、桔梗、麦冬。

152 清震汤

清震汤治雷头风，升麻苍术两般充；

荷叶一枚升胃气，邪从上散不传中。

【来源】金·刘完素《素问病机气宜保命集》。

【组成】升麻、苍术各 15g，荷叶（全）1 个。

【方解】

治疗雷头风专方，有清热燥湿、清上止痛之功。

雷头风，多由风邪外袭，或痰热生风所致。症见头面起核块肿痛，或憎寒壮热，或头痛，头中如雷鸣。根据病势缓急，有大、小之分。“震”，八卦之一，卦形为“震仰盂”，位在东方，象征雷震。

本方升麻提升清气，散风解毒；苍术燥湿健脾，解肌发汗；荷叶提升胃中清气，引诸药上行以发散在上之风热，并保护胃气，使邪不传里。诸药配伍，主治雷头风，可肃清头中如雷震之鸣声，故取名为“清震汤”。

【适用证】

血管神经性头痛，以及脑外伤后遗症等病症。

【临床医案】

1. 血管性头痛（《陕西中医》2006 年）

以本方为主治疗 68 例，以头痛强度减轻或发作间隔延长为有效，治疗 2 ～ 3 个疗程后，临床总有效率为 97.1%。

2. 久泻不愈（《老医秘验：范文虎传人孙幼立 70 年临证经验集》）

徐某，女，54 岁，患腹泻已 30 余年，症见腹部隐痛或肠鸣即欲泄泻，质或稀或稠，常伴不消化物，日 3 ～ 4 次不等。在省内外遍求名医，服药均无效。面色灰滞，下肢酸软，舌苔白厚腻，脉滑。显系脾为湿邪所困，清阳下陷，浊阴上升而致的飧泄，故湿不去，则泻不止。

20 世纪 20 年代，范文虎范老曾远赴济南，用清震汤（苍术 30g，升麻 10g，鲜荷叶一大张）治疗张宗昌久治不愈的泄泻，获奇效。本例亦可用此方以升清降浊。

患者 3 天后复诊，云：“服用 1 剂即泻止，2 剂后感腹胀及轻度头晕。”

盖患者长期腹泻肠内几无糟粕，今泻止而有腹胀乃正常现象，嘱进半流质饮食即可解决；头晕可能系清阳骤升所致，不必忧虑。原方再服 5 剂，此后大便日 1 ～ 2 次，成形，无腹痛、肠鸣，腻苔已退，此为湿邪已尽，后以补脾益肠丸善其后。30 余年顽疾，一朝蠲除，患者颇感欣慰。

【加减应用】暂无。

153 清魂散

清魂散用泽兰叶，人参甘草川芎协；

荆芥理血兼祛风，产中昏晕神魂帖。

【来源】宋·严用和《严氏济生方》。

【组成】泽兰叶、人参、川芎、荆芥穗、甘草，温酒调服。

【方解】

治疗产后恶露尽而昏晕之效方，有益气祛风、养肝补血之功。

产后恶露尽而昏晕之症，多由气血俱虚所致。“血气者，人之神”“随神往来谓之魂”。本方用血中气药之川芎，和血行气，张元素言其“上行头目，下行血海”，与散风祛寒的荆芥配合，对风寒头痛有良效。再配以大补元气的人参，健脾益气的炙甘草，则能治产后气虚头晕。再加泽兰，疏肝理气、调和营血，能协同川芎调和气血。

气血调和，肝气舒畅，又魂藏于肝，故名“清魂散”。

【适用证】

产后恶露已净，气血虚弱，又感风邪，昏晕不省人事。

【临床医案】

产后头痛（《丁甘仁医案》）

新产三朝，昨起寒热，至今未退，头痛骨楚，胸闷不思饮食，舌苔薄腻，脉象弦滑带数，此营血已亏，恶露未楚，氤氲之邪乘隙而入，营卫循序失常。姑拟清魂散合生化汤加味，一以疏邪外达，一以祛瘀生新。

154 清气化痰丸

清气化痰胆星蒌，夏芩杏陈枳实投；
茯苓姜汁糊丸服，气顺火清痰热瘳。

【来源】明・吴琨《医方考》。

【组成】瓜蒌仁、黄芩、茯苓、枳实、杏仁、陈皮各30g，胆南星、制半夏各45g，姜汁为丸。

【方解】

治热痰咳嗽之常用基础方，有清热化痰、下气止咳之功。

《丹溪心法》云："见痰休治痰，善治痰，不治痰而治气。"《证治准绳》言："气顺则一身之津液亦随之而顺。"本方以治痰总方二陈汤为底，燥湿化痰，理气和中。去掉甘草，以胆南星为主药，取其味苦性凉，清热化痰，能治痰实之壅闭。辅以黄芩、瓜蒌仁、杏仁降肺气，化热痰；枳实下气开痞，消痰散结。

诸药相合，使气顺而火自降，热清而痰亦消，痰消而火无所附，则诸症可除矣。《医方集解》云："治痰者必降其火，治火者须顺其气也。"可见火、气二者实为致痰之因。吴琨立此方时曰："此痰火通用之方也。气之不清，痰之故也；能治其痰，则气清矣。"本方有清顺气机、化痰除热之功，故名之。

【适用证】

咳嗽痰黄，黏稠难咯，甚则气急呕恶，胸膈痞满，舌质红，苔黄腻，脉滑数者。现用于肺炎、急性支气管炎、慢性支气管炎急性发作等属痰热内结者。

【临床医案】

1. 胃脘作热（《山西中医》1990 年）

某男，65 岁。患者嗜酒多年，近 2 周来胃脘作热，犹若炭火内存，初冬季节仍然解衣露腹，外搽冰片粉，时时大剂饮冷，仍见效不著。诊见患者形体肥胖，面色晦暗，触之胃脘区域并无灼热，脉弦实，舌质较红，苔黄腻。治以清气化痰汤：陈皮、制半夏、杏仁、瓜蒌壳、枳实各 10g，黄芩 6g，茯苓 30g，胆南星 3g。日 1剂，进药 9 剂，胃脘未再作热。

2. 舌麻（《山西中医》1990 年）

某女，52 岁。患者舌尖发麻，每以牙咬颌，病程 9 天。就诊西医口腔科，诊断为感觉神经过敏，谓无有效药物，遂求诊中医治疗。查患者舌质红，淡黄滑苔，脉弦数。法以清热除痰，方用清气化痰汤：陈皮、制半夏、杏仁、瓜蒌壳、枳实各 10g，茯苓 20g，黄芩、胆南星各 6g。6 剂后，热清痰除，舌麻随之告失。

3. 心悸（《河北中医学院学报》1987 年）

某男，67 岁。素有咳嗽、咳痰、气喘史，今冬感冒后咳嗽加剧，痰出白黄稠黏，胸闷，稍动则气喘，心悸不已，烦躁不安，发现脉搏频繁间歇，尤以情绪激动时为重，呕恶食少，脘腹胀满，大便不畅，少有矢气，舌苔白黄厚腻，脉滑数结代。心电图示室性早搏形成三联律，用安定、维拉帕米治疗无效。故以清气化痰丸加减：黄芩 12g，瓜蒌 15g，杏仁 9g，半夏 6g，制胆南星 6g，陈皮 6g，枳实 6g，茯苓 9g，远志 6g，酸枣仁 9g。服 6 剂，痰出较爽，咳喘减轻，心悸好转，已无脉搏间歇，复查心电图室性早搏消失。

【加减应用】

肺热较盛，见有身热口渴者，加石膏、知母；痰多气急者，加鱼腥草、桑白皮；热结便秘，加大黄、芒硝；咽喉干燥，痰黏难咯者，加天花粉、沙参。

155　清燥救肺汤

清燥救肺参草杷，石膏胶杏麦胡麻；
经霜收下冬桑叶，清燥润肺效堪夸。

【来源】清·喻嘉言《医门法律》。

喻昌，字嘉言，号西昌老人，明末清初著名医学家，与张路玉、吴谦齐名，号称“清初三大家”。

喻昌自小聪明，清史稿载其“幼能文不羁，与陈际泰游”。他喜欢外出云游，生性洒脱，喜好游历。足迹遍及江西、浙江、江苏、安徽数省。成年后习儒，考中贡生，精力过人，博览群书，自命不凡。虽才高志远，但仕途不顺。后值清兵入关，50岁的他削发为僧，遁入空门，潜心研究佛学和医学，苦读《黄帝内经》《伤寒论》和其他医学著作。几年后，他终于选择了“不为良相，便为良医”的道路，蓄发下山，以行医为业。喻氏所到之处，皆以善医闻名。其治病不分贫富，审证用药反复推论，德高而术精，深为同道所敬。医名卓著，冠绝一时。

喻嘉言的学生颇多。他培养了一大批有成就的医学家，如徐忠可、程云等。73岁那年，喻嘉言还大开讲堂，向来自各地的求学者及同仁讲解瘟病。晚年，喻嘉言深感“吾执方以疗人，功在一时；吾著书以教人，功在万代”。因此，他除行医外，将主要精力用于著书立说和教授生徒。他先后撰写和刊出了《寓意草》《尚论篇》和《医门法律》这三部为代表的一系列著作。

其中《医门法律》是一部综合性的医书，初刊于1658年。本书结合临床病症，正面阐述辨证论治的法则，谓之法；同时指出一般医生在临床辨证治疗上容易发生的错误，指示禁例，谓之律。以法和律的形式确立行医时的规范，故名为《医门法律》。

【组成】桑叶9g，煅石膏8g，甘草、胡麻仁、阿胶、枇杷叶各3g，麦冬4g，人参、杏仁各2g。

【方解】

治温燥伤肺重症的经典名方，有清燥润肺、养阴益气之功。

燥，有外燥、内燥之分。伤于天之燥气，当用清法，内伤血燥，则宜润法。秋伤于燥，上逆为咳，肺为嫩脏，不容缓图，故曰“救”。

方中以桑叶重用为主药，既能清透，且清肺之力较强；配以石膏，善清气分之热；麦冬为养阴生津润肺的常用药；人参补气，常与麦冬相配，气阴兼顾，如经方中的竹叶石膏汤、麦门冬汤、生脉散，皆用此二药气阴双补。

胡麻仁能养血润燥，润肠通便，有助于肺气肃降下行；阿胶既可滋阴养血，还可止血；杏仁、枇杷叶皆能化痰止咳，肃降肺气；再以甘草调和诸药，益气和中。全方集宣、清、润、降四法并用，气阴双补，且宣散而不耗气，清热而不伤中，滋润而不腻膈。使肺金燥热得以清润，肺气之膹郁得以肃降。《古今名医方论》记载柯韵伯云：“此名之救肺，凉而能补之谓也。”故名“清燥救肺汤”。

【适用证】

气阴两伤之头痛身热、干咳无痰、气逆而喘、咽干鼻燥、心烦口渴、舌干无苔等症。现用于肺炎、支气管哮喘、急慢性支气管炎、支气管扩张、肺癌等属燥热犯肺，气阴两伤者。

【临床医案】

1. 白喉兼泻（萧伯章医案）

患者：舍弟萧璋如，住湘乡。病名：白喉兼泻。原因：秋杪感温燥而发。证候：身无寒热，口不渴，满喉发白，又兼泄泻，小便时清时浊。诊断：脉浮涩满指，舌苔淡白而薄，底色微露鲜红色。审由燥气所发，因兼泄泻，始尚犹豫，继乃恍然大悟曰："此肺移热于大肠，病邪自寻去路也。"

疗法：即疏喻氏清燥救肺汤，取其寒以制热、润而滋燥，为深秋燥热伤肺之主方。处方：霜桑叶 3 钱，北沙参 3 钱，原麦冬钱半，生石膏 2 钱，生甘草 7 分，陈阿胶（烊冲）8 分，黑芝麻（炒）1 钱，甜杏仁 1 钱，枇杷叶露（冲）1 两。

效果：1 剂知，2 剂已。

2. 支气管哮喘（印会河医案）

于某，男，54 岁，17 年前在国庆节期间发作哮喘，经西医诊断为过敏性支气管哮喘。但治疗结果未能控制病情，乃来京就医。患者来诊时自述：咳喘日发数次，尤以睡前（约晚上 8～9 点）的一次发作最重，每次须昏厥 10 分钟左右，咳嗽连声，呼吸不续，类似小儿百日咳之状。痰出如皂泡，纯白胶黏难出。由于咳喘过度紧张，造成两眼瘀血贯睛，眼珠赤如涂朱。

当根据"肺痿吐白沫"和"肺热叶焦因而成痿"的理论，投用清肺润燥之清燥救肺汤加减。方用：沙参 12g，麦冬 10g，生甘草 6g，黑芝麻（捣）10g，石斛 12g，阿胶珠 10g，生石膏（先煎）30g，甜杏仁 10g，枇杷叶 9g，僵蚕 9g，全蝎 6g。

服药后当晚咳喘即轻，未见昏厥；服 3 剂咳喘皆退，续用桑杏汤加减收功；经随访10年以来，迄未再发。患者由长期休养，转而为每天上班工作，有时骑自行车行余里，身体照常不受影响。

【加减应用】

痰量较多者，可加浙贝母、全瓜蒌；高热不退者，可加黄芩、黄连；斑疹隐隐，舌红有瘀斑，可加郁金、生地黄、赤芍等。

156 徙薪饮

【来源】明 · 张景岳《景岳全书》。

【组成】陈皮 2.5g，黄芩 6g，麦冬、白芍、黄柏、茯苓、牡丹皮各 4.5g。

【方解】

清内热初起之方，有清热泻火之功。

“徙”，迁移；“薪”，柴火。古有“曲突徒薪”之成语，其意是说把直状的烟囱管子改成弯曲状的，把柴火从灶门口搬开，以免火星落在上面而造成火灾。本方以此命名，其意思是在内热开始发生之际，即服清热泻火之药物，就像移开柴火以免燃烧，从而及早使病情之发展受到控制一样。

方中以黄芩清肺火为主药，配黄柏清相火，麦冬养阴清热，白芍、牡丹皮凉血活血，陈皮、茯苓健脾化痰，共奏清火养阴、活血化痰之功。

附抽薪饮与徙薪饮的区别：

（1）抽薪饮，顾名思义为釜底抽薪，彻底把柴火抽掉，主治心火。

（2）徙薪饮，顾名思义是将锅下的柴火移开，迁徙之义，主要能清金治木，通过清泻肺热来治肝火。

【适用证】

三焦之火、一切内热渐觉而来甚者。

【临床医案】

慢性咽炎（《中国社区医师》2019年）

慢咽痹（慢性咽炎）是临床常见病，病情缠绵，不易治愈，影响患者生活质量。笔者认为阴虚火旺是本病主要病机，采用徙薪饮合甘桔汤加减治疗慢咽痹，可取得良好效果。举例如下：

患者，女，43岁，患者因咽部不适10余年，反复中西药治疗无效来诊。患者自诉长期咽喉不适，咽干，咽部异物感，遇辛辣等刺激性食物或气味，或遇感冒等诱因，症状加重并伴有咳嗽，无痰。平素常感疲乏无力，盗汗，腰膝酸软，大小便无异常。察其咽部黏膜红嫩肿胀，咽侧索散在淋巴滤泡增生，口咽部和喉咽部出现帘珠状淋巴滤泡增生，舌红苔薄黄，脉细数。

西医诊断为慢性咽炎，中医诊断为慢咽痹，属阴虚火旺证。治以滋阴降火为主，徙薪饮合甘桔汤加减：黄芩15g，黄柏12g，麦冬15g，生地黄30g，玄参25g，山茱萸15g，知母12g，赤芍15g，牡丹皮12g，荆芥12g，防风12g，薄荷（后下）6g，茯苓10g，陈皮15g，桔梗12g，川贝母6g，泽泻10g，生甘草 12g，水煎服。嘱忌辛辣刺激性食物。

共服药 28 剂，咽干异物感消失，咽喉黏膜淋巴滤泡消失，随访 1 年余，慢咽痹未复发，感冒时即使出现咽喉症状，感冒痊愈后症状也随即消失。

157 达原饮

达原草果槟厚朴，知母黄芩芍甘佐；
辟秽化浊达膜原，邪伏膜原寒热作。

【来源】明·吴又可《温疫论》。

吴有性（1582—1652 年），字又可，汉族，江苏吴县东山人。明末清初传染病学家。1642 年，大明崇祯十五年，全国瘟疫横行，十户九死 。南北直隶、山东、浙江等地大疫，五六月间益盛，“一巷百余家，无一家仅免，一门数十口，无一仅存者”。医生们都用伤寒法治疗，毫无效果。吴又可亲历了此次疫情，积累了丰富的资料，推究病源，潜心研究，依据治验所得，撰写成了全新的《温疫论》一书，开我国传染病学研究之先河。他以毕生的治疫经验和体会，大胆提出“疠气”致病之学说，在世界传染病学史上是一个伟大的创举，因此赢得后人的广泛尊重。

【组成】槟榔 6g，厚朴 3g，草果仁 1.5g，知母 3g，白芍 3g，黄芩 3g，甘草 1.5g。

【方解】

《瘟疫论》中治疗瘟疫及疟疾邪伏膜原之主方、验方，有开达膜原、辟秽化浊之功。

“膜原”，又名募原。王冰注《素问·举痛论》云：“膜，谓惘间之膜；原，谓膈肓之原。”薛生白云：“外通肌肉，内通胃腑，即三焦之门户，宜一身之半表半里也；邪由上受，宜趋中道，故病多归膜原。”现代医学认为，膜原位于中焦的胃上口，是介于中焦与上焦之间的胸膈膜，近似于淋巴系统，网状内皮系统，是人体内的一层免疫防御系统。

吴又可认为：“槟榔能消能磨，除伏邪，为疏利之药，又除岭南瘴气；厚朴破戾气所结；草果辛烈气雄，除伏邪盘踞，三味协力，直达其巢穴，使邪气溃败，速离膜原，是以为达原也。”凡瘟热疫毒之邪，最易化火伤阴，故以白芍、黄芩、知母为辅佐，解毒泻火，清热养阴，并可防止诸辛燥药之耗散伤阴；甘草既助清热解毒，又能调和诸药。全方合用，共奏开达膜原、辟秽化浊、清热解毒之功，可使秽浊得化，热毒得清，阴津得复，则邪气溃散，速离膜原，故以“达原饮”名之。

【适用证】

疟疾、流行性感冒、高热、淋证、布鲁菌病、湿热痢、小儿病毒性肠炎、黄疸型肝炎、失眠等病症。

【临床医案】

1. 小儿时疫（吴佩衡医案）

郑某之子，2岁，四川省会理县南门外近郊农民。1921年1月，因邻居患时疫而被传染，某医以祛风解表治之，愈进愈危，延余诊视。时高热已6日，壮热渴饮，唇赤而焦，舌苔黄燥，指纹粗而色紫，脉沉数。大便已3～4日不解，小便短赤，饮食不进，角弓反张之状，时而瘈瘲抽掣，喘挣不已。视其症状颇危。

此系疫邪传里与阳明燥气相合，热甚伤阴之证，复被祛风解表，更耗散阴血，以致津枯液涸，血不荣筋，血虚筋急风动，遂成是状，所谓热极生风之证也。

乃拟达原饮去草果加石膏、大黄清热下结，输转达邪治之。白芍 13g，黄芩 6g，槟榔片 6g，知母 6g，甘草 3g，生石膏散（碎，布包）13g，大黄（泡水，兑入）6g。

服 1 剂，二便通利，病退四五，抽掣筋急已止。再服 1 剂，则病退七八。继以生脉散加生地黄、当归、杭芍、石膏，连进 2 剂而愈。

2. 淋雨发热不退（《中国中医药报》2006 年）

壬寅年夏季多雨，诊治一刘姓中年农民患者，因田间劳作淋雨，回家暴食后饮冷，翌日即寒热交作，迭进新加香薷饮、小柴胡汤、柴葛解肌汤等，已历时 6 日，寒虽罢而热不减。诊见身热烦躁，头身悉痛，口渴饮水不多，饮后辄吐，胸脘痞满，不饥不纳，小溲黄赤，大便 2 日未下，脉数，舌边尖殷红，苔浊厚，底黄垢，中心灰黄老黄交织，外罩白腻如积粉状。

当时认为湿热内蕴脾胃，盘踞膜原。思湿热之邪，非辛不开，非苦不降；而膜原之邪，又非达原不克。于是用达原饮去白芍，合半夏泻心汤去人参、干姜、大枣。服 1 剂胸脘即宽，呕吐旋止，2 剂热减。复诊以达原饮合三仁汤出入，续服 2 剂，热退而瘥。

【加减应用】

胁痛耳聋，寒热往来，呕而口苦，加柴胡 3g；腰背项痛，加羌活 3g；目痛、眼眶痛，鼻干不眠，加干葛根 3g。

158 达郁汤

【来源】清·沈金鳌《杂病源流犀烛》。

【组成】升麻、柴胡、川芎、香附、白蒺藜、桑白皮、橘叶。

【方解】

治抑郁伤肝诸症之方，有疏肝解郁、行气泻热之效。

方中升麻升发清阳；柴胡疏肝开郁；川芎活血行气；香附理气解郁；白蒺藜平肝祛风；桑白皮清泻肺热；橘叶行气和胃。全方用大量疏肝行气之药，服之可使肝气疏泄，诸郁消除。“达”，有畅达之意。《素问·六元正纪大论》有“木郁达之”之说，是言肝属木，性喜条达、升发，肝气郁结致病，便是“木郁”。用本方正合《黄帝内经》旨意，使木郁畅达，故名“达郁汤”。

【适用证】

肝郁所致呕酸、阳痿不起等症。

【临床医案】

1. 功能性阳痿（《右江医学》）

观察疏肝解郁的达郁汤治疗功能性阳痿的临床效果。方法：将门诊 91 例功能性阳痿患者随机分为两组，治疗组 49 例予达郁汤加味治疗，对照组予壮阳补肾的西药胶囊治疗。结果：治疗组总有效率为 87.75%，对照组总有效率为 69.05%。结论：达郁汤加味治疗功能性阳痿有较好的疗效，值得推广应用。

2. 非细菌性前列腺炎（《陕西中医》2013 年）

患者赵某，男，42 岁，主因尿频、尿急、尿痛，夜尿多达 8～9 次就诊，在我院外科检查后确诊：慢性非细菌性前列腺炎。就诊时伴有会阴生殖区疼痛和不适，有时射精后疼痛和不适更加明显。患者舌质红稍暗，左右脉均弦滑，睡眠质量差，焦虑不安。细问病史，由于病久不愈，心理负担过重。

辨证：病久情志不畅，血液瘀滞。治法：疏肝解郁，活血通络。沈氏达郁汤加味，处方：炙升麻、川芎、柴胡各5g，制香附、刺蒺藜、橘叶、制何首乌、枸杞子、肉苁蓉、巴戟天、枳壳、红花、黄芩、黄芪、穿山甲、夏枯草各10g，车前子20g，续断15g。水煎服，早晚分服。

7剂后夜尿次数明显减少至3次，尿频、尿痛、尿急明显减轻，患者信心倍增，坚持服药，随症加减1个月后诸症消失。B超提示：前列腺检查正常。

【加减应用】暂无。

159 补中益气汤

补中益气芪术陈，升柴参草当归身。
虚劳内伤功独擅，亦治阳虚外感因。
木香苍术易归术，调中益气畅脾神。

【来源】金·李东垣《脾胃论》。

【组成】黄芪18g，炙甘草5g，人参、升麻、柴胡、橘皮、当归、白术各6g。

【方解】

治疗脾虚气陷证的开创代表方，补气升阳的基础方，有益气升阳、调补脾胃之功。

李东垣认为“饮食不节则胃病，胃病则气短精神少而生大热”“内伤脾胃，乃伤其气……伤其内为不足，不足者补之”，乃制本方。

方中重用黄芪，甘微温，入脾肺经，益肺气固表，益气升阳，为主药；辅以人参、炙甘草甘温，补脾益气，助黄芪益气和中。李东垣云：“参、芪、甘草，泻火之圣药。”烦劳则虚而生热，得甘温以补元气，虚热消退。

白术补脾，当归养血，陈皮理气；柴胡、升麻，升举清阳，配合主药提升下陷之阳气，正如《本草纲目》所说：“升麻引阳明清气上行，柴胡引少阳清气上行，此乃禀赋索弱，元气虚馁，及劳役饥饱，生冷内伤，脾胃引经最要药也。”

诸药配伍，调补中焦脾胃，益不足之气，故名“补中益气汤”。

【适用证】

脾胃气虚之身热有汗、头痛恶寒、渴喜冷饮、少气懒言、四肢乏力、饮食无味、舌淡苔白、脉虚软无力；或中气不足，气虚下陷之证。现用于治疗胃下垂、胃黏膜脱垂、肾下垂、重症肌无力、子宫下垂、慢性肝炎、腹股沟疝、肠套叠、肠炎、乳糜尿、小儿神经性尿频、尿失禁、肾绞痛、小儿秋季腹泻、放射性直肠炎、白细胞减少症、崩漏、带下病、久泻、失眠、耳鸣、呕吐、郁证、癫痫、遗精等辨证属于中气不足，清阳不升的多种疾病。

【临床医案】

1. 头痛自汗倦怠（张三锡医案）

一人苦头痛，众作外感治。诊得右手寸口脉大，四倍于左，两尺洪盛。乃内伤气虚头痛也，外兼自汗倦息。以补中益气汤加炒黄柏，一剂知，二剂已。

2. 心腹痛（薛己医案）

陈湖陆小村母，久患心腹疼痛，每作必胸满呕吐，手足俱冷，面赤唇麻，咽干舌燥，寒热不时，月余竟夕不安，其脉洪大。众以痰火治之，屡止屡作。迨乙巳春，发频而甚，仍用前药，反剧。此寒凉损真之故，内真寒而外假热也。且脉息洪弦而有怪状，乃脾气亏损，肝木乘之而然。当温补胃气，遂用补中益气汤加半夏、茯苓、吴茱萸、木香。

一服，熟寐彻晓，洪脉顿敛，怪脉顿除，诸症释然。

3. 癃闭（王肯堂医案）

参政父年八旬，初患小便短涩，因服药分利太过，遂致闭塞，涓滴不出。予以饮食太过，伤其胃气，陷于下焦，用补中益气汤，一服小便通。

【加减应用】

气虚眩晕、恶心欲吐者，加天麻、胆南星、半夏；头痛者，加蔓荆子、川芎；汗多者，加煅牡蛎、浮小麦；气虚遗尿，加山药、乌药、益智仁；带下量多清稀，加苍术、茯苓；治崩漏，去当归，加赤石脂、补骨脂；胃纳差者，加木香、砂仁。

160 补阳还五汤

补阳还五赤芍芎，归尾通经佐地龙；

四两黄芪为主药，血中瘀滞用桃红。

【来源】清·王清任《医林改错》。

【组成】黄芪 120g，当归尾 6g，赤芍 6g，地龙 3g，川芎 3g，桃仁 3g，红花 3g。

【方解】

治疗中风及中风后遗症之常用名方，有补气、活血、通络之功。

王清任认为："人身之阳气有十成，分布于周身，左右各得其半。若阳气亏五成，下剩五成，十去其五则气亏，归并一侧则发生半身不遂。"

方中生黄芪重用至 4 两，大补元气而起痿废，使气旺血行，祛瘀而不伤正，为主药。配以当归尾活血和血，化瘀不伤血；地龙行散走窜，通经活络，配合生黄芪力专而行走，周行全身；川芎、赤芍、红花、桃仁助当归尾活血祛瘀。

全方以大剂补气药配以少量活血通络之品，黄芪用量是全部活血化瘀药总量的 5 倍，以使气旺血行，瘀祛络通，活血而又不伤正，从而促其所亏之五成还复，气血周流全身而十全，故名"补阳还五汤"。北京长城制药厂出品的"消栓口服液"即根据本方制成，主要用于心脑血管疾患。

【适用证】

中风后遗症之半身不遂、口眼歪斜、语言謇涩、口角流涎、下肢痿废者。现用于脑动脉硬化症、脑血管病、面神经麻痹、小儿麻痹后遗症、坐骨神经痛、脑震荡后遗症、神经炎、冠心病、急性心肌梗死、风湿性心脏病、肾病综合征、肝硬化、糖尿病、肺气肿、头痛、失眠、多寐、无脉症、雷诺病、阳痿、前列腺肥大、乳房肿块、痛经、产后发热、不孕症、眼耳鼻喉科疾病等。

【临床医案】

1. 瘀血性头痛（《辽宁中医杂志》1985 年）

以补阳还五汤加蔓荆子、荆芥、鳖甲、茯苓、熟地黄、柴胡、香附。3 剂后，头痛大减。复以此方增损调理半月左右即可获效。治疗 26 例，痊愈 16 例，好转 9 例，无效 1 例，总有效率为 96.5%。

2. 阳痿（《新中医》1992 年）

补阳还五汤加减（黄芪 30g，当归 15g，赤芍 15g，地龙 10g，川芎 10g，桃仁 10g，红花 10g，蜈蚣 2 条，甘草 6g）水煎，日 1 剂。治疗 1 例，连续治疗半月获愈。

此外，有人报道，用补阳还五汤加党参、鸡血藤、桂枝、甘草，治疗坐骨神经痛 100 例，有效率可达 98%。

【加减应用】

口眼歪斜，加蜈蚣、全蝎、白附子；言语不利，加石菖蒲、郁金、远志；口角流涎，加橘红、石菖蒲；半身不遂，日久不复，加穿山甲、土鳖虫、水蛭；痰浊盛，加竹沥、天竺黄、天南星；高血压头痛，加菊花、石决明、珍珠母；血脂偏高，加山楂、麦芽；心烦失眠，加酸枣仁、夜交藤；肢体痿软，加虎骨、熟地黄；肌肉萎缩，加鹿角胶、阿胶。

161 败毒散

人参败毒茯苓草，枳桔柴前羌独芎；
薄荷少许姜三片，时行感冒有奇功。

【来源】宋·钱乙《小儿药证直诀》。

【组成】柴胡、前胡、川芎、枳壳、羌活、独活、茯苓、桔梗、人参各30g，炙甘草15g。

【方解】

古代治疗时行瘟疫之常用名方，有发汗解表、散风祛湿之功。

“毒”泛指时行不正之气等致病因素。方中羌活、独活辛温发散为主药，通治一身上下之风寒湿邪；配伍柴胡、薄荷辛散解肌，川芎行血祛风，共能祛外邪，止疼痛；再加枳壳、桔梗升降并用，宽胸利气；前胡宣肺祛痰；茯苓、生姜健脾化痰；甘草调和诸药，兼以益气和中；配以少量人参培其正气，使正气足则鼓邪外出，一汗而风寒湿皆去。

本方于表散药中加入人参培其正气，以资驱败邪毒，从汗而解，故名“败毒散”，又名“人参败毒散”。

清代医家喻嘉言用本方治疗痢疾初起有表证者。他认为此证属正虚而表邪内陷，疏解表邪，培其正气，使入里之邪复出于表而解，其痢自愈，此为“逆流挽舟”法。

附：《补遗方》仓廪散，即本方加陈仓米，治各种痢疾、发热、心烦、头痛、食即呕吐诸症。谷藏为仓，米仓为廪，取脾胃为“仓廪之官”意。

【适用证】

症见憎寒壮热、无汗、头项强痛、肢体酸痛、胸膈痞满、鼻塞声重、咳嗽有痰、舌苔白腻、脉浮无力。现用于小儿病毒性上呼吸道感染、小儿外感咳嗽、空调冷气综合征、慢性化脓性腮腺炎、小儿秋季腹泻、感冒、支气管炎、过敏性皮炎荨麻疹、皮肤瘙痒症等症属外感风寒湿邪兼气虚者。

【临床医案】

1. 时行瘟病

嘉靖己未，五六七月间，江南淮北，在处患时行瘟热病，沿门阖境，传染相似，用本方倍人参，去前胡、独活，服者尽效，全无过失。万历戊子己丑年，时疫盛行，凡服本方发表者，无不全活。

2. 毒疮（岳美中医案）

李某某，年39岁，男性，干部。患皮肤病，遍体生疮疖，终年此愈彼起，并患顽癣。于1970年春季就诊。视其疮疖，项部为多，顽癣则腰、腹部及大腿部丛生，粘连成片如掌大，时出黄水，奇痒难熬，久治不愈。我已给他用过内服、外搽的多种方药，迄无效果。

诊其脉虽稍数而中露虚象，舌边有齿痕，因予人参败毒散作汤用，党参9g，茯苓9g，甘草6g，枳壳6g，桔梗4.5g，柴胡6g，前胡6g，羌活9g，独活6g，川芎6g，薄荷1.5g，生姜6g，嘱服数剂。

半月后复诊，察顽癣有收敛现象。嘱再服半月后，察大腿部顽癣皮脱落，露出鲜红嫩肉，腰腹部者脓汁亦减少。因令他长期服用，3个月后，只腰部之癣疾未愈，而频年惯发之疮疖从未发生。1972年冬季追询，腰部顽癣仍存在，而疮疖则终未再发。

3. 痢疾（唐容川医案）

某年夏季，丁甘仁的一位幼辈患了痢疾，先生用了治痢方药多种，竟然不效，迁延月余，总是身热不退，下痢不止，不免心焦。

忧思之际，四川名医唐容川来到上海，名家相见，交谈甚契。丁先生怜幼心切，虚怀若谷，特邀唐氏诊治。一番诊视之后，唐氏拟以人参败毒散治之。服药后，患者1剂身热即退，再剂下痢亦止，一时上海滩传为佳话。

【加减应用】暂无。

162 牵正散

牵正散治口眼斜，白附僵蚕合全蝎；
等分为末热酒下，祛风化痰痉能解。

【来源】宋·杨倓《杨氏家藏方》。

【组成】白附子、僵蚕、全蝎各等份。

【方解】

治中风面瘫之常用基础方，具有祛风化痰作用。

“中风”，亦称“卒中”，指猝然昏仆，不省人事，或突然口眼歪斜，半身不遂，言语不利的病症。本方适用于中风轻证，属中络类型。方中白附子辛甘温，散而能升，善治头面之风，逐寒湿，祛风痰；僵蚕祛风，兼有化痰之功；全蝎息风镇痉，善于通络；并用热酒调服，酒性善走，宣通血脉，更能引药入络，宣达病所。诸药相合，力专效著。“牵正”者，指服本散后，风去痰消，经络畅通，可使已经歪斜之口眼恢复正常，故名“牵正散”。

【适用证】

风痰阻于头面经络之中风面瘫、口眼歪斜等症。现用于面神经麻痹、三叉神经痛、中风后遗症、多发性抽动症、血管神经性头痛、偏头痛等神经系统病症。

【临床医案】

1. 面神经麻痹（《光明中医》2012年）

320例面瘫患者随机分为治疗组和对照组，每组各160例。两组均运用针灸治疗患侧，治疗组在针刺治疗的基础上采用加味牵正散内服外敷治疗，而对照组在针灸组治疗的基础上加服西药治疗。结果：治疗组痊愈151例，好转7例，无效2例，总有效率为96.67%；对照组痊愈132例，好转25例，无效3例，总有效率为85%。

2. 三叉神经痛（《浙江中医药大学学报》2013年）

120例三叉神经痛患者随机分为对照组和治疗组各60例。治疗组患者在对照组服用西药卡马西平片基础上进行辨证分析，采用中药牵正散加减。结果：治疗组显效率为96.67%，对照组为88.33%。

3. 血管神经性头痛（《中西医结合研究》2009年）

79例血管神经性头痛患者随机分为中药治疗组49例，对照组30例，疗程为20～30日。结果：治疗组有效45例，有效率为92%；对照组有效22例，有效率为73%。

【加减应用】

外邪偏盛，宜加用大秦艽汤、川芎茶调散；久病夹瘀，宜加用四物汤、桃红四物汤；久病夹虚，宜加用补阳还五汤、补中益气汤、玉屏风散等。

163 黄龙汤

黄龙汤中枳朴黄，参归甘桔枣硝姜；
攻下热结养气血，阳明腑实气血伤。

【来源】明·陶节庵《伤寒六书》。

【组成】大黄 9g，芒硝 6g，枳实 9g，厚朴 9g，甘草 3g，当归 6g，人参 6g，桔梗 3g，姜 3 片，枣 2 枚，共煎服。

【方解】

本方原用于伤寒里热实证而气血两虚之候；后世医家用于治瘟疫病应下失下，正虚邪实之证，有泻下热结、益气养血之功，是攻补兼施之方。

“黄”，为中央脾土之色；“龙”，为传说中的神异动物。这里称脾为“黄龙”。《张氏医通》云：“汤取黄龙命名，专攻中央燥土，土既燥竭，虽三承气萃集一方，不得参归鼓舞胃气，焉能兴云致雨？”

本方以大承气汤为底方，荡涤胃肠实热积滞，峻下热结，釜底抽薪。再辅以人参、当归补益气血，扶正以祛邪。王旭高云：“曰黄龙者，大黄得人参为佐，则能神其功用，如龙得云助，升腾上下，莫能测其变化也。”陶氏此方，攻补兼施，既下脾胃燥结，又致津液润燥，专治脾胃之患，故称“黄龙汤”。

附：《温病条辨》新加黄龙汤，即本方去厚朴、枳实、桔梗，加生地黄、麦冬、玄参、海参构成。功能滋阴益气，泻结泻热。主治热结里实，气阴不足之神疲少气、口干咽燥、唇裂舌焦、苔焦黄或焦黑燥裂、大便秘结、腹中胀满而硬。

【适用证】

阳明腑实，气血虚弱。症见自利纯清水，或大便秘结，脘腹胀满，疼痛拒按，身热口渴，神倦少气，神昏谵语，肢厥。现用于肠梗阻、急性阑尾炎、胆石症、胆囊炎、流行性脑脊髓膜炎、乙型脑炎、伤寒、副伤寒等。

【临床医案】

1. 瘟疫（吴佩衡医案）

李某，男，年25岁，四川省会理县南乡农民。1921年3月感时疫而病，发热12日不退，脉来洪数，舌苔黄黑而生芒刺，唇焦齿干，口气蒸手，值午后则热势更张，漫潡汗出，谵语烦躁，不能安卧。小便短赤，大便自病后10余日不通，从心下至少腹胀满，呻吟呼痛而拒按，仰卧难以转侧，食物不进，唯烦渴而喜冷饮。

此际邪热亢甚，阴津枯涸，燥屎内结，阳明下证悉具。当急下以救阴，缓则危殆。思及亢热已久，燥屎坚结，无阴液以润泽，如行舟之乏水，邪热燥结亦无所由出，宜于急下之剂兼以养阴生津之品以治之，拟黄龙汤加味剂。

当晚服后，病者欲便，但十分费力而难于解出，用力挣之，则燥屎一节，缓慢而出，长约尺许坚硬不断，色酱黑。余亲视之，真坚硬如鞭。次晨诊视，其脉已较和缓，发热已退其半，苔刺变软，口津稍润，腹中胀痛大减，仍渴喜冷饮。嘱照原方再服1剂。

第3日诊，大便畅通，色转黄而溏，斯时已脉静身凉，能进米粥。查其舌，见苔已退去其半，津液回生，但仍喜冷饮。此乃邪热始退，阴津尚未完全恢复，拟生脉散加味，养阴生津，兼清余热。服2剂后，继以六味地黄汤调理阴分，一二剂而愈。

2. 老年便秘（《河北中医》2003 年）

2000 年 5 月至 2001 年 7 月，笔者用黄龙汤加减治疗老年便秘 83 例，取得满意的效果。全部患者均有外伤史，局部疼痛，不同程度的功能障碍，伤后见腹胀、腹痛、大便不通、饮食不佳，均卧床不能活动，日久者可，见少气乏力、面色少华。

治疗方法：予黄龙汤治疗。纳差加白术 15g；小便黄加茯苓 10g；脊柱骨折加续断 15g；骨盆骨折加血余炭 6g；髋部骨折加牛膝 10g。每日 1 剂，水煎，分 4 ～ 6 次温服。结果：全部病例服药 1 ～ 4 剂后，腹部胀痛、大便不通等症状均有不同程度的改善，且能减轻骨折疼痛。

【加减应用】

年老体弱者，去芒硝，重用人参、当归；兼阴津损伤，加麦冬、生地黄、海参、玄参。

164 都气汤

医宗已任都气丸，茱薯苓泽地味丹；

肾不纳气旱旨喘，补肾纳气庶可痊。

【来源】清·高鼓峰《医宗己任编》。

【组成】熟地黄 24g，山茱萸 12g，山药 12g，泽泻 9g，茯苓 9g，牡丹皮 9g，五味子 6g。

【方解】

治肺肾两虚，肾水不固所致咳嗽滑精诸症，有补肾纳气、涩精止遗之功。

“都”者，有盛也、聚也之义；“气”，即指肺肾之气而言。缘肺为一身之气的大主，肾为元气发生之根本；肺主呼气、肾主纳气。只有肺肾之气旺盛，才能维持全身气机之调畅。本方又名“七味都气丸”，因其为滋阴补肾的六味地黄丸，加一味五味子摄纳肾气，敛降肺气而成。诸药配伍，有补肾气、敛肺气之功，从而使一身之气保持旺盛，而聚集于一处，发挥正常的生理功能。故名“都气丸”。

【适用证】

肺虚身肿，肺气不能收摄，呼多吸少，喘促胸闷，久咳咽干气短，泄利喘咳，面色惨白，肾虚不能纳气，遗精盗汗，小便频数，大便时溏，伤肾咳嗽，气逆烦冤，俯仰不利。

现用于糖尿病、围绝经期综合征、慢性支气管炎、慢性阻塞性肺病、支气管哮喘、肺源性心脏病、肺结核、阻塞性肺气肿、膈肌痉挛等。

【临床医案】

1. 咳喘（李冠仙医案）

包式斋患尿血2年未痊，后觅余诊治而愈。盖肾虚人也。偶然伤风，某医发散太过，转致喘不能卧者累日，急乃延余。余曰：“咳出于肺，喘出于肾。肺肾为子母之脏，过散伤肺，母不能荫子，则子来救母，而咳变为喘。肾虚人往往如此。今已肾气上冲，脉来上部大，下部小，而犹以为风邪未尽，更加发散，无怪乎喘不能卧也。”予以都气丸全方，加紫衣胡桃肉3钱，纳气归肾。一药而愈。

2. 咳喘咽肿痰涌（杨乘六医案）

房氏子，年近30，病咳嗽，午后稍安。医作伤风，连进芎苏饮、十神汤等剂，咽喉肿，痰涎上涌。更医则以为喉痹也，猛用芩连苦寒之剂，热益甚，喉益闭，气喘如锯，不寐不食，危症悉具。脉之轻按满指，两尺更觉有力，面油红，其舌枯黑，其唇焦燥生皮，其气自脐下冲上。此肾水不足，六味地黄丸证也。乃不壮水之主，以制阳光，反用风燥以劫其阴、煽其火，致痰涌咽闭，复用苦寒以伤之，病剧而危，又何怪乎？

遂予都气饮一剂，喘息定而熟睡，醒则肿痛、痰涎已减，饮食渐加。继用六味地黄丸合生脉饮、归脾汤加白芍间服，月余咳嗽亦愈。

【加减应用】

喘促甚，加龙骨、牡蛎、西洋参；阴虚甚，改熟地黄为生地黄，加太子参；潮热者，加青蒿、地骨皮；纳差者，加神曲、白术等；咳嗽气喘、痰中带血者，加百部、黄芩、侧柏叶。

165　凉膈散

凉膈硝黄栀子翘，黄芩甘草薄荷饶；
竹叶蜜煎疗膈上。中焦燥实服之消。

【来源】宋·《太平惠民和剂局方》。

【组成】大黄、芒硝、甘草各200g，栀子、薄荷、黄芩各300g，连翘1250g，研为粗末，每服6g，加竹叶3g、蜜少许，水煎服。

【方解】

古代泻火通便，清上泻下的常用名方，尤为以清代泻、釜底抽薪的代表方，常用于上、中二焦热邪炽盛所致之烦躁口渴、面赤唇焦、胸膈烦热、口舌生疮等症。

王晋三《绛雪园古方选注》云："膈者，膜之横蔽心下，周围相着，遮隔浊气，不便上熏于心肺者也。不主十二经。凡伤寒蕴热内闭于膈，其气先通心肺，膻中火燔烦热，自当上下分消。"

方中连翘用量最大，为主药，能清心热，清上焦热，善治疮痈，为疮家圣药，清热解毒之功极强。再配以黄芩、栀子辅助清热解毒；大黄、芒硝釜底抽薪，清热泻下，使中上焦热邪从大小便排出。薄荷、竹叶能清散透邪，同时竹叶还能清心以安心神。甘草保护胃气，白蜜缓和，协助护胃，同时还可润肠通便，以助引热下行。本方咸寒荡热于中，苦寒清热于上，服之可使上、中二焦之邪热从下窍排出，胸膈得以清凉，从而诸症可除，故名"凉膈散"。

【适用证】

上中焦邪郁生热证。面赤唇焦，胸膈烦躁，口舌生疮，谵语狂妄，或咽痛吐衄，便秘溲赤，或大便不畅，舌红苔黄，脉滑数。现用于治疗咽炎、口腔炎、急性扁桃体炎、胆道感染、急性黄疸型肝炎等属上中二焦火热者。

【临床医案】

1. 高热神迷，舌强难言（林上卿医案《桐山济生录》）

杨某，男，42岁，渔民。舌强难言伴高热5日，察其壮热（39～40℃）神迷，面色红赤，口流稠涎，大腹膨胀，便秘溺赤，舌质红绛，脉象洪大。追溯烟酒成性，嗜辛好辣，以致实热内蕴，痰火扰心，拟凉膈散加味：连翘、蜂蜜各30g，大黄（后下）、黄芩、薄荷、竹叶、远志各15g，栀子、甘草、芒硝、石菖蒲各10g，水煎，分3次温服。

药后二便通畅，发热稍退，舌强减轻。步上方2剂，大便4次，热退神清，舌动灵活。继以调理心脾而安。

2. 伤食吐泻发热（张路玉医案）

幼科汪五符，夏月伤食呕吐，发热颅胀，自利黄水，遍体肌肉扪之如刺。六脉模糊，指下似有如无，足胫不温。自谓阴寒，服五积散1剂，热愈炽，昏卧不省。第3日利不止，时谵语，至夜尤甚。或以为伤暑，予香薷饮，遂头面汗出如蒸，喘促不宁，足冷下逆。或以为大寒，而脉息模糊，按之殊不可得，以为阳脱之候，欲猛进人参、附子。或以为阴证断无汗出如蒸之理，脉虽虚而症则大热，当用人参白虎汤。

争持未决，张诊之曰："六脉如此，而心下按之大痛，舌上灰刺如芒，乃食填中宫，不能鼓运，其脉往往如此。予凉膈散下之，一剂神思顿清，脉亦顿起。倘投参、附，其能免乎？"

3. 齿痛（薛己医案）

一老人齿痛，午后即发，至晚尤甚，胃脉数而实。以凉膈散加荆芥、防风、石膏，一剂而瘳。

【加减应用】

上焦热重伤津，心烦口渴者，加天花粉、麦冬；火热上炎，导致口舌生疮者，加玄参、金银花、青黛；咽喉肿痛甚，加玄参、山豆根、射干；小儿积热内盛，引致惊厥，加钩藤、羚羊角、天麻。

166 斑龙丸

斑龙丸用鹿胶霜，苓柏菟脂熟地黄；

等分为丸酒化服，玉龙关下补元阳。

【来源】明·徐春甫《古今医统》。

徐春甫，字汝元（或作汝源），号思鹤，又号东皋。祁门（今属安徽）人。明代医学家。家世业儒，因多病，乃从师于名医汪宧。博览医书，通内、妇、儿等科。曾在太医院任职。徐春甫一生治学严谨，认为“学问始乎诚意”，要有“纯一不二”的精神。他勤勉从医，学有建树，对医学史留有深远影响。

明穆宗隆庆二年（1568 年），在徐春甫的领导下创立了我国第一个医学民间组织——一体堂宅仁医会。其时集于直隶顺天府（今北京市）的海内名医高手 46 人，46 人均系福建、四川、湖北、安徽等省名医，其中新安医家占 12 人，著名的有歙县名医巴应奎、儿科名家支秉中等。学会的宗旨是：穷探《内经》、四子（张、刘、李、朱）之奥，切磋医技，取善辅仁。对会员的要求有 22 项：诚意、明智、格致、审政、规鉴、恒德、办学、讲学、辨脉、处方、存心、体仁、忘利、自重、法天、医学之大、戒贪鄙、恤贫、自得、知人、医箴、避晦疾。学会着重强调治学态度与学术指导思想，申述了治学方法及内容要点，提倡良好的医德医风和端正服务态度，在当时的历史条件下，实属难得。

徐春甫一生精勤笃学，著述甚丰。有《妇科心镜》《螽斯广育》《幼幼汇集》《痘诊泄秘》《医学入门捷径六书》《医学未然金鉴》等著作问世。其中以《古今医统》影响最大。

《古今医统》又名《古今医统大全》，是徐春甫 36 岁时编撰的煌煌巨著。全书共 100 卷，185 万字，是我国现存的十大医学全书中最早问世者。书中附有历代医家简明传记 274 人，采摭书目 496 种，“上下数千年间，圣儒哲匠，绝殆尽”，包括《黄帝内经》要旨、医家传路、各家医编、脉法、运气、经络、针灸、本草、养生、临床各科证治及医案等，是一部内容丰富的医学全书。其出版刊行被当作大事载入了《中国医学大事年表》。

【组成】鹿角胶、鹿角霜、柏子仁、菟丝子、熟地黄各 250g，茯苓、补骨脂各 120g，磨为细末，酒煮米糊为丸。

【方解】

古代的养生延年的经典名方，常用于元阳衰惫、虚损阳痿诸证。有补益元阳之功。

谢观誉此方能“壮精神，除百病，养气血，补百损，育子嗣，常服延年益寿”。《澹寮方》记载：昔西蜀药市中，尝有一道人售斑龙丸，亦名茸珠丹。每大醉高歌曰：“尾闾不禁沧海竭，九转灵丹都漫说。惟有斑龙顶上珠，能补玉堂关下穴”。一时朝野遍传之。

本方选血肉有情之鹿角胶、鹿角霜通督脉，补命门，大补精髓，最能补精生血而益元阳；菟丝子、补骨脂温壮肾阳；熟地黄滋补肾阴，益阴以配阳；柏子仁养心安神；茯苓健脾助运。诸药合用，肾阴、肾阳并补，温中有润，补而兼涩，以达阴中求阳之效，延年益寿之功。

王晋三《绛雪园古方选注》云：“鹿与游龙相戏，必生异角，故得称龙；鹿有文故称斑，用其角为方，故名斑龙。”

【适用证】

真阳不足，腰膝疼痛，阳痿早泄，或小便增多，耳鸣，体倦心烦，或老年阳虚，时常畏寒，气力衰微。现用于治疗前列腺肥大症、精液异常症、不孕症、性机能减退症、夜尿增多症、糖尿病等病症。

【临床医案】

痢疾（徐镛医案《医学举要》）

府廪生高菊裳（名崇瑚弟药房名崇瑞选拔又中式）令堂，病阳虚久痢，医频服温补延至半载，病反增剧，昼夜三五十次。余诊时，但述腰脊空痛异常，遂用斑龙丸峻补奇脉。初服一剂，病势大减，自后连服数剂，竟无增减，服参些少，略安片刻，而菊裳药房昆仲，以尊人病怔忡经年，参药大费，人参岂能常服。余为沉思良久，改用黄芪建中加鹿角。时有医士李蘅堂（秀）在座，谓峻补之法，继以宜通阳气，亦是一法。力赞此方为中病，坚服二十余剂而愈。

【加减应用】

肾阴虚者，加龟甲、鳖甲、枸杞子；脾肾两虚者，加山药、芡实、石莲肉；心肾两亏者，加人参、麦冬、远志；小便混浊者，加萆薢、益智仁；小便淋沥失禁者，加五倍子、桑螵蛸、煅牡蛎；少腹冷痛者，加小茴香、乌药、肉桂。

167 越婢汤

金匮要略越婢汤，麻黄石甘与枣姜；

发汗解表与利水，善治身肿风水伤。

【来源】东汉·张仲景《金匮要略》。

【组成】麻黄9g，生石膏25g，生姜9g，炙甘草6g，大枣5枚。

【方解】

古代治疗风水病的经典名方，有宣肺泻热、利水消肿之功。

“风水”，即外感表邪，内有停饮，而出现的恶风，一身尽肿为水气之证。本方名“越婢”者，说法不一。

成无己《批注伤寒论》谓：“脾治水谷，为卑脏若婢……是汤所以谓越婢者，以发越脾气，通行津液。”喻嘉言《尚论篇》谓：“石膏之辛凉，以兼解其寒，其柔缓之性，比之女婢。”钱潢《伤寒溯源集》谓：“或以此治越人之婢而得效，遂以命方。”近人柏德新《陕西中医》谓：“越婢实有使婢越级出其受压地位之意。结合疾病，则有发越……‘肺之郁闭’。”各家言说，皆有道理。

本方可看作是由大青龙汤中除去桂枝、杏仁，及由麻杏石甘汤中去杏仁加大枣、生姜而成之方。方中麻黄宣肺气，发汗解表，从而除去在表之水气；配石膏解肌，清泻肺胃郁热；生姜助麻黄宣散水湿；甘草、大枣补脾和中。诸药配伍，发表通阳，清热散水，则邪去病愈。

【适用证】

现代研究，本方具有抗炎、抗菌、抗过敏、改善肾功能、镇静、镇痛等作用。现代用于治疗肾盂肾炎初期、不明原因之水肿、急慢性肾炎、流行性出血热、慢性支气管炎、风湿热痹、多发性疖肿、阴痒糜烂、过敏性皮肤病等。

【临床医案】

1. 慢性肾炎（胡希恕医案）

佟某，因慢性肾炎住院。治疗3个月效果不佳，尿蛋白波动在（++）～（+++），无奈要求服中药治疗。四肢及颜面皆肿，皮肤灰黑，腹大脐平，近几日小能饮食，小便量少，汁出不恶寒，苔白腻，脉沉细。此属水饮内停。外邪不解，郁久化热，为越婢汤方证。处方：麻黄，生石膏，炙甘草，生姜，大枣。1剂后，小便增多，喜进饮食，继服20余剂，浮肿、腹水消，尿蛋白（+），病愈出院。

2. 流行性红眼病（门纯德医案）

某地区发生流行性红眼病，尤其在小学皆多发生，余查其双目红肿，畏光流泪，疼痛难忍，一家一户相继而发，余两小儿亦未逃脱，余思之，目睛属肺，目赤肿痛，流泪易感则属风火郁闭。根据“火郁发之”之理，先以“越婢汤”加蝉蜕6g，用予吾儿，1剂轻2剂愈，后以此方稍施增损，治于邻里者，皆多获效。

3. 溢饮（刘渡舟医案）

吕某某，男，46岁。四肢肿胀，肌肉酸疼多天，西医诊断为末梢神经炎。其人身体魁梧，面色鲜泽，但手臂沉重，抬手诊脉亦觉费力。按其手足则下陷成坑，而且身有汗但四肢无汗。

舌质红皆腻，脉浮大。按溢饮证治疗（越婢加术汤）：麻黄12g，生姜9g，生石膏30g，苍术12g，大枣7枚，炙甘草6g，2剂。服药后四肢得微汗出，病症明显减轻，原方加桂枝、薏苡仁、茯苓皮等，又服2剂而愈。

【加减应用】

（1）越婢加半夏汤：本方加半夏而成。能宣肺泻热，降逆平喘。主治膨胀，胸闷气喘，咳嗽上气，目如脱状，脉浮大。

（2）越婢加术汤：本方加白术而成，加强了健脾化湿之功。主治皮水，面目发热恶风，浮肿较重，小便不利，脉沉。

（3）咽喉肿痛，加板蓝根、桔梗、连翘；咳喘较甚，加前胡、杏仁；水湿过盛，加白术；热重尿水，加鲜茅根；汗多恶风，加附子。

168 越鞠丸

越鞠丸治六般郁，气血痰火湿食因；
芎苍香附兼栀曲，气畅郁舒痛闷伸。

【来源】元·朱丹溪《丹溪心法》。

【组成】苍术、香附、川芎、神曲、栀子各等分。

【方解】

通治六郁之常用名方、代表基础方，用于因气、血、痰、火、湿、食诸郁所致之胸膈痞闷、脘腹胀痛、吞酸呕吐、消化不良等症，故又名“六郁丸”。

所以“越鞠”之名，有多种解释：吴鞠通认为，“越”为发越，“鞠”通郁，所以有“发越鞠郁”之说。一种认为“鞠”是古代一种皮球，“越鞠”喻将六郁如球般的一个个踢开。又一种认为山栀亦名“越桃”，川芎亦名“鞠藭”，本方取两药别名中第一字合名。

方中香附行气解郁，以治气郁，用为主药；川芎乃血中气药，既可活血祛瘀以治血郁，又可助香附以增行气解郁之功；栀子清热泻火，以治火郁；苍术燥湿运脾，以治湿郁；神曲消食和胃，以治食郁。诸药配伍，使气畅血行，湿祛热清，食化脾健，气、血、湿、火、食五郁自解。

至于痰郁，或因气滞湿聚而生，或因饮食积滞而致，或因火邪炼液而成，今五郁得解，则痰郁亦随之而消。本方重在调理气机，气行则血行，气行则湿化，湿化则脾能健运，脾运化则痰湿亦无由生。

【适用证】

现用于慢性胃炎、慢性肠炎、胃及十二指肠溃疡、胃神经症、慢性肝炎、慢性胰腺炎、胆囊炎等病的临床表现符合脾胃气郁证者。

【临床医案】

1. 梅核气（干祖望医案）

享年104岁高龄的国医大师干祖望老先生是中医耳鼻喉科学的奠基人。干老不仅在学术与临床方面有卓绝的建树和非凡的贡献，他的医案也堪称杏林妙文，越读越兴味盎然，越读越妙趣横生。不仅是理法方药一应俱全，态度严谨，而且可以视为文苑佳作，阳春白雪。门诊时匆匆数分钟信手所书，竟然“揉医文哲于一体，融诗联骈在一章”，真有“腾蛟起凤，学士遗风”。

现举一例，以飨读者。

陈某，女，47岁，1991年11月27日二诊。喉头堵塞明显缓解。残留不多。咽干未润，求饮时喜温。低烧已退，腰酸依然，胸闷稍稍舒服些，失眠俱在凌晨。消化不良，食后脘胃作胀，甚至泛酸不能进冷。

检查：咽（-）。舌苔薄，脉细。

医案：“锁启重楼，越鞠丸已平澜浪；钥开辽廓，流气饮再扫余波。”

梅核气患者多为郁证，肝气不舒和痰凝气滞为主要矛盾。干老此处以对联写病案，激起了患者的治疗兴趣。《黄庭经》曰“重楼”即咽喉，《淮南子》曰“辽廓”即胸腔。前番锁启重楼，形容梅核气之咽喉鲠介不舒，此次钥开辽廓，比喻治疗已有成效。越鞠丸和流气饮都是方剂名，对仗极为工整，而又十分贴切，丽质天成，不伤斧凿之痕迹。

2. 食郁证伴疝气（周南医案《千金要方其慎集》）

服部武右卫门，61岁。素有疝气，胃有积滞，饮食或腻滞，或作胀，大便酸臭，时时作泻，盖已有年。此食郁证也，而非脾胃虚也。若用止泻药而郁益其矣。脉弦滑。宜用越鞠方，倍神曲以治食郁，加木香、川楝子以治疝气。服3剂当效。

彼初服1剂，去大便甚多，即骇而不再服。越数日，腹中觉和，犹疑是泻药而不敢服，复来询其故。明谕前所多去者，乃积垢也，终剂当愈。服之，果然腹中大快，疝亦平。复10剂而饮食增，不复作泻矣。

【加减应用】

气郁偏重者，可重用香附；肝郁偏重，见胁肋胀痛者，加青皮、川楝子；脾胃气滞，见脘腹胀满者，加木香、枳壳、厚朴；血郁而瘀，见胁肋刺痛，舌质瘀暗者，加红花、赤芍；湿郁偏重，见舌苔白腻者，加茯苓、泽泻；食郁偏重，见恶心厌食、脘痞嗳腐者，加山楂、麦芽；火郁偏重，见心烦口渴、舌红苔黄者，加黄芩、黄连；痰郁偏重，见咳嗽吐痰、苔腻脉滑者，加半夏、陈皮、瓜蒌。

169 趁痛散

趁痛归芪术甘草，桂心独活薤白炒；
温中散寒生姜加，牛膝壮腰疗效好。

【来源】明·薛己《校注妇人良方》。

【组成】酒炒牛膝、炙甘草、薤白、当归、桂心、炒白术、炒黄芪、独活、生姜，共为细末，水煎后服。

【方解】

古代用于治疗妇人产后遍身疼痛之方，有益气活血、祛风胜湿之功。

“趁”有追逐之意。产后气弱血亏，寒邪袭入经络，不能统运营气于一身，故遍身疼痛不休。方中以当归养血，营一身之经脉；黄芪补气，运一身之卫阳；白术健脾补气以生血；肉桂温通经脉以散寒；独活通经络；牛膝壮筋脉；炙甘草益胃和中；生姜温胃散邪；薤白温通阳气，以活血脉；酒丸酒下，使脉气流通。诸药共伍，服之可使疼痛得逐，四肢活动如常，故名“趁痛散”。

附：《丹溪心法》亦有同名方，组成不同，由没药、乳香、桃仁、红花、当归、羌活、地龙（酒炒）、牛膝、甘草、五灵脂、香附诸药为末，黄酒调服，主治历节痹痛。

【适用证】

发热头重，四肢不举，痛风，瘀滞络阻，筋脉、关节疼痛。

【临床医案】

1. 痹证（《医学理论与实践》逯明霞经验）

趁痛散常用于产后受风，全身各关节疼痛，笔者近几年来采用趁痛散加味治疗痹证 100 例，疗效显著，结果：痊愈（症状消失，化验恢复正常）68 人，好转（症状消失，化验较前好转）32 人，无效 0。

2. 经行身痛（《山西中医》2009 年）

观察传统名方趁痛散加减治疗经行身痛的临床疗效。选该病患者 99 例，随机分为治疗组和对照组。治疗组 66 例予口服趁痛散加减；对照组 33 例口服布洛芬胶囊。

结果：治疗组治愈 45 例，好转 19 例，无效 2 例，总有效率为 96.97%；对照组治愈 9 例，好转 14 例，无效 10 例，总有效率为 69.70%。两组综合疗效比较，有明显差异。

结论：趁痛散加减治疗经行身痛疗效优于布洛芬。

【加减应用】暂无。

170 散偏汤

【来源】清 · 陈士铎《辨证录》。

陈士铎，字敬之，号远公，别号朱华子，又号莲公，自号大雅堂主人，浙江山阴（今浙江绍兴）人。约生于明天启年间，卒于清康熙年间。据嘉庆八年《山阴县志》记载："陈士铎，邑诸生，治病多奇中，医药不受人谢，年八十卒。"

陈氏幼习儒术，初为乡间诸生，后因仕途不成，遂弃举子业，乃究心医学，以"良医济世"为勉，治病多奇中，从不计酬。士铎平生好学，上探典籍之奥，博采诸家之长，通过临床实践，擅长归纳总结，喜爱著书立说，以惠后学。其著作之丰，当为浙中之佼佼者，堪称著述等身。

【组成】白芍 15g，川芎 30g，郁李仁 6g，柴胡 10g，甘草 3g，白芥子 10g，香附 10g，白芷 10g。

【方解】

古代治偏头痛名方，有疏肝祛风、和血止痛之效。

本方以川芎通经活络，祛风止痛，善治少阳、厥阴经头痛（头顶痛或两侧头痛），为主药；配以白芷、郁李仁助川芎散风，止痛；柴胡、香附疏肝解郁；白芥子化痰，能入络搜风；白芍、甘草酸甘化阴，养阴柔肝，缓急止痛。诸药配伍，共奏疏肝解郁、调和气血、祛风止痛之功。由于服用本方能驱散偏头风之疼痛，疗效相当显著，故名"散偏汤"。

【适用证】

郁气不宣，又加风邪袭于少阳经所致之半边头风，痛或左或右，无有定处，时轻时重，遇劳累、寒冷加剧。现用于血管性头痛、三叉神经痛等。

【临床医案】

1. 偏头痛（何绍奇医案《读书析疑与临证得失》）

张某，男，20 余岁，工人，患偏头痛数年，二三月辄一发，发则疼痛难忍，必以头频频用力触墙，始可稍缓。数年间遍尝中西药不效。刻下正值发作，患者不断以拳击其头，坐立不安，呻吟不已，汗下涔涔。脉沉伏，舌质正常，苔薄白，余无异常。我想头痛如此剧烈，必因气血瘀滞，发作时得撞击而暂舒者，气血暂得通行故也，通其瘀滞，其痛或可速止。乃用《辨证录》之散偏汤出入。

川芎 15g，柴胡 10g，赤芍 12g，香附 6g，白芥子 6g，郁李仁 10g，荆芥、防风各 10g，白芷 6g，甘草 3g。3 帖，1 日 1 帖。

原方川芎用 1 两（30g），嫌其过重，故减其半。数日后邂逅于途，彼欣喜见告云："当天服 1 煎后，其痛更剧，几不欲生，一气之下，乃将 3 帖药合为 1 罐煎之，连服 2 次，不意其痛若失，目前已无任何不适。"

川芎为血中气药，气味辛温，善行血中瘀滞，疏通经遂，而一帖用至 45g 之多，得效又如此之捷，实阅历所未及者。我之用大剂量川芎治偏头痛，即自此案始。偏头痛多属实证，但有寒热之辨。川芎辛温善走，只可用于寒凝气滞，气滞血瘀之证;若用于热证，则不啻火上加油矣。阴虚有火，阳虚气弱，用之不当，亦有劫阴耗气之弊。

2. 偏头痛（王德敏医案《北京中医杂志》1992 年）

散偏汤见于清代陈士铎所著《辨证录》，我随诊王老师多年，凡头痛或左，或右，或虚，或实，或热，或寒，王老师都用此方加减治疗，共治疗 80 例，功效奇特。病程最长 40 余年，最短 1 年余。

结果：80 人中，经治痊愈 44 人，显效 20 人，有效 15 人，无效 1 人，总有效率为 98.75%。

【加减应用】

因感受风寒而发，加荆芥、防风；头痛剧烈，加羌活、延胡索；阴血亏虚，加生地黄、当归；头部拘挛掣痛，酌加胆南星、白僵蚕、全蝎；若为血管扩张性头痛，加贯众；若兼有高血压者，加怀牛膝、桑寄生；兼有内热，加知母、牡丹皮等。

171 紫雪丹

紫雪犀羚朱芒硝，硝磁寒水滑和膏；
丁沉木麝升玄草，更用赤金法亦超。

【来源】宋·《太平惠民和剂局方》。

【组成】石膏、寒水石、磁石、滑石、犀角（现用水牛角）、羚羊角、青木香、沉香、玄参、升麻、甘草、丁香、芒硝、硝石、麝香、朱砂，共16味。

【方解】

古代急救名方，凉开三宝之一，与安宫牛黄丸、至宝丹并称为“急救三宝”，用于温热病、热邪内陷心包而致的高热烦躁、神昏谵语、抽风痉厥、口渴唇焦、尿赤便闭，以及小儿热盛惊厥。有清热解毒、镇痉开窍之功。

以其色和用命名，言此药如法制成之后，其色呈紫，状似霜雪；又言其性大寒，清热解毒之方，犹如霜雪之性，从而称之曰“紫雪丹”。清代名医徐灵胎，谓其“邪火毒火，穿经入脏，无药可治。此能消解，其效如神”。

方中水牛角善清心热，凉血解毒，羚羊角长于凉肝息风止痉，二角并用，为热传心肝两经之良剂；麝香辛温香窜，开窍醒神，三味同用，则清心凉肝，开窍息风，针对高热、神昏、痉厥等主症而用。生石膏、寒水石、滑石大寒清热；玄参养阴生津，升麻清热透邪。此皆甘寒清热之药，而非苦寒之品，以避免苦燥伤津，对热盛津伤之证，尤为适合。木香、丁香、沉香行气通窍，与麝香配伍，以增强开窍醒神之功；朱砂、磁石重镇安神，朱砂并能清心解毒，磁石又能潜镇肝阳，加强除烦止痉之效。更以芒硝、硝石泄热散结，釜底抽薪，使邪热从肠腑下泄。

附：

一个多世纪前，创业不久即因药品所用药材道地、质量上乘而在杭城内外声誉鹊起的杭州胡庆余堂国药号，在按古方试制用于镇惊开窍的名贵急救药“局方紫雪丹”时，与其他老药号所出售的紫雪丹一样，颜色不够紫，药效不理想。

胡雪岩召集诸多名医、药师共同探讨改进方法，众名医也面面相觑，无一良策。一位已做了60余年药的叶姓老药工说，他曾听祖父说过一个绝秘的法子：紫雪丹中有几味药药性太活，遇到铜和铁就会变质变色，要想制出真正紫色的紫雪丹，非用金铲银锅不可。

金铲银锅？那得花多少钱啊！众人的目光都盯住了老板胡雪岩。胡雪岩毅然拍板：“为了药效，不惜工本，立即打制。制成的紫雪丹仍按原价卖！”金铲银锅打造好了，紫雪丹的功效明显提高。

【适用证】

现用于流行性乙型脑炎、流行性脑髓膜炎、重症肺炎、病毒性肺炎、猩红热、化脓性感染等各种发热性感染性疾病，以及小儿高热惊厥、小儿麻疹等以高热、神昏、惊厥为主症，辨证属热闭心包及热盛动风者。

【名家经验】

孔伯华临证运用紫雪丹（《中国中医急症》2019年）

孔伯华，北京四大名医之一。学术上主张“治病必求其本”，临证注重湿与热。因擅长用石膏治疗外感热病，有“石膏孔”之雅称。孔伯华除擅用石膏外，对于紫雪丹之应用亦有“出神入化”之妙。

在《孔伯华医集》所出现的所有中成药中，紫雪丹的使用频率最高，使用紫雪丹的病案共计192例。病种涵盖了内科、儿科、妇科、外科各类疾病，病名诊断涵盖了“伏暑”“秋燥”“时邪”“湿热”等外感温病，及“咳喘”“头痛”“下痢”“中风”等内伤杂病。

【加减应用】暂无。

172　黑锡丹

黑锡丹能镇肾寒，硫黄入锡结成团；
胡芦骨脂茴沉木，桂附川楝肉蔻丸。

【来源】宋·《太平惠民和剂局方》。

【组成】黑锡、硫黄各60g，沉香、木香、炒茴香、阳起石、葫芦巴、补骨脂、肉豆蔻、川楝子、附子各30g，肉桂15g，共12味药。

【方解】

古代温镇名方，用于肾阳衰弱，阴寒内盛之上盛下虚证，有温肾阳、散阴寒、降逆气、定虚喘之功。

本方以黑锡为主，制成丹丸内服，故名“黑锡丹”。方中黑锡性味甘寒，质重下沉入肾，能坠痰解毒，镇心安神，与大辛热的硫黄配伍，阴敛阳降，使游离之阴火归位；更用附子、肉桂、阳起石、补骨脂、葫芦巴温补肾阳，佐以茴香、沉香、肉豆蔻理气散寒，又以川楝子一味监制诸药之温燥太过。诸药配伍，可使肾阳充旺，阴霾自散，下元得固，冲逆自平。用治元阳欲脱之危重患者，用人参汤送服疗效更佳。

朱良春释义：黑锡丹是具有温镇作用的名方。许多医家多盛赞其效。如喻嘉言氏说：“凡遇引火上冲，真阳暴脱，气喘痰鸣之急症，舍此丹别无方法，即痘疹各种坏症，服之亦无不回生。”其特别提出：“予每用小囊，佩戴随身，恐遇急症，不及取药。”徐灵胎也说：“黑锡丹镇纳元气，为治喘必备之药，须当蓄在平时，非一时所能骤合。”从这里可以看出，黑锡丹是受医界前辈很大重视的。通过临床实践，用之对证，确有良效。由于它是辛温回阳、镇纳止痛的方剂，因此它的适应证虽多，但都必须是由于下元虚冷、脾肾亏弱而引起的阳虚寒凝、痰水停阻、阴寒腹痛以及肾不摄纳、上实下虚的气喘痰鸣等证，用之始称合拍。

【适用证】

命门火衰，阴火逆冲，肾不纳气，浊阴上泛之气喘痰鸣之急症；亦治真阳不足，阴寒内盛，三阴气化不和之奔豚、寒疝、腹痛、滑泄，或男子阳痿，或女子月经不调、带下清稀、不孕等症，舌淡，脉沉细无力或脉微。现用于治疗哮喘、肺气肿、心力衰竭、腹泻、耳鸣耳聋、癫狂、阴缩等病症。

【临床医案】

1. 吐血（喻嘉言医案《寓意草》）

黄湛侯素有失血病，一晨起至书房，陡暴一口，倾血一盆，喉间气涌，神思飘荡，壮热如蒸，颈筋粗劲。诊其脉，尺中甚乱。曰："此昨晚太犯房劳，自不用命也。因出验血，色如太阳之红。"再至寝室，谓曰："少阴之脉系舌本。少阴者，肾也。今肾中之血，汹涌而出，舌本已硬。"

无法可以救急……不得已用丸药一服，坠安元气。若气转丹田，尚可缓图。因煎人参浓汤，下黑锡丹30粒。喉间汩汩有声（形容水或其他液体流动的声音），渐下入腹。顷之，舌柔能言，但声不出。余亟用润下之剂，以继前药。遂与阿胶一味，重两许，溶化，分3次热服，溉以热汤，半日服尽。身热渐退，劲筋渐消。进粥，与补肾药，连服5日，声出喉清，人事向安。但每日尚出深红之血盏许。因时令大热，遵《黄帝内经》热淫血溢，治以咸寒之旨，于补肾药中，多加秋石，服之遂愈。

2. 小儿泄泻（《福建医科大学学报》1977年）

治徐姓2岁幼儿，反复泄泻2月余，每日大便2～3次，夹不消化食物，神疲纳欠，时而低烧，日渐消瘦。先予参苓白术散、补中益气汤健脾止泻，效果不著，虑脾肾两虚，不能温煦，投黑锡丹10粒研碎每晚服1次，连服3日，诸症消退，后用参苓白术散善后而愈。

【加减应用】暂无。

173 温胆汤

温胆夏茹枳陈助，佐以茯草姜枣煮；
理气化痰利胆胃，胆郁痰扰诸证除。

【来源】唐·孙思邈《备急千金要方》。

【组成】半夏、竹茹、枳实各60g，陈皮90g，炙甘草30g，茯苓45g。

【方解】

治痰基础方，和胃利胆之经典名方，为历代医家所常用。有燥湿化痰、清热除烦之功。

本方可看作治痰总方二陈汤，加枳实、竹茹而成。方中半夏辛温，燥湿化痰，和胃止呕，为主药。以竹茹，取其甘而微寒，清热化痰，除烦止呕。半夏与竹茹相伍，一温一凉，化痰和胃，止呕除烦之功强。陈皮理气行滞，燥湿化痰；枳实降气导滞，消痰除痞，陈皮与枳实相合，亦为一温一凉，而理气化痰之力增。以茯苓健脾渗湿，杜绝生痰之源；兼加生姜、大枣调和脾胃，生姜监制半夏毒性，甘草则能调和诸药。全方温凉兼进，不寒不燥，理气化痰以和胃，胃气和降则胆郁得舒，痰浊得去则胆无邪扰。

方名“温胆”，实为清胆和胃之剂。陈修园云：“热除痰清而胆自宁和，即温也。温之者，寒凉之也。”可见，本方“温胆”之意即在于“清”也。

【适用证】

胆郁痰扰所致头眩心悸、心烦不眠、夜多异梦，或呕恶呃逆、眩晕、癫痫等。现用于神经官能症、急慢性胃炎、消化性溃疡、慢性支气管炎、梅尼埃病、更年期综合征、癫痫等属胆郁痰扰者。

【临床医案】

1. 唇舌感觉异常（刘渡舟医案）

杨某，女，59岁。得病已5年，屡治无效。自称其右侧唇与舌体感觉热而麻，如涂辣椒末，而左侧唇舌则感觉寒凉如冰。每日晨起必定先呕吐痰涎数口，而且心悸易惊，少寐多梦，舌苔白腻，脉弦滑有力。用温胆汤加胆南星、竹沥合黛蛤散，服6剂后诸症全消。

【加减应用】

（1）涤痰汤：本方加人参、石菖蒲、茯苓、胆南星。增加了健脾开窍作用，主治中风痰迷心窍，舌强不能言。

（2）导痰汤：本方去竹茹、甘草，加胆南星、茯苓。除治疗痰厥、头目眩晕外，还包括痰饮、留食不散、胸膈痞塞、胸胁胀满、头痛吐逆、喘急痰嗽、涕唾稠黏、坐卧不安、饮食少思等。

174 温经汤

温经汤用桂萸芎，归芍牡丹皮姜夏冬；

参草益脾胶养血，调经重在暖胞宫。

【来源】东汉·张仲景《金匮要略》。

【组成】吴茱萸、麦冬各9g，当归、川芎、白芍、人参、桂枝、阿胶、牡丹皮、生姜、甘草、半夏各6g。

【方解】

古代调经第一方，用治妇科疾病的常用名方，有温经散寒、和血祛瘀之功。

冲为血海，任主胞胎，二脉皆起于胞宫，循行于少腹，与经、产关系密切。冲任虚寒，血凝气滞，则妇科诸疾皆生。

方中吴茱萸、桂枝温经散寒，通利血脉，其中吴茱萸功擅散寒止痛，桂枝长于温通血脉，共为主药。辅以当归、川芎活血祛瘀，养血调经；牡丹皮既助诸药活血散瘀，又能清血分虚热。再加阿胶养血止血，滋阴润燥；白芍养血敛阴，柔肝止痛；麦冬养阴清热，三药合用，养血调肝，滋阴润燥。人参、甘草益气健脾，使阳生阴长，气旺血充。半夏、生姜辛开散结，通降胃气，以助祛瘀调经，温经散寒。甘草尚能调和诸药。

诸药合用，温润并施，阴阳兼顾，使寒者温而燥者润，瘀血行而经血下，血行无瘀而月经正常，故名“温经汤”。国医大师刘渡舟言：“温经汤的治疗如春天的气候温和而流畅，它不同于附子汤的治疗如夏日炎炎而以流火灼金为能事。温应作‘和’字讲，应是温和经水的方子。”

【适用证】

冲任虚寒而有瘀滞的月经不调、痛经、崩漏、不孕、小腹冷痛。现用于不孕症、月经不凋、功能性子宫出血、更年期子宫出血、慢性阑尾炎、虚寒性腹痛、血吸虫性肝病及手部皮肤病等。

【临床医案】

1. 痛经（刘渡舟医案）

李某某，女，45岁。10年前因做人工流产而患痛经。每值经汛，小腹剧痛，发凉，虽服止痛药片而不效。经期后延，量少色暗，挟有瘀块。本次月经昨日来潮，伴见口干唇燥，头晕，腰疼腿软，抬举无力。舌质暗，脉沉。证属冲化虚寒，瘀血停滞。治宜温经散寒，祛瘀养血。

疏温经汤：吴茱萸8g，桂枝10g，生姜10g，当归12g，白芍12g，川芎12g，党参10g，炙甘草10g，牡丹皮10g，阿胶10g，半夏15g，麦冬30g。服5剂，小腹冷痛大减。原方续服5剂，至下次月经，未发小腹疼痛，从此月经按期而至，俱无不适。

2. 痿证（高正今医案）

袁某，男，19岁。因受凉后头痛，周身不适，怕冷半月，四肢麻木无力1周而入院。当时四肢呈弛缓性瘫痪，上下肢肌力均仅I级，双腕和踝以下感觉障碍，西医神经内科经各种检查后诊为格林－巴利综合征（急性感染性多发性神经根炎）。应用地塞米松等，病情无好转。

诊四肢无力、不温，舌质淡紫，苔薄白稍腻，脉沉而涩。证属寒湿入络，气虚血瘀。治宜温经散寒，益气活血。方用温经汤加减：黄芪、党参各30g，当归、川芎、白芍各15g。吴茱萸、桂枝、生姜、牡丹皮各10g，红花、甘草各6g。服12剂后，四肢转温，麻木感消失，下肢肌力恢复至Ⅳ级，上肢恢复到Ⅲ级，可下床缓步行走。原方去吴茱萸、生姜、加丹参30g，赤芍15g，继服20剂，痊愈。1年后随访，健康如常人。

【加减应用】

小腹冷痛甚者，去牡丹皮、麦冬，加艾叶、小茴香；寒凝而气滞者，加香附、乌药；漏下不止而血色暗淡者，去牡丹皮，加炮姜、艾叶；气虚甚者，加黄芪、白术；傍晚发热甚者，加银柴胡、地骨皮。

175 滋膵饮

【来源】清·张锡纯《医学衷中参西录》。

【组成】生黄芪 15g，生地黄 30g，生怀山药 30g，净萸肉 15g，生猪胰子 9g。前 4 味药物煎汤，送服猪胰子。

【方解】

治疗消渴病名方，有补肾滋胰、生津止渴之效。

“膵”叫胰脏。张锡纯认为消渴病是由胰脏功能失常所致，特别创制了这首风格迥异之方剂。方中黄芪补中益气；山茱萸滋养肝肾；生地黄养阴补血；山药气阴双补；猪胰子以脏补脏。诸药相伍，以滋补引起消渴病之“膵”脏，故名“滋膵饮”。

张锡纯《医学衷中参西录》：尝阅申报一篇，胡某某者，因病消渴，延中医治疗，服药竟愈。所用方中以黄芪为主药，为其能助脾气上升，还其散精达肺之旧也。《金匮要略》有肾气丸善治消渴。其方以干地黄（即生地黄）为主，取其能助肾中之真阴上潮以润肺，又能协同山萸肉以封固肾关也。

又因治消渴，曾拟有玉液汤，方中以生怀山药为主，屡试有效。近阅医报且有单服山药以治消渴而愈者，以其能补脾固肾，以止小便频数；而所含之蛋白质，又能滋补膵脏，使其“散膏”充足；且又色白入肺，能润肺生水，即以止渴也。

又俗传治消渴方，单服生猪胰子可愈。盖猪胰子即猪之膵，是人之膵病，而可补以物之膵也。此亦犹鸡内金，诸家本草皆谓其能治消渴之理也。鸡内金与猪胰子，同为化食之物也。

【适用证】

消渴病（糖尿病）。

【临床医案】

1 型糖尿病（黄美珍经验《四川中医》）

应用滋膵饮加味治疗 1 型糖尿病 46 例，结果显效 22 例，有效 20 例，总有效率为 91.3%，显著高于消渴丸对照组（$P < 0.01$），差异有非常显著性意义，提示滋膵饮加味治疗 1 型糖尿病有较好疗效。

【加减应用】暂无。

176 痛泻要方

痛泻要方陈皮芍，防风白术煎丸酌；
补土泻木理肝脾，若作食伤医便错。

【来源】明·张景岳《景岳全书》。

【组成】白术 90g，白芍 60g，陈皮 45g，防风 60g。

【方解】

治疗肝木克脾土所致腹痛泄泻之名方、要方，有补脾柔肝、祛湿止泻之功。

肝脾不和之腹痛泄泻，称为“痛泻”。吴昆《医方考》云：“泻责之脾，痛责之肝，肝责之宜，脾责之虚；脾虚肝实，故令痛泻。”本方药仅四味，白术健脾以御木乘，燥湿以止泄泻，为主药。辅以白芍养血柔肝，缓急止痛，二药相配，可土中泻木。脾虚易生湿，故用陈皮理气燥湿，醒脾和胃。配少量防风，一则辛散调肝，使肝气条达不再乘脾；二则舒脾升清，胜湿止泻。四药合用，可疏肝健脾，理气和中，补中寓疏，标本兼顾，能补脾胜湿而止泻，柔肝理气而止痛，使脾健肝和，痛泻自止，故命曰“痛泻要方”。

【适用证】

肝郁脾虚之肠鸣腹痛，大便泄泻，泻必腹痛，泻后痛止等。现用于治疗急性肠炎、慢性结肠炎、肠易激综合征、梅尼埃病等属于肝旺脾虚者。

【临床医案】

1. 痛泻（刘渡舟医案，张瑛记录）

一日，刘渡舟老师接诊一痛泻患者，缠绵月余，治之不愈。示前医用方乃痛泻要方加薏苡仁、砂仁、莲肉三味。老师问诊、望舌、诊脉后，提笔仍开痛泻要方，亦加三味，即炒白芍20g，炒白术15g，陈皮10g，防风6g，柴胡12g，枳实6g，炙甘草6g。7剂，日1剂，水煎服，药尽病愈。患者复诊离去。

老师对侍诊诸生曰：“医者辨证当有真知灼见，用药要有胆有识。痛泻要方用治痛泻确是一张好方子，前医用之不效，何也？缘何稍事化裁而能取效？因望其舌色偏红，问其兼胸胁胀满，切其脉沉弦，乃知症结为肝气乘脾所致腹痛即泻、痛泻不止之证。‘乘’就是相克太过，肝木恃强凌脾，故合用四逆散抑木平肝，使肝不乘脾土，痛泻则愈，此乃‘擒贼擒王’之法，即斩匪首于马下，余皆溃散，贼寇既平，则民安居矣。”

2. 肠易激综合征（陈德珍经验《南京医科大学学报》）

陈德珍等用痛泻要方加味（白术、陈皮、防风各10g，白芍12g，鱼腥草30g，乌梅6g）治疗肠易激综合征108例，大多数患者服药1～2周，腹泻次数减少，继续服2周，大便1～2次/日，基本成形，腹泻止。随访半年，69例大便1次/日，

23 例 1 ～ 2 次 / 日，17 例 2 ～ 3 次 / 日，基本成形或软便。

【加减应用】

水湿下注，泄泻呈水样，加茯苓、车前子；脾虚较甚，神疲力乏，加党参、山药；中焦虚寒，脘腹寒痛，加干姜、吴茱萸；又有食积，呕吐酸腐，加焦山楂、神曲；脾胃气滞，脘腹胀满，加厚朴、木香；气虚下陷，久泄不止，加炒升麻。

177 普济消毒饮

普济消毒蒡芩连，甘桔蓝根勃翘玄；
升柴陈薄僵蚕入，大头瘟毒此方先。

【来源】金·李东垣《东垣试效方》。

【组成】黄芩、黄连各 15g，陈皮、甘草、玄参、柴胡、桔梗各 6g，连翘、板蓝根、马勃、牛蒡子、薄荷各 3g，僵蚕、升麻各 2g。

【方解】

古代治疗时行瘟疫（大头瘟）之经典名方，现代治疗痄腮（即颜面丹毒、流行性腮腺炎）常用方，有清热解毒、疏风散邪之功。

大头瘟、痄腮，皆为感受热疫毒气，壅于上焦，攻冲头面所致。疫毒应清解，风热宜疏散，病位在上，病势向外，又当因势利导，疏散上焦风热之邪，清解心肺头面之疫毒。“普”，言其广也；“济”，为救助也；“消毒”，即消除毒疫之气。李东垣以本方治疗大头瘟，屡治屡验，存活甚众。由于本方能够普救众生，济世活人，消除疫毒，故名“普济消毒饮”。

方中重用酒炒黄连、黄芩清泻上焦热毒，为主药。辅以牛蒡子、薄荷、连翘、僵蚕辛凉宣泄，疏散风热。玄参、板蓝根、马勃、桔梗、甘草清热解毒，清利明喉，陈皮理气散结。升麻、柴胡辛凉透热，升阳散火，有“火郁发之”之意，并可协诸药上达头面，为舟楫之用。诸药配伍，共奏清热解毒、疏散风热之功。

【适用证】

现用于颜面丹毒、流行性腮腺炎、流行性出血热、急性扁桃体炎、急性咽喉炎、上呼吸道感染、急性化脓性中耳炎、急性淋巴结炎、带状疱疹等证属风热毒邪为患者。

【临床医案】

1. 大头瘟（李东垣医案，罗大伦述）

瘟疫，当时叫大头瘟，当时气候异常，频发瘟疫，文献记载：“泰和二年四月，民多疫疠，初觉憎寒体重，次传头面肿盛，目不能开，上喘，咽喉不利，舌干口燥，俗云大头天行。”这个“大头天行”，就是大头瘟，古代有时管传染性疾病叫“天行”。大头瘟的主要症状是头面肿大，据说会头大如斗，脖子很粗，后世一直在猜测这是什么病，因为不多见了。我们现在把腮腺炎一类的疾病也考虑进去，将其类比了。

话说当时老百姓病得很重，“亲戚不相访问”，亲属之间都不敢互相串门，感染上了，大多死亡。当时李东垣并未行医，而是在济源做税务官，结果当地县令的儿子也患病了。“张县丞侄亦得此病，至五六日，医以承气加蓝根下之稍缓，翌日其病如故，下之又缓，终莫能愈，渐至危笃”。也就是说，医生们用药都无效，逐渐这患者病得非常重。此时，有人说李东垣懂得医学啊，让他来试试。

结果，李东垣创立了这个普济消毒饮，“遂处此方，服尽愈”。用了药，患者很快就好了。于是大家传扬此方，无数百姓受益，后来大家把这个方子刻在路口，让四方百姓抄去，遇到瘟疫热毒，可以用此方治疗，当时大家称之为“仙方”。

2. 急性咽喉炎（张士卿医案）

王某，女，37岁。1998年3月9日就诊。患者咽痒、咽痛，出声不利3天，伴咳嗽痰少，头微疼痛，大便干结。于是诊之，舌尖红苔薄微黄，脉浮弦稍数，考虑病为急性咽喉炎，当属风热侵袭，结聚咽喉，咽喉痹阻，金实不鸣。治拟疏风清热，解毒利咽，宣肺开喉，方用普济消毒饮加减。

处方：黄芩10g，黄连6g，连翘20g，金银花20g，牛蒡子12g，玄参12g，板蓝根12g，桔梗10g，甘草10g，柴胡10g，升麻6g，蝉蜕10g，赤芍20g，蒲公英30g，枳实10g。水煎，2次分服。

上方服4剂，咽痛缓解，大便通调，出声较前畅快而微有嘶哑。上方有效，加胖大海2枚，又服3剂，诸症全消。

【加减应用】

高热，加生石膏、大青叶、生栀子；腮部漫肿较硬，加昆布、海藻；大便秘结，加大黄、芒硝；兼气虚者，加党参；睾丸肿痛，加川楝子、龙胆草、荔枝核。

178 疏凿饮子

疏凿槟榔及商陆，苓皮大腹同椒目；

赤豆艽羌泻木通，煎加生姜阳水服。

【来源】宋・严用和《严氏济生方》。

【组成】泽泻 12g，赤小豆 15g，商陆 6g，羌活 9g，大腹皮 15g，椒目 9g，木通 12g，秦艽 9g，槟榔 9g，茯苓皮 30g。

【方解】

治水肿之名方，为泄水峻剂，有疏风透表、通利二便之功。

本方为分消上下内外之水势，发散水气之方，犹如夏禹治水，疏江凿河，开其闭塞，从而使水道通畅，江河顺流，不致横溢泛滥成灾矣，故称“疏凿饮子”。

朱良春释义：本方是发表、泻下、利尿等药复合组成的方剂。它是根据《黄帝内经》“平治权衡，去菀陈莝”，“开鬼门，洁净府”的理论创制而成。方中用羌活、秦艽发汗解表，以开鬼门（汗孔），使水从汗而出；用大腹皮、姜皮、茯苓皮辛散淡渗，消散皮肤之水；用商陆、槟榔破结攻积，以去菀陈莝，使水从大便排出；更用椒目、赤豆、木通、泽泻利水道以洁净府，使水从小便而出。其泄水之功，有如疏江凿河，分减泛滥之水势，所以叫“疏凿饮子”。

【适用证】

遍身水肿，喘息口渴，二便不利者。现用于治疗急性肾炎水肿、血管神经性水肿、腱鞘积液等疾病。

【临床医案】

1. 痛风性关节炎（《实用中医内科杂志》2008 年）

选择痛风性关节炎急性期 60 例（急性发作期均在 3 日以内），随机分为治疗组 36 例。对照组 24 例，治疗组采用内服疏凿饮子加减，配合刺血疗法（取红肿关节部位用三棱针呈梅花形快速刺 4 ～ 5 处，每日 1 次）；对照组采用吲哚美辛口服治疗，两组疗程均为 3 日。

结果：治疗组显效 23 例，有效 12 例，总有效率为 97.2%；对照组显效 6 例，有效 14 例，总有效率为 83.3%，两组差异有显著性意义。

2. 原发性肾病综合征（《中医药学刊》2006 年）

86 名病例随机分为治疗组 48 例，西药治疗组 38 例。治疗组以本方为基本方加减治疗，20 日为 1 个疗程，超过 3 个疗程即终止治疗。对照组予激素、双嘧达莫、环磷酰胺等，根据病情给予对症处理。

结果：治疗组总有效率为 93.8%。经过 1 个疗程治愈者 21 例，经过 2 个疗程治愈者 8 例，经过 3 个疗程治愈者 3 例；对照组总有效率为 71.1%。

【加减应用】

小便不利，水肿胀满，加茯苓、猪苓；热淋涩痛，加木通、赤芍、牡丹皮；痰饮眩晕，加白术；高脂血症，加何首乌、黄精、山楂、金樱子、决明子。

179 开噤散

开噤散治中焦阻，参苓荷蒂陈米煮；
橘皮丹参冬瓜子，石莲川连好菖蒲。

【来源】清·程钟龄《医学心悟》。

【组成】人参、姜黄连各6g，石菖蒲、丹参、石莲子、陈皮、冬瓜仁各15g，陈仓米、茯苓各15g，荷蒂2个。

【方解】

古代治疗噤口痢专方，有益气健脾、化湿和胃之功。

凡患痢疾而见饮食不进，或呕逆不能食者，称之为“噤口痢”。多由湿热毒邪蕴结肠中，毒盛而伤害胃气，胃阴受劫；或因久病脾胃两伤，胃失和降，输化无力，气机阻塞所致。

方中人参、茯苓、石莲子、陈仓米健脾益气；黄连、荷蒂、冬瓜仁清热利湿；丹参活血祛瘀；石菖蒲开窍化湿；陈皮理气和胃。服之可使脾气升而口噤开，湿热清而泻痢止，故名曰“开噤散”。

【适用证】

火盛气虚之下痢呕逆，不能饮食诸症。

【临床医案】

1. 噤口痢（《中国中医药信息杂志》2005年）

张某，男，71岁。患者于7天前因饮食不洁后出现腹泻，大便日数十行，腹痛，里急后重，赤白下痢，赤多白少，伴有发热。曾在当地医院诊为“痢疾”，予西药治疗好转出院。出院第2天症状复发而前来就诊。症见：便次频繁，每日10余次，腹痛，里急后重，下痢脓血，大便紫红色，伴周身乏力，少气懒言，呕不能食，食入即吐，并伴有发热（体温 38.6℃），舌质红绛而干，苔薄黄，脉滑数。患者精神状态较差，萎靡不振，双目凹陷呈脱水貌，肌肉瘦削。

诊断为“噤口痢”（虚实夹杂型）。治以清热化湿，降逆止呕，佐以健脾益气为法。方用开噤散加减。6 剂药后精神状态好转，双目有神，便次明显减少，每日 1 ～ 2 次，大便成形，无里急后重及发热，食欲及食量均明显增加，唯仍觉轻微腹痛，舌质红，苔薄，脉细弱。上方加减后续服 6 剂，药后诸症悉平，复查便常规已正常。

2. 慢性浅表性胃炎（叶柏医案）

张某，男，51 岁，2018 年 4 月 16 日初诊。患者上腹部胀满不适 2 个月，餐后尤甚，近日食入即吐，无以纳食。胃镜示：慢性浅表性胃炎。多处就诊，其症状未见明显好转，十分痛苦，遂前来索方。

刻下：脘腹部胀满，按之膨隆，饥不欲食，食入则吐，偶有嗳气，无胃痛，无反酸、烧心，气短懒言，面色少华，大便黏腻，小便色微黄，舌微红，舌下静脉稍迂曲，苔薄腻，脉细滑。辨证属气虚湿热，胃气上逆。治宜泻热和胃，苦辛通降。方用开噤散加减。

共服 28 剂，药后患者症状明显改善，上腹部不适不明显，胃口佳，可正常纳食，面色红润，精神亦佳。

【加减应用】暂无。

180 华盖散

华盖麻杏紫苏子，茯苓陈草桑白皮；
风寒束肺痰不爽，急宜煎服莫迟疑。

【来源】宋·《太平惠民和剂局方》。

【组成】紫苏子、赤茯苓、桑白皮、橘皮、杏仁、麻黄各30g，甘草15g。

【方解】

治疗肺寒咳喘的常用基础方，有宣肺平喘、理气化痰之功。

“华盖”，古时谓帝王的车盖。《古今注·舆服》：“华盖，黄帝所作也……常有五色云气，金枝玉叶，止于帝上，有花葩之象，故因作华盖也。”这里指肺脏，因肺居诸脏腑之上，其色状宛如华美的车盖，向称肺为五脏六腑之华盖。且肺主一身气机之升降，本方主治之病机在宣降肺气。

本方以三拗汤（麻黄、杏仁、甘草）为底方，能发散风寒，利肺定喘，再配合紫苏子温肺化痰，降气平喘；橘皮理气化湿，茯苓健脾渗湿，治疗生痰之源脾。辅以桑白皮能降气止咳，同时因其性润，能防止温燥药之燥性。本方集作用于肺经之药于一方，诸药相伍，使表寒解、肺气宣、痰涎化、喘咳平，故称“华盖散”。

【适用证】

外感风寒，肺气失宣，痰阻气滞之咳嗽上气、痰吐不利、胸膈烦满、项背拘重、声重鼻塞、头目眩晕者。现用于感冒、流行性感冒、急性支气管炎、支气管哮喘、阻塞性肺气肿等。

【临床医案】

1. 痰咳（《大理医学院学报》2000 年）

观察华盖散加味治疗痰咳的临床疗效。方法：将 162 例符合肺炎、慢性支气管炎急性发作诊断，以咳嗽、咯痰为主要表现的患者，随机分为中药辨证治疗（治疗组）102 例和单纯西药治疗（对照组）60 例。

治疗组按《中医病证诊断疗效标准》辨证分型为痰湿蕴肺型 24 例；痰热壅肺型 36 例；肺阴亏虚型 12 例；肝火犯肺型 26 例；肺气亏虚型 4 例；采用华盖散加味辨证治疗。对照组采用西药二氧丙嗪加化痰口服液治疗。

结果：治疗组总有效率为 94%，对照组总有效率为 80%，治疗组疗效明显优于对照组。

2. 咳嗽变异性哮喘（《光明中医杂志》）

通过华盖散治疗咳嗽变异性哮喘，并观察其临床疗效。方法如下。治疗组：给予口服华盖散。基本方组成：麻黄 6 ～ 9g，杏仁 12g，甘草 6g，紫苏子 10g，茯苓 10g，陈皮 6g，桑白皮 10g。无论寒热均可加蝉蜕 6g，赤芍 15g，地龙 12g。对照组：给予酮替芬 1mg，1 日 2 次，口服，布地奈德口喷气雾剂 1 吸，1 日 2 次，两组均以 2 周为 1 个疗程，连续观察 2 个疗程。

结果：两组治疗后肺功能均改善；同时治疗组治疗后 IgE 较治疗前明显降低，且优于对照组；两组血清 ECP 水平较治疗前明显降低。两组组内治疗前后经过统计学比较，具有显著性差异（$P < 0.05$）。治疗组痊愈 16 例，好转 18 例，无效 2 例，总有效率 94.4%；对照组痊愈 12 例，好转 15 例，无效 9 例，总有效率 75.0%。结论：本研究表明中药组治疗咳嗽变异性哮

喘较西药组更具明显的临床疗效。

【加减应用】

头痛鼻塞者，加苍耳子、白芷、藁本；头重如裹者，加荆芥、防风、紫苏、藿香；咳嗽痰稠者，加竹茹、天竺黄、葶苈子；伴哮鸣音者，加射干、紫菀、款冬花、枇杷叶。

181 阳和汤

阳和熟地鹿角胶，姜炭肉桂麻芥草；

温阳补血散寒滞，阳虚寒凝阴疽疗。

【来源】清·王洪绪《外科证治全生集》。

【组成】熟地黄 30g，肉桂 3g，麻黄 2g，鹿角胶 9g，白芥子 6g，姜炭 2g，生甘草 3g。

【方解】

治疗一切阴疽的代表方、常用名方，有温阳补血、散寒通滞之功。

《素问·五常政大论》云：“阳和布化，阴气乃随，生气淳化，万物以荣。”本方为治疗外科阴性痈疽疮疡的著名方剂。方中重用熟地黄，滋补阴血，填精益髓；配以血肉有情之鹿角胶，补肾助阳，益精养血，两者合用，温阳养血，以治其本。肉桂善温肾助阳，通利血脉，化气行水；姜炭温运脾阳，温煦肌肉；白芥子祛皮里膜外之痰；麻黄宣通经络，能开腠理，散寒结，引阳气由里达表，通行周身；甘草生用为使，解毒而调诸药。

本方以阴药与温阳药合用，辛散之品与滋腻之品相伍，可使寒湿宣发而不伤正，精血得补而不恋邪，从而阴寒散，阳气和，就好像自然界阳光普照，大地和暖，寒凝顿消，阴霾四散，阴平阳和，万物呈祥一样，使阴疽之症迅速治愈，故明“阳和汤”。

【适用证】

如附骨疽、流注、鹤膝风等。现用于治疗阴疽、淋巴结核、腹膜结核、骨结核、慢性骨髓炎、血栓闭塞性脉管炎、慢性深部脓肿，以及椎间盘突出、腰椎肥大等。

【临床医案】

1. 背疽（王洪绪医案）

木渎镇谈姓妇，背患如碗，初起色白，近已转红，痛甚。时值三伏，余以阳和汤书毕。旁人云：“此暑天缘何用麻黄发表，桂、姜之热剂？”余曰：“此阴证也。”彼云：“患色转红，阴已变阳。”余因其说恐患家疑惧，立令等候煎服。服不逾时，痛息，接服4剂。患消7分，其有肢之3分，不痛而溃，5日收功。

2. 腰疽（王洪绪医案）

一人患此（腰疽），服以阳和汤，次日觉松；又1帖，疽消小半。赶合犀黄丸与阳和汤轮转间服，5日而愈。

3. 牙龈肿痛（高锦庭医案《谦益斋外科医案》）

陶，形寒，脉迟细，颊车坚肿，牙关紧闭不开。此阳亏络空，寒邪袭入，盘踞不出，久则竟难驱化。治当温通散寒之中，佐以虫为向导，搜其锢结之所，邪始搜化无遗。方以阳和汤加全蝎、制僵蚕。

二诊：热则筋疯，寒则拘急，昔投阳和，一剂而牙关和，再剂而面色转红，一若春回寒谷，阳气融和者，何其速也。仍宗前法加味治之。前方加刺蒺藜、骨碎补。

【**加减应用**】暂无。

182 肾气丸

金匮肾气治肾虚，熟地淮药及山茱；

牡丹皮苓泽加附桂，引火归原热下趋。

【**来源**】东汉·张仲景《金匮要略》。

【**组成**】干地黄 128g，山药、山茱萸各 64g，泽泻、茯苓、牡丹皮各 48g，桂枝、附子各 16g。

【**方解**】

温补肾阳之祖方、古今名方、常用基础方，古代誉为驻颜延年，抗老防衰之良方，有“益火之源，以消阴翳”之义，为第一批出口走出国门的中药！

《古今名医方论》记载柯韵伯云：“命门有火则肾有生气矣。故不曰温肾，而名肾气，斯治肾以气为主，肾得气而土自生也，且形之不足者，温之以气。”王晋三《绛雪园古方选注》亦云：“肾气丸者，纳气归肾也……独取名肾气者，曰乙癸同源，意尤重于肾也。”

方中干地黄滋补肾阴，山药、山茱萸滋补肝脾，辅助滋补肾中之阴；并以少量桂枝、附子温补肾中之阳。牡丹皮清泻肝火，茯苓、泽泻、利水渗湿，与温补肾阳药相合，补中寓泻，使补而不腻。方中仅用少量温肾药于滋肾药中，寓有“少火生气”之义，故名“肾气丸”。亦按其药味称为“八味丸”或“附桂八味丸”。

附：济生肾气丸，即《济生方》以本方重用附子，再加车前子、川牛膝而成，又名“加味肾气丸”，有温补肾阳、化气行水之效。

【适用证】

肾阳不足，症见腰痛腿软、下半身常有冷感、少腹拘急、烦热不得卧而反倚息、小便不利或频数等。

现用于治疗慢性肾炎、尿路感染、糖尿病、高血压、低血压、前列腺肥大、遗尿、神经衰弱、慢性支气管炎、支气管哮喘、肺气肿、自发性气胸、白内障、更年期综合征、胃及十二指肠溃疡、功能性子宫出血、希恩综合征、不孕症、骨质增生症、荨麻疹、复发性口疮、尿潴留、精子缺乏症等。现代药理研究证实，本方具有抗衰老、预防白内障、降血糖、增强免疫功能等多种作用。

【临床医案】

1. 腰痛（蒲辅周医案）

张某某，男，86岁，住某院。会诊：患者腰背酸痛，足冷，小便短而频，不畅利，大便难，口干口苦，饮水不解，舌淡少津无苔，脉象右洪大无力，左沉细无力。脉症兼参，属阴阳两虚，治宜温肾阳滋肾阴，以八味地黄丸（即肾气丸）加减：

熟地黄9g，茯苓6g，怀山药6g，杜仲（盐水炒）9g，泽泻4.5g，熟川附子4.5g，肉桂（去粗皮、盐水炒）1.5g，怀牛膝6g，补骨脂9g。水煎服，加蜂蜜30g，兑服，连服3剂。

复诊：服前方，腰背酸痛，口苦口干均减，足冷转温，大便溏，小便如前，舌无变化，原方再服3剂。

三诊：因卧床日久未活动，腰仍微痛小便仍频，西医诊断为前列腺肥大，其余无不舒感觉，高年腰部疼痛虽减，但仍无力，宜继续健补肾气，以丸剂缓服。并每早服桑椹膏一汤匙，开水冲服，连服2剂恢复健康，至5年多未复发。

2. 臌胀（薛己医案）

州守王用之，先因肚腹膨胀，饮食少思，服二陈、枳实之类，小便不利，大便不实，咳痰腹胀；用淡渗破气之剂，手足俱冷。此足三阴虚寒之证也，用金匮肾气丸，不月而康。

3. 淋证（俞长荣医案）

胡某某，男，41岁，教员。1975年11月26日初诊。3个月以来小便淋急，次数多而量少，夜睡尤甚（每夜解溲10余次），排尿时阴茎微痛，心烦，腰酸，舌淡，脉沉细而缓。

处方：熟地黄、淮山药各15g、枸杞子、牡丹皮、茯苓、泽泻各9g，附子6g，桂心（另冲）3g。1剂服毕，小便次数显减（每夜仅2～3次），排尿无痛感。因肉桂不易买，医嘱改服金匮肾气丸而收功。

【加减应用】

小便过多者，加五味子；阳痿者，加巴戟天、锁阳；小便频数而色淡白者，加鹿茸、补骨脂；性交不射精者，加枸杞子、肉苁蓉；骨质增生，疼痛明显者，加乳香、没药；前列腺肥大引起的尿癃闭者，加黄芪、通关散；自发性气胸引起的短气喘促者，加蛤蚧、五味子、磁石；小便不禁，加益智仁、桑螵蛸；夜寐不安、健忘耳鸣者，加党参、酸枣仁；眩晕，加牡蛎、龙骨、旱莲草；治消渴，加天花粉、天冬、麦冬、生黄芪。

183 肾着汤

肾着汤内用干姜，茯苓甘草白术襄。

伤湿身痛与腰冷，亦名甘姜苓术汤。

黄芪防己除姜茯，术甘姜枣共煎尝。

此治风水与诸湿，身重汗出服之良。

【来源】东汉·张仲景《金匮要略》。

【组成】甘草3g，白术6g，干姜6g，茯苓9g。

【方解】

治肾着病之经典名方，有温脾祛湿之功。

“肾着”，病名出自《金匮要略·五脏风寒积聚病脉证并治》，多由肾虚寒湿内着所致，仲圣形容本病有“腰中如带五千钱”之说。

清代医家郑钦安在《医理真传》中讲：“按肾着汤一方，乃温中除湿之方。此方似非治腰痛之方，其实治寒湿腰痛之妙剂也。夫此等腰痛，由于湿成，湿乃脾所主也。因脾湿太甚，流入腰之外府，阻其流行之气机，故痛作。方中用白术为君，既能燥脾祛湿，又能利腰脐之气。佐以茯苓之甘淡渗湿，又能化气行水，导水湿之气，从膀胱而出。更得干姜之辛温以暖土气，土气暖而湿立消。复得甘草之甘以缓之，而湿邪自化为乌有矣。方中全非治腰之品，专在湿上打算。腰痛之由湿而成者，故可治也。”

本方有温脾肾、利水湿之效，药仅四味，然功效卓著。由于专治肾着病，故称“肾着汤”。原方名为甘草干姜茯苓白术汤，或甘姜苓术汤，即据其所用药物命名。

【适用证】

寒湿伤脾之身体重，腰及腰以下冷痛重着，转侧不利，但饮食如常，口不作渴，小便自利的肾着病；及阳气不行而致的胞痹证，症见少腹膀胱胀痛、小便不利。

现用于急性腰扭伤、腰肌劳损、肾结石、腰椎间盘突出症、慢性盆腔炎、妊娠浮肿、坐骨神经痛、风湿性关节炎、骨性关节炎、良性前列腺增生症、急性胃肠炎、慢性结肠炎、急慢性湿疹、皮炎、肛瘘、小儿遗尿等。

【临床医案】

1. 遗尿（冯世纶医案）

患者，女，13 岁，患者家人代诉谓遗尿已达 5 年，曾多次服用六味地黄丸、金匮肾气丸、缩泉丸之类无效。又用针灸及西医治疗，遗尿如故。诊时症见：夜尿频繁，一般 5 ～ 6 次，而且多数情况下患者不自知。口干不欲饮，饮水后小便频数，质清，大便偏干，3 ～ 4 日一行，腰部发凉，饮食正常，舌质淡红，苔薄白，脉沉细无力。辨证属里虚寒证。治法：温中祛寒化湿。处方：肾着汤。

茯苓 15g，干姜 15g，苍术 15g，炙甘草 6g。7 剂，水煎服，日 1 剂。

二诊：服上方后，症大减，夜尿 1 ～ 2 次，腰部凉感较前减轻，大便仍干。上方加白术 15g，继服 7 剂，夜尿 1 ～ 2 次，已不遗尿，腰部变温，大便调。嘱再进原方巩固治疗，随访至今，未再遗尿。

2. 缩阴（侯在士医案）

杨某，男，52 岁，觉腰下寒凉，腰以上无病，饮食正常，小便清白，全身倦怠无力，阴茎向内回缩 1/3 以上，已经四五个月不能参加劳动，患者甚感苦恼。曾在各医院治疗，均未见效，求我医治。脉象沉弱无力。据脉证此病属少阴，下焦受寒。治用回阳祛寒法。处方：肾着汤加减。

甘草 20g，干姜 15g，茯苓 20g，苍术 20g，薏苡仁 20g，附子 15g，细辛 15g，水煎服，使出微汗。

复诊：2 剂药服后，病已去大半，请再拟方。我遂按原方将附子、细辛各增至 20g。又投予 2 剂，服后病即痊愈。

【加减应用】

腹中冷痛、四肢无力者，加人参、蜀椒；兼脾虚泄泻者，加砂仁、白扁豆、薏苡仁、车前子；妇人脾虚湿盛，带下色白者，加山药、苍术、荆芥穗；恶寒自汗者，加麻黄根、浮小麦，亦可合玉屏风散；遗尿、小便频而清长者，加缩泉丸；水肿身重、小便不利者，加黄芪、防己。

184 复脉散

炙甘草汤参姜桂，麦冬生地黄大麻仁；

大枣阿胶加酒服，虚劳肺痿效如神。

【来源】东汉·张仲景《伤寒论》。

【组成】炙甘草 12g，大枣 10 枚，阿胶 6g，生姜 9g，人参 6g，生地黄 30g，桂枝 9g，麦冬 10g，火麻仁 10g。

【方解】

古代急救名方，被誉为“古代强心剂”，有益气养血、滋阴复脉之功。

本方原名“炙甘草汤”，以其主药而命名。成无己云：“结代之脉，动而中止能自还者，名曰结；不能自还者，名曰代。由血气虚衰，不能相续也。心中悸动，知真气内虚也。”说明脉结代、心动悸，为心之阴阳气血俱虚所致。《方舆輗》曰：“此为仲景伤寒，脉结代，心动悸，之圣方也……无论何病，凡脉结代者，概当先用此方。”本方能滋养血脉之本源，使结代之脉恢复正常，故名“复脉汤”。

方中重用生地黄入心肝经，可养阴生津；炙甘草甘温益气，缓急养心；麦冬益胃生津，清心除烦；人参补益脾胃，资助化源；阿胶、大枣补血润燥；火麻仁滋阴润燥；生姜、桂枝、清酒宣通阳气，温经复脉，并可防止厚味滋腻。诸药共成滋心阴，益心气，养心血之功。

【适用证】

气虚血少之心悸短气、虚烦失眠、舌淡少苔、脉象结代者。现用于功能性心律不齐、期外收缩、冠心病、病毒性心肌炎、风湿性心脏病、甲状腺功能亢进等。

【临床医案】

1. 心动悸（罗谦甫医案）

一人年五十余，中气本弱。至元庚辰，六月中病伤寒八九日。医见其热甚，以凉剂下之，又食梨三四枚，痛伤脾胃，四肢冷，时昏债。罗诊之，其脉动而中止，有时自还，乃结脉也。心亦悸动，吃噫不绝，色变青黄，精神减少，目不欲开，独卧恶人语，以炙甘草汤治之。

服之，不效。罗再思脉病对，莫非药陈腐而不效乎？再于市铺选尝气味厚者，再煎服之，其病减半，再服而愈。

2. 心慌（胡希恕医案）

男，50岁，患高血压，诸医诊治无效，心跳心慌，汗大出，给炙甘草汤加酸枣仁，大效。复诊又加五味子，则血压降矣。

3. 下痢

章次公医案，曹颖甫记：昔与章次公诊广益医院庖丁某，病下痢，脉结代，次公疏炙甘草汤去火麻仁方予之。当时郑璞容会计之戚陈某适在旁，见曰："此古方也，安能疗今病？"次公忿与之争。仅服1剂，即利止脉和。盖病起已40余日，庸工延误，遂至于此。此次设无次公之明眼，则病者所受苦痛，不知伊于胡底也。

曹颖甫医案：玉器公司陆某寓城幢庙引线弄，年逾六秩，患下痢不止，日二三十行，脉来至止无定数。玉器店王友竹介余往诊。余曰："高年结脉，病已殆矣。"因参仲圣之意，用附子理中合炙甘草汤去火麻仁，书方予之。凡5剂，脉和痢止，行动如常。

【加减应用】

汗出者，加黄芪、五味子；畏寒者，加附子；胸闷者，加瓜蒌、薤白；心神不安者，加龙骨、牡蛎；有痰者，减麦冬、生地黄、火麻仁之量，加半夏、石菖蒲、枳实；有热象者，减桂枝之量，加黄连。

185 复元活血汤

复元活血汤柴胡，花粉当归山甲俱；

桃仁红花大黄草，损伤瘀血酒煎祛。

【来源】金·李东垣《医学发明》。

【组成】柴胡 15g，天花粉、当归各 9g，红花、甘草、炮穿山甲各 6g，桃仁 15g，酒大黄 30g，共研为粗末，黄酒煎服。

【方解】

古代治疗跌打损伤经典名方，有活血祛瘀、疏肝通络之功。费伯雄《医方论》言其“治跌仆损伤之法，破瘀第一”。

由于外伤损络，血离经脉，流溢脉外，停于胸胁，胸胁为肝经循行部位，血瘀则影响肝气，导致气滞，所以痛不可忍。方中以柴胡引诸药入于肝经，能行气解郁，帅血行瘀；辅以当归活血补血，祛瘀生血；红花、桃仁祛瘀生新；天花粉续绝伤，消扑损瘀血；穿山甲破瘀通络，消肿散结；甘草补气生血，缓急止痛；大量酒制大黄，荡涤瘀血，导瘀下行，推陈致新，加酒同煮，取其善行药性，活血通络。

诸药合用，可使瘀血去而新血生，肝气行而络脉通，胁痛平而元气复。正如张秉成所云《成方便读》：“去者去，生者生，痛自舒而元自复。”故名“复元活血汤”。

【适用证】

跌打损伤、胸腹部刺痛、疼痛拒按、固定性痛等。现用于软组织挫伤、骨折、眼部外伤、腹膜血肿、胸部挫伤、脑震荡、肾炎、肾功能不全、肋软骨炎、肺不张等症。

【临床医案】

1. 跌扑（孙一奎医案）

一男子跌仆，皮肤不破，两胁作胀，发热，口干，自汗，类风症。令先饮童便一瓯，烦渴顿止。随进复元活血汤，倍用柴胡、青皮1剂，胀痛悉愈，再剂而安。

2. 粘连性肠梗阻（候钧宝医案《新中医》）

刘某某，男，43岁，农民。主诉：腹痛，呕吐，腹胀，不大便已7日。患者因粘连性肠梗阻，在某医院行肠道分离术，1个月后出院。近2年来上症反复发作4次，均经保守疗法及对症处理而缓解。本次发作已住院4日，采取胃肠减压、支持疗法、对症处理、大承气汤灌肠等，症状不减，决定手术。因患者恐惧开刀，邀中医诊治。诊见：痛苦面容，胃脘刺痛，连及两胁，右下腹痛甚拒按，腹胀，叩之如鼓，呕吐，便秘。舌质暗，脉弦。X线检查：可见肠梗阻征象。证属血瘀腑闭。

治宜活血祛瘀，疏肝通腑。方用复元活血汤加味：柴胡、当归、天花粉、穿山甲各15g，红花4.5g，甘草10g，桃仁、大黄（后下）、芒硝（冲）各30g。1剂，水煎至1000毫升，深部灌肠。

约3小时后，腹痛剧烈，泻下秽臭黑色软便2次，并有燥屎3～4枚，矢气频，呕吐止，腹胀减，腹痛缓，舌质暗，后以桃红四物汤调理半月，痛除，X线腹透未见异常。随访未复发。

【加减应用】

瘀血重者，加乳香、没药、三七；夹气郁者，加香附、川芎、青皮。

186 敦复汤

敦复萸桃参附脂，内金山药茯苓施；
下元衰败虚寒证，脾肾全归相火持。

【来源】清·张锡纯《医学衷中参西录》。

【组成】党参9g，山茱萸12g，补骨脂9g，乌附子9g，核桃仁9g，生山药15g，茯苓3g，生鸡内金3g。

【方解】

近代补肾回阳名方，常用于肾弱脾弱之腰膝酸痛等一切虚寒证。

《素问·五常政大论》云："土曰敦阜。"是说脾居中央，属土，具敦厚阜高之性。脾土又受肾阳的温煦，才能运化正常。脾肾阳虚，必然会导致虚寒诸症丛生，从而出现上述之病症。服用本方，可温补脾肾，使阳气得以振发，敦土之正常功能得以恢复，故名"敦复汤"。

方中以人参为主药，与山茱萸、茯苓并用，能大补肾中元气，元气既旺，相火自生；乌附子、补骨脂大热纯阳，直达下焦，以助相火热力；核桃仁温润多脂，峻补肾脏。重用生山药以滋下焦之真阴，固下焦之气化；鸡内金既能健运脾胃，疏通补药之滞，又可收涩膀胱，逗留热药之性。其中，附子与人参同用即为参附汤，为回元阳之良剂；补骨脂与核桃仁并用名青蛾丸，为补肾助相火之妙品。诸药合用，共奏温补脾肾阳之功。

【适用证】

下焦元气虚惫，相火衰微，以致肾弱不能作强，脾弱不能健运，或腰膝酸痛，或黎明泄泻等。现用于慢性结肠炎腹泻等属脾肾虚寒者。

【临床医案】

1. 阳痿（杨云明医案《福建中医药》）

刘某某，男，30岁，军人。诉结婚半年有余，初始性生活正常，逐渐减弱，且易早泄。近月来阳事不举，时而滑精，兼见畏寒，腰酸腿软，小便清长，余沥不尽，纳呆便溏，嗜酒夜眠欠佳，面色白，舌质淡，苔薄白，脉细弱。脉症合参乃属命门火衰，精气不足。治宜温肾补元，益气填精。

取敦复汤加减。处方：党参24g，制附子4g，补骨脂、山茱萸、核桃仁、茯苓、鸡内金、金樱子各12g，桂枝5g，白术9g，每日1剂。嘱限制饮酒。

复诊：5剂后畏寒大减，阳事可举，但不坚，食欲增进，大便仍溏，照上方加芡实12g，再进5剂。

三诊：形寒消失，上方去附子再进5剂，阳事复常，以右归丸调理善后，嘱其节房事，以资巩固。

2. 强直性脊柱炎（《中国实验方剂学杂质》2018年）

观察敦复汤加减治疗脾肾阳虚型强直性脊柱炎（PSYXAS）的疗效及安全性。

方法：将209例PSYXAS患者随机分为中药组（69例）、西药组（67例）和中西药组（73例）。中药组给予敦复汤加减治疗，西药组给予双氯芬酸钠缓释片治疗，中西药组同时给予敦复汤加减和双氯芬酸钠缓释片，疗程均为63天。

结果：治疗后中西药组总有效率为93.1%，显著高于中药组的75.4%和西药组的71.6%；与西药组相比，中药组和中西药组脾肾阳虚证评分改善更为明显。

【加减应用】暂无。

187 暖肝煎

暖肝煎中杞茯归，茴沉乌药姜肉桂；

下焦虚寒疝气痛，温补肝肾此方推。

【来源】明·张景岳《景岳全书》。

【组成】当归、枸杞子、小茴香、茯苓、肉桂、乌药、沉香、生姜。

【方解】

古代治疗虚寒疝气之常用方，有温补肝肾、行气止痛之功。

本方主治肝肾虚而有寒凝气滞之疝气痛。由于肝属厥阴，其经脉绕脐络少腹而循阴器，寒凝肝脉，气机阻滞则发为寒疝气痛之证。

方中当归、枸杞子养血补肝益肾；小茴香、肉桂温肾暖肝，祛寒止痛；乌药、沉香辛温散寒，行气止痛；茯苓渗湿健脾；生姜温散水寒之气。诸药配伍，温补肝肾以治其本，散寒行气以治其标，标本兼顾，服之可使肝脉得暖，气机调畅，阴寒驱散，疝痛得止，故称“暖肝煎”。

【适用证】

肝肾阴寒之小腹疼痛、疝气等症。现用于精索静脉曲张、睾丸炎、附睾炎、鞘膜积液、腹股沟疝等属肝肾不足，寒凝气滞者。

【临床医案】

1. 疝气（贺启智经验《陕西中医》）

贺氏用暖肝煎加减治疗疝气病 251 例，疗效满意。基本方：枸杞子、当归、茯苓各 15g，小茴香、乌药、肉桂各 10g，沉香 5g，随症加减。每日 1 剂，水煎服，7 日为 1 疗程。结果：临床治愈 195 例，显效 32 例，有效 6 例，无效 18 例。总有效率为 92.8%。

2. 腹痛（陈学忠医案）

杨某某，女，14 岁，主诉：腹痛反复发作 10 余年。

现病史：10 年前患者无明显诱因出现腹痛，疼痛以脐周为主，每遇腹痛，患者都请假在家，耽误学业，其母很着急，遂带患者多处求医，去省级医院检查，西医诊断：肠痉挛，浅表性胃炎。西医予以药物治疗，具体用药不详。用药后情况略有缓解，随后症状反复发作。其母见病情一直持续，西医疗效不佳，遂在多个名老中医处就诊，均未见病愈。

随后慕名来我科就诊。刻症见：上周六开始出现腹痛，以脐周疼痛为主，疼痛持续一天，早上腹痛明显，夜间时有腹痛感，需请假在家休息，月经经期提前，量可，无痛经。纳可，眠欠佳，二便调。面色㿠白，焦虑面容。舌体略胖，浅齿印，舌质淡红，苔白。脉象细弦。

中医诊断：腹痛（寒滞肝脉）。治法：温肝散寒止痛。方药：暖肝煎加味 。

吴茱萸 10g，党参 30g，炒白芍 12g，肉桂 15g，当归 10g，乌药 15g，炙甘草 15g，小茴香 10g，生姜 3 片，白附片（久煎）30g。5 剂，水煎，温服。

二诊：患者诉药后夜间腹痛明显改善，早上腹痛状态同前。余症同前。前方加：鸡矢藤60g。消积止痛。

后其母代就诊，诉患者药后腹痛已愈，近3个月病情未见反复，且患者自身精神、心情各方面状态都很好，对陈老表示由衷感谢。

【加减应用】

阴冷者，加吴茱萸、附子；胁腹胀痛者，加香附、高良姜；睾丸痛胀者，加青皮、橘核。

188 脾约麻仁丸

麻子仁丸治脾约，枳朴大黄麻杏芍；
胃燥津枯便难解，润肠泻热功效确。

【来源】东汉·张仲景《伤寒论》。

【组成】火麻仁500g，白芍250g，枳实250g，大黄500g，厚朴250g，杏仁250g，和蜜为丸。

【方解】

治疗脾约燥结的千古代表名方，有润肠泻热、行气通便之功。

“脾约”，病名出自《伤寒论》，指脾虚津少，肠液干燥，以致大便坚硬难出的病症。成无己《伤寒明理论》曰：“约者，约结之约，又约束也……今胃强脾弱，约束津液，不得四布，但输膀胱，致小便数而大便硬，故曰其脾为约。”

方中以麻子仁润肠通便，为主药。辅以杏仁降气润肠，白芍养阴和里。大黄、枳实、厚朴即小承气汤，能泻热除满，消痞通便，泻胃肠有余之燥热。再以白蜜与白芍同用，可减缓小承气汤攻下之力，使泻而不峻，润而不腻。诸药合用，使腑气通、津液行，缓下而不伤正，主治脾约之证，亦用于虚人及老人肠燥便秘者，故名“脾约麻仁丸”。

【适用证】

老人与产后肠燥便秘、习惯性便秘、痔疮便秘、肛门疾病手术后、蛔虫性肠梗阻、神经性尿频、咳嗽、噎膈、肺心病等。

【临床医案】

1. 脾约证（许叔微医案）

一豪子郭氏，得伤寒数日，身热、头疼、恶风、大便不通、脐腹膨胀。易数医，一医欲用大承气，一医欲用大柴胡，一医欲用蜜导。病家相知凡三五人，各主其说，纷然不定，最后请余至。问小便如何？病家云小便频数。乃诊六脉，下及趺阳脉浮且涩。余曰：“脾约证也，此属太阳阳明。”仲景云：“太阳阳明者，脾约也。”仲景又曰：“趺阳脉浮而涩，浮则胃气强，涩则小便数，浮涩相搏，大便则硬。”其脾为约者，大承气、大柴胡恐不当，仲景法中麻仁丸不可易也。

主病亲戚尚尔纷纷，余曰：“若不相信，恐别生他证，请辞，无庸召我。”坐有一人，乃弟也，逡巡曰：“诸君不须纷争？既有仲景证法相当，不同此说何据？某虽愚昧，请终其说，诸医若何？各请叙述。”众医默默纷争始定。以麻仁丸百粒，分三服，食顷间尽。是夕，大便通，中汗而解。

2. 燥咳（蒋卫东医案《江苏中医》）

张某某，女，74岁，患者近2个多月来，咳嗽胸痛，曾服中西药，收效甚微。症见咳嗽胸痛，痰少带血丝，不易咯出，咽干口燥，形体消瘦，神萎，食欲不振，肚脐部疼痛，按之痛甚，大便8日未解。舌淡红，苔薄，脉细软微数。此系患者年老阴亏，虚热内生，肠失濡润，大便秘结，腑气不通，肺失肃降，复感燥热之邪，更耗阴液，最终导致阴虚燥咳，故治以滋阴通腑，润肺止咳。处方麻仁丸合麦门冬汤加减：

火麻仁、麦冬、沙参、紫菀、百合各15g，白芍20g，生大黄（泡）、甘草各5g，枳实、黄芩、杏仁各10g。

药进2剂，咳嗽大减，大便通畅。药已中病，恐大黄泻下伤正。厚朴温燥伤阴，故去之，又进2剂，诸症基本消失，继以麦门冬汤善后。

【加减应用】

津液已伤，加生地黄、麦冬、玄参；气虚，加黄芪、党参；血虚，加当归、熟地黄、生何首乌；神经性尿频，加覆盆子、桑螵蛸；痔疮出血，加地榆、槐花；热结较甚，加芒硝；蛔虫性肠梗阻，加乌梅、槟榔、陈皮。

189 资生健脾丸

【来源】清·徐灵胎《兰台轨范》。

【组成】人参、白术各90g，茯苓、山药、莲子肉、陈皮、麦芽、神曲各60g，薏苡仁、芡实、砂仁、白扁豆、山楂各45g，甘草、桔梗、藿香各30g，白豆蔻、黄连各12g，共18味药，炼蜜为丸，米饮送服。

【方解】

古代安胎良方，后世为治疗脾虚肺弱诸症的基础方，有健脾和胃、补中益气之功。

罗东逸《古今名医方论》云："此方始于缪希雍，以治妊娠脾虚及胎滑，盖胎资始于足少阴，资生于足阳明，故阳明为胎生之本……是方以参、术、苓、草、莲、芡、山药、扁豆、薏苡之甘平，以补脾元；陈皮、神曲、麦、砂、蔻、藿、桔之香辛，以调胃气；其有湿热，以黄连清之、燥之。既无参苓白术散之滞，又无香砂枳术丸之燥，能补能运，臻于至和，于以固胎，永无滑堕。丈夫服之，调中养胃，名之资生，信不虚矣。"是言本方健脾和胃以资气血生化之源，故名之。

本方以四君子（参、苓、术、草）健脾补气为底方；辅以山药、莲子肉、芡实、薏苡仁、白扁豆既可健脾，能渗湿止泻；麦芽、山楂、神曲消化积食；黄连清热利湿；白豆蔻、砂仁、陈皮、藿香芳香化湿和胃；桔梗载药上行。诸药合用，脾胃健，胎元安。

【适用证】

妊娠妇女脾虚呕吐，或胎滑不固，以及男子食欲不振等症。现用于慢性胃炎、慢性胃炎、消化不良、小儿厌食症、十二指肠溃疡、胃溃疡、先兆流产、习惯性流产等。

【临床医案】

1. 疳积证（王晓珍经验《辽宁中医杂志》）

疳积证5岁以下儿童较多见。临证以精神萎靡，形体消瘦，面色萎黄，食欲不振或食后腹胀，毛发稀黄疏易脱等为主症。笔者运用资生健脾丸加减治疗55例，疗效满意。

显效（服药1疗程后饮食正常，精神转佳）40例；有效（服药1疗程饮食明显增加）12例；无效（服药前后无变化）3例。总有效率为95%。

2. 小儿功能性再发性腹痛（《现代中西医结合杂志》）

将60例功能性再发性腹痛小儿随机分为2组，治疗组30例予口服资生健脾丸，对照组30例予口服谷维素片、复方颠茄片及多潘立酮片治疗，观察2组疗效。

结果：治疗组有效率为93%，对照组有效率为73%，2组比较有显著性差异（$P < 0.05$）。结论：资生健脾丸对小儿功能性再发性腹痛效果显著。

【加减应用】暂无。

190 资寿解语汤

资寿解语用羌活，专需竹沥佐生姜；

防风桂附羚羊角，酸枣麻甘十味详。

【来源】清·沈金鳌《杂病源流犀烛》。

【组成】羚羊角、桂枝、羌活各3g，甘草1.5g，防风、附子、酸枣仁、天麻各4.5g，加竹沥、姜汁水煎服。

【方解】

治疗中风半身不遂、舌强不语之方。有扶正祛邪、化痰息风之功。

本方为治中风证邪在于经者。《医学正传》云："若外无六经之形证，内无便溺之阻隔，但手足不遂，言语蹇涩者，此邪中于经也。”本方以羌活、防风散外风，羚羊角、天麻息内风；更加附子、肉桂引火归元，以火生土，振奋心阳；酸枣仁宁心，竹沥、生姜清化痰涎，甘草和中。诸药合用，既可平肝息风，又能温经化痰，标本兼治，正邪均顾，中风邪在于经者服之，可使语言流利，举止灵活，寿命得以延长，故名“资寿解语汤”。

陈修园曰：“此与前方（地黄饮子）相仿，但表药较多，外证重者相宜。方中羚羊角一味甚妙。”资寿解语汤有些类似于地黄饮子，但它可以治疗内风、外风，一味羚羊角平肝息风，用得十分巧妙。

【适用证】

中风之舌强、失音不语、精神昏闷、半身不遂、口眼歪斜。

【临床医案】

中风后失语（贺建国医案《新中医》）

中风后失语是急性脑血管病后遗症，临床上以舌謇语涩，言语不利，甚至不能发音为特点。失语与半身不遂、口眼歪斜合称为中风后的三大顽症，往往久治不愈，给患者的生活造成诸多不便。笔者20余年来运用资寿解语汤加减治疗中风后失语，疗效满意。

处方：防风、制附子、天麻、天南星、石菖蒲各9g，桂枝3g，羌活、甘草各6g，竹沥30mL，姜汁10mL，羚羊角粉2g。上方前8味药加水600mL，煎至300mL，滤出。再加水450mL煎至200mL，2次药液混合，分早晚2次服，每次服药时冲服羚羊角粉2g，另服竹沥30mL，姜汁10mL。治疗2周为1个疗程，共治4个疗程后评定疗效。

治疗结果：痊愈48例，有效17例，无效11例。总有效率为85.5%。

【加减应用】暂无。

191 萱草忘忧汤

【来源】清·费伯雄《医醇賸义》。

费伯雄（1800—1879年），字晋卿，号砚云子，书室名“留云山馆”。江苏省武进县孟河镇人。费伯雄为费氏第七代传人，是孟河医派的奠基人。《清史稿》赞其“清末江南诸医，以伯雄为最著”。先后治疗皇太后肺痈和道光皇帝失音证，均取得显效。为此获赐匾额和联幅，称道其“是活国手”。费氏医名大振，远近求医者慕名而至，门前时常舟楫相接，孟河水乡小镇此时也以医药业发达而成为一个繁盛地区。

费伯雄还是一位才华横溢的医家，不仅医精，而且能书，善画兰竹，4岁能诵唐诗，7岁能属对下联，年20，善于琴棋，好乐文章，写对赋诗，对天文地理、六壬、技击等亦嗜爱。

费伯雄一生著述繁多，不仅有医方论著多部，更有诗词文集，《费晋卿文集》《留云山馆文集》《留云山馆偶存》及《留云山馆诗文钞》各一卷行世。被誉为“诗原本性情，文得欧阳神”。人称其以名士为名医，蔚然为医界重望。

费伯雄将一生医案编成《医醇》24卷，但在咸丰战乱期间，毁于战火。晚年，费伯雄老病日增，左脚偏废，步履艰难，坐卧一室，凭记忆追忆原书《医醇》内容，但“不及十之二三”，编成《医醇賸义》4卷。他强调醇正思想，以归醇纠偏，“不足者补之，有余者去之”。费氏一脉擅长治疗虚劳疾病，慢性消耗性疾病，费伯雄说道：“天下无神奇之法，只有平淡之法，平淡之极，乃为神奇。”他的一张药方，可以让患者吃数月几年甚至终身。

孟河医派的第三位御医是费绳甫，在光绪年间，由两江总督刘坤一推荐，被德宗皇帝征为御医进宫就医。祖孙二人同是贡生，同被君皇征为御医，被医林人所称为奇医。

【组成】桂枝1.5g，甘草1.5g，白芍4.5g，陈皮3g，半夏3g，郁金6g，合欢花6g，浙贝母6g，茯神6g，柏子仁6g，用金针菜30g煎汤代水煎药服。

【方解】

古代治疗抑郁之保健方，有疏肝解郁、安心安神之效。

“萱草”，即金针菜，又名黄花菜。花康《安生论》曾云：“合欢蠲忿，萱草忘忧，愚智所共知也。”《本草图经》谓其能“安五脏，利心志，明目”。《本草正义》云：“今人恒以治气火上升，夜少安寐，其效颇着。”以上均说明萱草有解郁安神作用，本方以萱草为主药，配伍各类疏肝解郁，滋阴清热之品，服之可使肝郁得解，心神能宁，从而愁绪不生，乐而忘忧矣，故名“萱草忘忧汤”。

【适用证】

忧愁太过，抑郁不乐，洒淅寒热，痰气不清。

【临床医案】

冠心病心绞痛（《湖南中医杂志》2018年）

探讨萱草忘忧汤加减治疗冠心病心绞痛并焦虑的临床疗效。

方法：将冠心病心绞痛合并焦虑情绪患者 48 例，随机分为 2 组各 24 例。对照组采用西药常规治疗，治疗组在对照组治疗基础上加用萱草忘忧汤加减治疗。

结果：总有效率治疗组为 91.7%，对照组为 62.5%，2 组比较，差异有统计学意义（$P < 0.05$）。结论：萱草忘忧汤加减方治疗冠心病心绞痛并焦虑有显著疗效。

【加减应用】暂无。

192 葛花解酲汤

葛花解酲香砂仁，二苓参术蔻青陈；
神曲干姜兼泽泻，温中利湿酒伤珍。

【来源】金 · 李东垣《脾胃论》。

【组成】葛花、砂仁、白豆蔻各 15g，木香、茯苓、猪苓、人参、白术、青皮、陈皮、神曲、干姜、泽泻各 10g，共 13 味药，研为细末，用水调服。

【方解】

治酒病的经典名方，有解酒、利湿、化滞、消食、助运五大功能，亦为现代无可取代之常用方。

病酒曰“酲”，谓喝醉了酒或经宿饮酒大醉而神志不清。酒先伤脾胃，故见胃肠道反应症状；后伤心神，而见神识模糊之症。方中葛花为主药，独入阳明，解酒醒脾，使湿邪从肌表而出；猪苓、茯苓、泽泻淡渗利湿，使酒湿之邪从小便而出；砂仁、白豆蔻、青皮、橘皮、木香、干姜温中健脾，行气和胃；

人参、白术补气健脾；神曲解酒化食。诸药同用，共奏分消酒湿、温中健脾之功。对饮酒太过所致之脾胃、心神诸症卓有功效，故名“葛花解酲汤”。

注：山楂有消食除满之功，具有降脂作用；枳椇子善解酒毒，古有“园中生枳椇，家中无醉人”之说，故用时可随方加入。

【适用证】

饮酒太过，症见呕吐痰涎、心中烦乱、胸膈痞塞、手足战摇、饮食减少、小便不利等。现用于慢性肠胃炎、消化不良、慢性肝炎、慢性胆囊炎、慢性胰腺炎等符合酒积伤脾证者。

【临床医案】

酒精性肝病（《贵阳中医学院学报》）

观察葛花解酲汤加减治疗酒精性肝病的临床疗效。方法：将44例酒精性肝病患者随机分为治疗组和对照组，每组各22例，对照组用肝细胞膜稳定剂多烯磷酯酰胆碱300mg，3次/日。在此治疗基础上，治疗组加用葛花解酲汤口服，每日1剂，疗程均为2个月，同时戒酒，给予高热量、高蛋白低脂饮食，并补充多种维生素。

结果：治疗组22例患者，其中治愈10例，好转10例，无效2例，总有效率为91.0%，对照组22例患者中，其中治愈9例，好转7例，无效6例，总有效率为72.7%，在疗效控制方面，加用葛花解酲汤的治疗组明显优于单用西药的对照组。

结论：葛花解酲汤在一定剂量下能够保护肝细胞的功能，并且可抗肝纤维化和肝脏细胞发生脂肪变性，对酒精性肝病有一定的疗效。

【加减应用】暂无。

193 萆薢分清饮

萆薢分清石菖蒲，草梢乌药益智俱；
或益茯苓盐煎服，通心固肾浊精驱。
缩泉益智同乌药，山药糊丸便数需。

【来源】元·朱丹溪《丹溪心法》。

【组成】益智仁、川萆薢、石菖蒲、乌药各等分（9g）。

【方解】

治下焦虚寒淋浊的常用名方，有温肾利湿、化浊分清之效。

膏淋、白浊，其病位在下焦，是由阳虚湿浊下注所致。肾与膀胱相表里，肾气虚弱，则不能固摄，膀胱开阖失司，湿浊下注，则分清泄浊功能失调，以致小便混浊不清。方中萆薢善于利湿，分清化浊，是治白浊之要药；辅以石菖蒲化浊除湿，分利小便，并祛膀胱虚寒。乌药温肾寒，暖膀胱，治小便频数；益智仁温肾阳，缩小便，止遗浊尿频，二药即缩泉丸。最后以少许食盐，取其咸以入肾，引药直达下焦。诸药合用，则共奏温暖下元、分清化浊之功，故名“萆薢分清饮”。

（1）原书方后云：“一方加茯苓、甘草，可增强利湿分清之功。”

（2）《医学心悟》亦有萆薢分清饮方，由川萆薢、石菖蒲、黄柏、白术、茯苓、莲子心、丹参、车前子组成，亦有清热利湿之功。

【适用证】

膏淋、白浊之小便频数、混浊不清，白如米泔，稠如膏糊。现用于乳糜尿、慢性前列腺炎、慢性肾盂肾炎、慢性肾炎、慢性盆腔炎、滴虫性阴道炎等下焦虚寒，湿浊下注者。

【临床医案】

1. 膏淋（程门雪医案）

某男，70岁。高年膏淋，溲频，澄脚如泔，上沫如油，溲时刺痛。此气虚肾亏，湿热下注，膀胱宣化失司之故。夜眠不安，神疲乏力，胃纳不香。痼疾已成，不易杜根，腻补难受，姑以益气健脾，佐以宣化通关为治。

方用萆薢分清饮、滋肾通关丸等合法，以清利湿浊，温肾化气。年高气坠也有劳淋之象，但湿热犹盛，虚中挟湿。组方：生绵芪、淮山药、茯神、生白术、熟女贞子、益智仁、乌药、粉萆薢、淡秋石、生甘草梢、小麦、合欢皮，滋肾通关丸1钱（包煎）。

2. 小儿单纯性尿频症（《山西中医》1989年）

某女，10岁。开始每日小便10余次，且能自行控制，后逐渐加重，每日增至数十次，均在白天发作，夜间并不排尿。排尿时尿频、尿急、尿清量少，无疼痛感。尿常规检查为阴性，脉沉细无力，舌苔薄白，舌质淡红有津。证属肾阳虚衰，肾气不足，治宜温肾补阳法，用本方加茯苓、甘草，水煎服，早晚各1次，空心温服。共进2剂，痊愈。

【加减应用】

寒湿带下，加附子、菟丝子、肉桂；虚寒腹痛，加肉桂、盐小茴香；久病气虚，加黄芪、白术。

194 磁朱丸

磁朱丸中有神曲，安神潜阳治目疾，
心悸失眠皆可用，癫狂痫证宜服之。

【来源】唐·孙思邈《备急千金要方》。

【组成】磁石、朱砂、神曲，为末炼蜜成丸，用米汤或温开水送服。

【方解】

古代治眼疾名方，亦为治癫痫之经典方，有益阴潜阳、镇心明目之功。《备急千金要方》中言本药“常服益眼力”；清代医家柯琴赞之为“治癫痫之圣剂”！近代医学大家张锡纯赞其为“《备急千金要方》中治目光昏眊，神水宽大之圣方也”！

本方取磁石质重色黑，补肾益精，除烦祛热，能引气归肾而镇摄肾气为主药；朱砂质重色赤，镇心安神，清泻心热为辅药，二药相配一黑一赤，一补一泻，镇摄浮阳，清降心火，使心肾相交，精气上输，故能明目聪耳，宁心安神；又以大量之神曲，健胃和中，以助金石药之运化，并可防其重镇碍胃。由于方中以磁石、朱砂为主药，故各取其一字而命名也。

附：国医大师焦树德释

磁朱丸与石斛夜光丸比较：前者主要是重镇安神，补肾清心，交通心肾，镇摄浮阳，偏于治心火偏亢、肾虚精亏而致的两目昏花视物不清，白内障属于肾虚心火旺证候者，兼能治癫痫；后方则主用于治肝肾两虚之瞳神散大、视物不清、复视等，但不能治癫痫。前者属于“重”剂；后者属于“补”剂。

【适用证】

心肾不交之两目昏花、视物模糊、耳鸣耳聋、心悸失眠。现用于治疗多种类型精神疾患，癫痫，白内障，青光眼，耳鸣，视网膜、视神经、玻璃晶状体病变及房水循环障碍等病症。

【临床医案】

1. 白内障（焦树德医案）

前人记载此丸可治疗白内障，经近人临床观察，它对早期白内障有提高视力的作用。我曾用此丸配合应证汤药合服治疗白内障，确有一定效果。

例如治一老太太，年近七旬患白内障，西医医院约她半年后做手术，因惧怕手术而邀余用中药治疗。当时视物模糊，下午太阳偏西光线发暗或灯下则不能再给小孩子做针线活。视两目瞳仁均是灰白色，诊其脉两尺均弱，心情烦躁。先服滋肾、清心、明目之汤药 10 余剂，并配合磁朱丸内服。

之后我只嘱其自配丸药服用，处方如下：灵磁石 60g，朱砂 30g，神曲 80g，炒内金 30g，生、熟地黄各 18g，山茱萸 15g，山药 20g，茯苓 18g，泽泻 20g，地骨皮 20g，干石斛 30g，潼、白蒺藜各 15g，夜明砂 20g，谷精草 15g，生石决明 25g，决明子 12g，黄芩 15g，香附 15g，白芍 15g，当归 12g，远志 15g，黄连 12g，砂仁 12g。共为细末，炼蜜为丸，每丸重 9g，每次 1 丸，一日 2 次，温开水送服。连取此丸约半年后追访，视力明显增强，视物较前清楚，决意不再做手术治疗，准备再配丸药服用。2 年后追访，仍能给小孙子缝制衣服、做鞋。

10年后追访，视力渐增强，能在灯下给小孩针纳鞋底等。直到80岁去世，两眼一直未失明。

2. 癫痫（魏绪华医案《江西中医药》）

邢某，女，48岁，农民，已婚，患癫痫病10余年，某日因生气致僵仆直视，四肢抽搐，口吐涎沫，面色赤紫，口中发出叫声，小便失禁，持续10分钟，缓解1～2天，继而又发而入院。患者面色发红，躁动不安，狂呼乱叫，两目怒视，意识朦胧，时有冲动，妄闻妄见，大便干结，抽搐时发，舌质红、苔黄腻，脉弦滑数。入院后经西药抗癫痫治疗，2周后神志转清。中医辨证为痰火互结，蒙蔽清窍，辨为狂痫。予磁朱丸每日2次，每次10粒，以涤痰汤调服。出院后继服90天，追访2年未发。

【加减应用】暂无。

195 滚痰丸

滚痰丸用青礞石，大黄黄芩沉木香。

百病多因痰作祟，顽痰怪证力能匡。

【来源】元·朱丹溪《丹溪心法》。

【组成】酒蒸大黄、黄芩各250g，礞石30g，沉香15g，上为细末，水泛小丸，每服6～9g。

【方解】

治痰热的常用名方，有降火逐痰之功。

顽痰、老痰，久蓄下去，往往变生多症；上蒙清窍则发为癫狂或昏迷，扰动心神则怔忡惊悸；内蕴于肺则咳喘痰稠；停于中脘则脾失健运，津液停聚；痰阻气机则胸脘痞闷，上扰清空则眩晕。

方中青礞石甘咸平，其性下行，功专镇坠，善能攻逐陈积伏匿之老痰；大黄荡涤实热，以开痰火下行之路；黄芩清热泻火，《名医别录》谓其“疗痰热”，大黄、黄芩用量独重，此治痰必须清火也；再以少量沉香辛苦温，降泄下气，助诸药攻逐积痰，此治痰必须利气也。《删补名医方论》云：“二黄得礞石、沉香，则能迅扫直攻老痰巢穴，浊腻之垢而不少留，滚痰之所由名也。”

“滚”为速去，因本方攻逐实热顽痰之力峻猛，服后其痰下滚，从大便而出，故名“滚痰丸”。又因方中礞石祛痰猛峻，故又名“礞石滚痰丸”。

【适用证】

实热老痰，发为癫狂惊悸，或怔忡昏迷，或咳喘痰稠，或胸脘痞闷，或眩晕痰多，大便秘结，舌苔黄厚而腻，脉滑数有力者。现用于治疗癫狂、眩晕、喘息、癫痫、胸痹、臌胀、癔症、瘰疬、夜游症、小儿急惊风等。

【临床医案】

1. 心腹冷痛（王珪医案《秦定养生主论》）

尝有宦家妇人，忽患心腹冷痛，遂呕吐，去尽宿汁不已，而又吐清涎如鸡子清之状，一呕2升许，少顷再取，百药不能，咽唾亦不能顺下，已经3日。但聪明不昧，一一吩咐家事，已备周身之具，将欲就木。

得余诊其脉，六部弦细而长。令服滚痰丸30丸，并不转逆，须臾坐寐移时，索粥食之。次日再进 30 丸，只服《太平惠民和剂局方》茯苓半夏汤，次日服《小儿药证直诀》白术散。下四五日，饮食如旧。

2. 胃脘痛（张三锡医案《续名医类案》）

一妇胃脘痛，1 个月，右关寸俱弦而滑。乃饮食不节所致。投滚痰丸一服，下痰及宿食 3 碗许。节食数日，调理而愈。

3. 肺炎（何绍奇医案）

我常用此丸治疗肺炎，早期与麻杏石甘汤同用，中晚期与竹叶石膏汤同用，可使发热顿挫，咳喘减轻，促进炎灶吸收。

亦用以治疗某些“怪病”，如一人自诉舌冷如冰，屡用温热药无效；另一人自诉额头发热，如火烧汤灼，叠进寒凉无效；一人舌根发麻，用息风化痰药无效；一小孩抽搐、烦躁、秽语，用西药镇静剂无效。皆用此药在一二周内治愈。

【加减应用】暂无。

196 毓麟珠

毓麟珠中八珍汤，杜仲川椒菟鹿霜；
温肾养肝调冲任，经乱无胎此方商。

【来源】明 · 张景岳《景岳全书》。

【组成】人参、白术、茯苓、白芍、鹿角霜、川椒、杜仲各 60g，川芎、炙甘草各 30g，当归、熟地黄、菟丝子各 120g，共 12 味药，研细末，炼蜜为丸。

【方解】

古代治不孕之妇科常用效方，具益气养血、补肾益精、调经种子之功。

“毓”，古“育”字，有生养、孕育之意；《说文解字》释：养子使作善也。“麟”，即麒麟，麒麟是我国传说中的仁兽，又是灵兽，被描写为鹿身、牛尾、马蹄、头上有角，古人以男婴为麒麟儿，在祝贺人得子时，往往用喜获麟儿、天赐石麟等贺词；“珠”，有的人指珍珠，是谓该药丸形圆如珠。还有代指女婴之意：父母常把女儿比作掌上明珠，在恭贺人生女婴时，则有明珠入掌之辞。

本方可看作由气血双补的八珍汤加味组成，参、术、苓、草健脾益气；归、芍、芎、地补血调经，八味药补气血以养冲任。菟丝子、杜仲、鹿角霜温肾养肝，益精养血，调补冲任；川椒温煦胞宫，暖督脉以助阳。诸药合用，既温养先天肾气以生精，且又培补后天以化血，使精充血足，月经正常，从而能够生育子女，故名“毓麟珠”，又名“毓麟丸”“调经毓麟珠”助孕八珍丸。

【适用证】

妇女气血双虚之月经不调、带浊、腹痛、腰酸；或饮食不甘、瘦弱不孕等症。现用于黄体期出血、多囊卵巢综合征、胎停育、产后抑郁症、更年期功能性子宫出血、闭经、卵巢早衰、女性性功能障碍等病症。

【临床医案】

1. 排卵障碍性不孕（《陕西中医》2005 年）

孙氏等报道运用毓麟珠加味治疗卵巢性不孕 40 例，临床效果满意。基本方：当归 12g，川芎 9g，熟地黄、白芍各 12g，党参、茯苓、白术各 15g，杜仲、菟丝子各 12g，鹿角胶（烊化）10g，花椒 2g，甘草 10g，紫石英 30g，水煎服，每日 1 剂，分 2 次服，月经周期第 7 天服药。1 个月为 1 个疗程。月经先期而至，加生地黄、牡丹皮；月经后期而至，加肉桂、艾叶；行经腹痛，加延胡索、乌药。

结果：通过 3 ～ 6 个疗程的治疗，40 例患者经基础体温、B 超监测恢复排卵功能者 32 例，占 80%；怀孕者 30 例，占 75%；5 个疗程无效者 8 例，占 20%。

2. 闭经（《延边大学医学学报》2006 年）

金氏等报道毓麟珠加减治疗闭经 24 例，观察毓麟珠加减治疗闭经的疗效。处方：党参、白术、茯苓、熟地黄、白芍、川芎、当归、炙甘草、菟丝子、杜仲、香附、延胡索、鹿茸及紫河车，其中鹿茸及紫河车均为粉剂，每周服用 4 剂，至月经来潮或连续服用 3 ～ 5 个月。

治疗后恢复正常月经周期（治愈）者为 13 例，月经周期为 35 ～ 60 天（有效）者为 7 例，无效者为 4 例。

【加减应用】

月经错后，行经腹痛者，加补骨脂、紫肉桂；白带，加龙骨；子宫寒甚，或泄或痛，加制附片、炮姜；若肝气郁滞，怒气不顺而气滞腹胀者，加香附；月经超前者，加续断、地骨皮；男性气血不足，肝肾两虚，精液清冷而不有子者，可加枸杞子、胡桃肉、鹿角胶、怀山药、山萸肉、巴戟天。

197 实脾散

实脾苓术与木瓜，甘草木香大腹加；

草果附姜兼厚朴，虚寒阴水效堪夸。

【来源】宋·严用和《严氏济生方》。

【组成】白术、厚朴、槟榔、草果仁、木香、木瓜、附子、干姜、茯苓各 30g，炙甘草 15g，加生姜 5 片、大枣 1 枚煎服。

【方解】

治阳虚水肿之首选代表方，有温阳健脾、行气利水之功。

本方所治之证是谓阴水，缘于脾肾阳虚，气不化水，水湿内停所致。“实脾”，语出《金匮要略》：“夫治未病者，见肝之病，知肝传脾、当先实脾……”这里作温阳健脾之意。本方组药包含有真武汤、四逆汤、甘姜苓术汤，故而可知其温补脾土之功偏重，可使脾实则水治。《医宗金鉴》曰：“盖气者水之母也，土者水之防也，气行则水行，土实则水治，故名曰实脾也。”

方中附子善温肾阳，助气化以行水；干姜偏温脾阳，助运化以制水，两者合用，温肾暖脾，扶阳抑阴；辅以茯苓、白术健脾渗湿，使水湿从小便而利；木瓜芳香醒脾而化湿；厚朴、木香、槟榔、草果行气导滞，化湿行水，使气行则湿化，气顺则胀消；甘草、生姜、大枣，调和诸药，益脾和中。诸药相伍，共奏温暖脾肾，行气利水之效。

【适用证】

阳虚水肿，症见身半以下肿甚、胸腹胀满、身重食少、手足不温、口中不渴、小便短少、大便溏薄者。现用于心源性水肿、慢性肾小球肾炎、肝硬化腹水等。

【临床医案】

1. 慢性荨麻疹（吴沛田医案《中国中医药报》）

钱某，男，54 岁。每于进食肉类食物后出现腹痛，皮肤泛起淡红色疹块，病已反复 3 年余，经某医院多项检查后诊为慢性荨麻疹。刻下疹色淡红，皮肤搔痕可见，形寒肢冷，大便溏薄，舌淡苔薄白，脉沉迟。

证属正虚邪实，脾肾阳虚。治宜温补脾肾，行气除湿，方选实脾散加减：制附片 8g，干姜 8g，木瓜 15g，茯苓 20g，白术 20g，大腹皮 30g，蝉蜕 12g，地龙 9g，厚朴 10g，黄芪 20g，浮萍 9g，当归 15g，红花 9g，每日 1 剂。服 5 剂诸症减轻，再进 7 剂而愈，随访 1 年未再复发。

2. 慢性心衰（《山东中医药大学学报》）

观察实脾散加减治疗老年脾肾阳虚型慢性心衰的临床疗效。方法：选择 110 例心功能为Ⅲ～Ⅳ级的老年患者，随机分为治疗组和对照组，治疗组 54 例，对照组 56 例，两组均采用标准西医治疗方法，治疗组在此基础上加服实脾散加减，均治疗 15 天。观察两组的心衰积分、中医证候积分的变化。

结果：治疗组心衰积分有效率为 94.44%，中医证候积分有效率为 92.59%，均明显优于对照组（$P < 0.05$）。结论：实脾散加减配合西药治疗脾肾阳虚型慢性心衰临床疗效显著。

【加减应用】

水湿壅盛者，宜重用茯苓，并加猪苓、车前子、泽泻；便秘者，可加牵牛子；大便溏泻者，以大腹皮易槟榔；正气虚甚者，加黄芪、党参。

198 驻景丸

驻景丸中楮实子，枸杞五味及菟丝，

乳香川椒与人参，熟地黄和肉苁蓉。

【来源】明·《银海精微》。

《银海精微》为明人撰著的眼科医学专著。该书撰者不详，自明代刊刻流传后，清代书肆商贾翻刻时多托名孙思邈所著。全书较全面地介绍了明代及其以前的眼科成就，将眼科理论和方药、手术治疗紧密结合，故该书刊行之后，即成为指导中医眼科临床重要著作之一。

“银海”二字，是古人关于眼睛的雅称，宋人苏轼《雪诗》中记载，冻合玉楼寒起粟，光摇银海眩生花。《瀛奎津髓》引王安石说，道家书中多称呼肩为“玉楼”，眼睛为“银海”，故此得名。

该书现存早期版本有明刻本、清乾隆内府写本等。明刻本虽残缺后半部，然为今存最早版本，具有珍贵的史料及版本价值。同时，该书较早传入日本，现存日本宽政五年（1793 年）浪华书肆称光堂刻本，近有英译本出版，可见其影响之大，不失为一部驰名中外的眼科名著。

【组成】楮实子、枸杞子、五味子、人参、制乳香、川椒各 30g，熟地黄 60g，肉苁蓉、菟丝子各 120g，共为细末，炼蜜为丸，空腹盐汤送服。

【方解】

古代治眼疾效方，常用于治疗心肾俱虚，血气不足，下元虚惫之视物不清，如纱遮睛等症。有滋肾填精、养肝明目之功。

方中楮实子、枸杞子、五味子、菟丝子滋阴补肾，益精明目；肉苁蓉、川椒温肾逐寒；人参、熟地黄补益气血；乳香调气和营。本方所选诸药，多数均为滋补肝肾之品。目为肝之外候，目得肝血而能视，肾精上注则目明。服用本方可使肝肾得充，目翳消除，从而使得外界之美景能够常驻于目，故名“驻景丸”。

【适用证】

肝肾俱虚，眼常昏暗，多见黑花，或生障翳，视物不明，迎风流泪。现用于白内障、年龄相关性黄斑变性、中心性浆液性脉络膜视网膜病变、视神经萎缩等眼病。

【临床医案】

青少年近视（李锦经验《中国误诊学杂质》）

讨论驻景丸加减治疗青少年近视的疗效。方法：对 220 例（408 只眼）不同近视程度患者口服驻景丸加减进行治疗，以 12 个月复查结果为标准进行统计。

结果：治愈为 147 只眼，有效为 210 只眼，无效为 51 只眼。

结论：驻景丸加减对防治青少年近视有很好疗效。

【加减应用】暂无。

199 缩泉丸

缩泉丸治小便频，膀胱虚寒遗尿斟，

乌药益智各等分，山药糊丸效更珍。

【来源】明·薛己《校注妇人良方》。

【组成】乌药、益智仁各等分，为末，酒制山药末糊丸。

【方解】

治下元虚冷之小便频数、小儿遗尿的常用名方、基础方，有温肾止遗、缩尿固涩之功。

“缩”，有减缩收敛之意；“泉”，原指水泉，这里形容功用如同水泉的膀胱。本方中乌药温肾散寒，可除膀胱冷气，增强固摄约束之方；益智仁温补肾阳，能够固暖下元，有收敛精气作用；用山药糊丸以补肾固精，共奏温肾缩尿之功。

服用本方，能使肾虚得补，精气益固，寒气温散，遗尿自止，好像泉水缩敛一般，故命名“缩泉丸”。因本方药简力薄，若症情较甚者，需适当酌加温补固涩之品，以提高疗效。

【适用证】

小便自遗或不禁、神疲怯寒、腰膝酸软等。现用于小儿或成人遗尿；亦可用于老人、妇女及病后因脏气虚衰引起的小便不禁等病症。

【临床医案】

1. 受寒涕出（朱良春医案）

王某，女，54岁，工人。体禀素虚，稍受风寒，即喷嚏频频，流清稀涕如水液状，绵绵不绝，头昏神疲，颇以为苦。苔薄质淡，脉细软。此乃肺肾阳虚，乏于固摄，治宜温肺益肾，摄敛止涕。

炙黄芪 20g，炒白术、怀山药、天台乌药、益智仁、苍耳子、辛夷、茯苓各 10g，甘草 4g。4 剂。

药后清涕即显著减少，再剂而敛。随后嘱服玉屏风口服液，每次 2 支，1 日 3 次，连服 1 个月，即获根治。

2. 咳而遗尿（熊继柏医案）

冯某，女，年八旬。诉冬患咳嗽气喘，数月不愈，不能平卧，咳吐稀白痰涎，觉其味颇咸。小便频数清长，咳时总有小便遗出，以塑料布铺于床上。伴畏寒肢冷，两足浮肿，腰背酸痛。舌淡苔白，脉沉细。

用的苓甘五味姜辛半夏杏仁汤，这个方名其实把药全讲出来了。但这个方只能止咳平喘，不能治遗尿，所以必须合另外一个方——缩泉丸。

当时开的就是苓甘五味姜辛半夏杏仁汤合缩泉丸。这个处方吃了 1 周，咳喘大平，遗尿明显减轻。吃第 2 周，咳喘基本上就好了，老太太就到外面院子里散步了，也不遗尿了。也就是说这个病 2 周就被治好了。那么 2 周以后该用什么方巩固呢？肯定要温肾阳进一步化饮，所以后期就是用金匮肾气丸加五味子。这就是一个典型的肾咳和膀胱咳病案。

【加减应用】暂无。

200　巩堤丸

巩堤丸中山附地，五味菟丝骨脂齐；
益智茯苓韭菜子，益气补肾固脬宜。

【来源】明·张景岳《景岳全书》。

【组成】熟地黄、菟丝子、炒白术各60g，五味子、益智仁、补骨脂、制附子、茯苓、炒韭菜子各30g，共为细末，山药打糊为丸，开水或温酒送服。

【方解】

治遗尿的常用效方，有温阳益肾、固精缩溺之效。

“膀胱”，古称为水府、玉海，是水液汇聚之所，主要功能为贮藏水液。但膀胱受肾阳的制约，通过气化方能排小便。一旦肾阳衰微，膀胱犹如水无堤岸，就会出现小便不禁。

方中附子、熟地黄、菟丝子、补骨脂、韭菜子温补肾阳；白术、山药、茯苓补气健脾；益智仁温脾暖肾，固摄缩尿；五味子酸温入肺肾，上则滋化源，下则固肾。服用本方之后，可使肾阳得以振复，膀胱因而温煦，恰似堤岸巩固，水无法外溢，故命名为“巩堤丸”。

【适用证】

命门火衰，肾阳不足所致的小便频数、遗尿或排尿不禁、腰酸、形寒、脉虚软而迟者。现用于肾功能减退引起的夜尿增多、小儿习惯性遗尿、老人排尿失禁、肾虚尿频（急性尿道综合征）、乙型肝炎病毒相关肾炎、前列腺增生等病症。

【临床医案】

1. 儿童遗尿症（《四川中医》2006年）

以巩堤丸治疗儿童遗尿症60例，7日为1个疗程。结果：经1～3个疗程后，遗尿症状消失者45例，遗尿次数显著减少者10例，5例无效，总有效率为91.6%。痊愈45例，随访3～6个月均无复发，好转者停药2个月后再次治疗5例痊愈。

2. 老年性夜尿（《现代中西医结合杂志》2001年）

巩堤丸加减治疗老年性夜尿患者86例。2周为1个疗程，用药2～4个疗程。结果：患者夜尿次数均有所减少，其他伴随症状亦有不同程度的好转。

【加减应用】

神疲乏力、气短者，加黄芪、党参；遗精、滑精者，加煅龙骨、煅牡蛎、金樱子、芡实；畏寒肢冷明显者，加仙茅、淫羊藿、巴戟天、鹿角胶。

201 导气汤

寒疝痛用导气汤，川楝茴香与木香；

吴茱煎以长流水，散寒通气利小肠。

【来源】清·沈金鳌《沈氏尊生书》。

【组成】川楝子12g，木香9g，小茴香6g，吴茱萸3g。

【方解】

治疝气常用基础方，有行气疏肝、散寒止痛之功。

方中川楝子苦寒，能入肝舒筋，解挛急，又能导小肠、膀胱之热从小便下行，为治疝之主药；木香升降诸气，通利三焦，疏肝而和脾；茴香入肾与膀胱，暖丹田而祛冷气；吴茱萸入肝肾气分，燥湿而除寒。

通过应用以上辛温行气之品，能温暖肝脉以祛寒，宣通肝气以止痛。从而使之寒凝散、气滞行、疝痛止、诸症平。本方有引导疏通肝气之功，故称“导气汤”。

附：《证治准绳》又出一方，由白芍、当归、黄连、槟榔、木香、大黄、黄芩、枳壳组成，对湿热痢有清热导气之功。

【适用证】

寒疝，阴囊冷痛，结硬如石，或引睾丸而痛者。现用于鞘膜积液、睾丸炎、附睾炎等属于寒侵肝经，气机阻滞证者。

【临床医案】

1. 阴囊水肿（王幸福医案）

刘某某，男，9岁。患者于感冒后继发阴囊水肿，少腹微胀满，小便不利，面色㿠白，舌苔白润，脉沉虚弦。辨证属寒湿之邪阻滞肝经，下注阴囊，随拟暖肝散寒导湿利气之法，投加味导气汤原法为治，川楝子12g，槟榔9g，吴茱萸9g，小茴香9g，木瓜12g，木香9g。上方嘱每煎分2次温服，外用白芷10g，蝉蜕30g，水煎外洗，1剂则小便清长，诸症悉除。

2. 溃疡性结肠炎（《中国肛肠病杂志》2003年）

我科自1990年以来，对152例慢性非特异性溃疡性结肠炎患者，辨证服用加味导气汤治疗，效果理想。

药物组成及用法：药用川楝子12g，木香9g，小茴香9g，吴茱萸9g，槟榔9g，木瓜12g，加水500毫升，浸泡20分钟，煎30分钟，取汁300毫升，再加水400毫升，煎20分钟，取汁 200 毫升，2 煎混合，分 2 次早晚空腹服用。

结果：经服药治疗，痊愈 114 例，好转 26 例，无效 12 例，近期治愈率为 75%，总有效率达 92%。

【加减应用】

少腹胀满者，加香附、乌药；疼见肠型者，加荔核、橘核；隐疼不休者，加白芍、甘草；湿重者，加苍术、茯苓；少腹重坠者，加柴胡、桔梗；瘀血者，加蒲黄、五灵脂。

202 导赤散

导赤生地黄与木通，草梢竹叶四般功；
口糜淋痛小肠火，引热同归小便中。

【来源】宋·钱乙《小儿药证直诀》。

【组成】生地黄、甘草梢、木通、竹叶各等分。

【方解】

治疗心经有热证的常用名方、基础方，有清心凉血、利水通淋之功。

“导”，引导；“赤”，色也，这里喻赤色属心，心火为赤。《删补名医方论》云：“赤色属心，导赤者，导心经之热从小肠而出，以心与小肠为表里也。”本方为清心火，利小便的方剂。原书为小儿病症而设。小儿正气未充，身为稚阴稚阳之体，易实易虚，本方证属“水虚不甚，而火亦不实”，故用生地黄清心凉血，下滋肾水为主，辅以竹叶清心除烦，引热从小便而出；木通上清心火，下痢小肠；甘草梢清热解毒，止茎中痛，并调和诸药。

诸药合用，以奏清心养阴、利水导热之功。上可以清心火以治口舌生疮，下可以利小便以治小便短赤刺痛，从而导心经之热从小便排出，故名“导赤散”。

附：泻心导赤散（《医宗金鉴》），本方去淡竹叶，加黄连构成。能泻心脾积热。主治心脾积热上发，口舌疮赤糜烂。

【适用证】

口渴面赤，心胸烦热，渴欲冷饮，口舌生疮；或心移热于小肠，小便短赤而涩，尿时刺痛，舌红脉数。现用于口腔炎、急性扁桃体炎、口腔溃疡、病毒性心肌炎、急性尿道炎、急性膀胱炎、急性泌尿系统感染、尿路结石、小儿夜啼等病症。现代研究具有解热、抗菌、抗病毒、抗炎等作用。

【临床医案】

1. 发热昏呆不语（李用粹医案《旧德堂医案》）

上洋王邑尊幕宾张姓，盛暑发热至六七日，昏沉不语，面赤苔焦，予水则咽，大便不通，身艰转侧，医者束手，投柬招治。

余诊毕谓王公曰：“病虽危候，脉象和顺，况身体软缓，唇吻红润，气息调匀，俱为吉兆。只因邪热传入手少阴经，郁而不舒，所以面赤昏呆，口噤不语。”乃以导赤散加黄连、麦冬，佐犀角少许，加灯心草、竹叶煎成，用刷脚抉开口，徐徐灌下，片时觉面色稍退，再剂而目开能视，三剂而语言如旧，后调理乃安。

2. 腋下出汗（张澄庵医案）

某男，30 岁，左腋下汗出（记住只有这个部位汗出），每小时可用小酒杯（8 钱）接上一杯汗，症已 1 年，极为苦恼，症见偶有口干，时有舌溃疡、舌痛。前医各法尽用，益气固表、滋阴清热、疏肝解郁、调理阴阳、调和营卫无不用尽，厚厚的一本病历。

张老先生看了看患者的舌象：舌质偏红，苔薄黄。又切了脉。

处方：导赤散。患者服方5剂，二诊的时候汗就止住了。

3. 小儿急惊风，发热而搐（万密斋医案）

一小儿周岁，发热而搐，以泻青丸投之不效。乃问其发搐之状。其母曰："搐过后则好睡，以乳予之则饮，不予乳则不思乳，醒时则戏作猫儿声，见人则笑，不发搐便是好了。"

余曰："医要识证，药要对证，怪底前药之不效也。"以导赤散服之，一剂而安。

其父问是何故？余曰："心脏属火，其声为笑，火生于寅属虎，猫者虎之类也。猫声而笑，知非肝病，乃心病也。故以导赤敢泻其心火而安。"闻者叹服。

【加减应用】

小便数急刺痛，加白茅根；大便秘结，加大黄；心火较盛，加黄连、栀子；血淋涩痛，加旱莲草、小蓟。

203 调胃承气汤

调胃承气硝黄草，甘缓微和将胃保；

不用朴实伤上焦，中焦燥实服之好。

【来源】东汉·张仲景《伤寒论》。

【组成】大黄12g，炙甘草6g，芒硝12g。

【方解】

治胃肠燥热内结证之经典名方，有缓下泻结之功。

方中药仅三味，然配伍恰当：大黄苦寒以泻热通便，荡涤肠胃；芒硝咸寒以泻下除热，软坚润燥；以炙甘草调和大黄、芒硝攻下泻热之峻猛，使药力缓缓下行。由于本方能调和肠胃，承顺胃气，驱除肠胃积热，使胃气得和，气机相接，从而诸症蠲除，故名“调胃承气汤”。

本方与大、小承气汤相比，泻下导滞之力弱，尤适于症轻而体弱者。

【适用证】

燥实为主，痞满不甚之阳明腑证，症见发热汗出、口渴心烦、大便秘结、腹满痛拒按、脉滑数，或胃热发斑、口齿咽喉肿痛、中消、疮疡等。

现用于急性胰腺炎、流行性乙型脑炎、肺炎、肠梗阻、胆系感染、不明原因高热、牙周炎、便秘、鼻衄、糖尿病、妊娠黄疸、流行性结膜炎、稻田皮炎、湿疹、传染性软疣等。

【临床医案】

1. 阳明燥实（罗谦甫医案）

李某长子，19岁。四月病伤寒九日，医作阴证治之，与附子理中丸数服，其证增剧。更医又作阳证，议论差互，不敢服药，决疑于罗。坐有数人，罗不欲直言其证，但细为分解，使自度之。凡阳证者，身须大热而手足不厥，卧则坦然，起则有力，不恶寒，反恶热，不呕不泻，渴而饮水，烦躁不得卧，能食而多语，其脉浮而数者，阳证也。凡阴证者，身不热而手足厥冷，恶寒蜷卧，恶闻人声，或自引衣盖，不烦渴，不饮食，小便自利，大便反快，其脉沉细而迟者，阴也。

今诊其脉沉数，得六七至，夜叫呼不绝，全不睡，又喜饮冷冰水，阳证悉具。三日不见大便，宜急下。乃以：酒煨大黄18克，炙甘草6克，芒硝15克，煎服。

至夕，下数行，燥屎20余块，是夜大汗出。明日又往视之，身凉脉静矣。

2. 呕吐（王常勇医案《黑龙江中医药》1986年）

万某某，女，23岁。因长期低热，胸痛咳嗽而入本院肺科，诊断：肺结核，经临床治疗病情好转。但于5天前始出现呕吐，逐渐加重，一日数次，食入即吐，食水难进，经用西药镇静、止吐等均无效，而要求中医诊治。

症见：精神不振，消瘦乏力，面色潮红，发热，不思饮食，频发呕恶，食入即吐。自述从呕吐始，至今6～7天大便未解，查舌质红，苔微黄而腻，脉弦细数。此为久病体虚，内热伤阴，中焦热结，腑气不通，胃气不降，浊气上逆所致。

治宜通腑降逆，投方调胃承气汤加当归：大黄（后下）10g，芒硝（冲服）10g，甘草15g，当归15g，1剂，水煎频服，每次少量。

患者于睡前服完，服药间未见呕吐，一夜较安，次日清晨，解较稀软便一次，自觉胃脘舒适，身热亦退，口干微渴，早饭进稀饭半碗，饮水少量，此后一直未再呕吐。

【加减应用】

里热炽盛，加石膏、知母；胸膈烦热，加黄芩、栀子、连翘；腹胀较重，加莱菔子、厚朴、枳实；瘀血，加桃仁、赤芍；牙龈肿痛，加黄连、玄参、石膏；黄疸，加茵陈、栀子；

血热妄行，加白茅根、侧柏叶、大蓟；热结阴亏，加生地黄、玄参、麦冬。

204 养阴清肺汤

养阴清肺是妙方，玄参草芍麦地黄；
薄荷贝母牡丹皮入，时疫白喉急煎尝。

【来源】清·郑梅涧《重楼玉钥》。

《重楼玉钥》是我国古代重要的喉科专著。作者郑宏纲（1727—1787 年），字纪源，号梅涧，又号雪萼山人，歙县郑村人，为“南园喉科”世家创始人郑于丰之子，是海内公认的清代喉科名家。《重楼玉钥》是郑梅涧根据江西黄明生授徒秘本，参以自己临床经验增订而成。分上下二卷，上卷阐述喉科方面的基础理论，辨证施治方法，收载内服药 24 方，咽喉局部吹药 28 方，熏、含化、外敷药 6 方，卷末附“梅涧论症”二则；下卷专论喉症的针灸疗法。该书是最早记载白喉的文献。书中对白喉的病理有独到的见解，指出白喉属少阴一经，邪伏其间，盗其肺金之母气，故“喉间发白”，为后世创“养阴清肺汤”奠定了理论基础。

郑梅涧长子郑枢扶（1746—1813 年）名承瀚，字若溪，著述甚多，有《重楼玉钥续编》《喉白阐微》等。枢扶继承父业，对白喉研究颇深，很有心得。乾隆六十年（1795 年）整理其父《重楼玉钥》时，大胆创制“养阴清肺汤”，为提高白喉的治愈率，创出了有效的方法。

【组成】大生地 30g，麦冬 18g，白芍 12g，薄荷 7.5g，玄参 24g，牡丹皮 12g，浙贝母 12g，生甘草 6g。

【方解】

古代治疗白喉之主方、常用方，有养阴清肺、解毒散邪之功。

“白喉”，喉间起白如腐，不易拔去，咽喉肿痛，初起发热，或不发热，鼻干唇燥，或咳或不咳，呼吸有声，似喘非喘。方中重用大生地以清热养阴，为主药；辅以玄参养阴生津，泻火解毒；麦冬清肺养阴，《珍珠囊》谓其“治肺中伏火”；炒白芍益阴养血；牡丹皮清热凉血；浙贝母化痰润肺，清热散结；少量薄荷疏表利咽，辛凉而散；再以生甘草泻火解毒，调和诸药。全方以大队滋阴清热药相伍，共奏养肾阴、清肺热之功，故名“养阴清肺汤”。

【适用证】

肺肾阴虚，复感疫毒，津液被灼，热毒熏蒸于上之白喉，或肺痨、喉痹诸症。现用于治疗咽喉炎、扁桃体炎、鼻咽癌等。

【临床医案】

1. 喉痹（冉雪峰医案）

某女，患喉痹，咽喉肿痛，滴水不入，药不得下，病来较暴，俨已封喉，唇口色乌，眼面俱肿，气痰辘辘，筑筑然若将窒息，病势颇危，某医院拒不收治，求诊于余。余曰：“热毒太炽，肿毒太剧，但非必死证。”因喉闭药物难下，先以雷氏六神丸置舌下，以温水少许润之，至第 2 日茶水勉下，乃投养阴清肺汤，原方薄荷减半，生地黄加倍，越 7 日诸病消失，气平神清如常人。

2. 扁桃体化脓（王幸福医案）

治一病男孩，12 岁，感冒后引起扁桃体化脓，在医院注射头孢曲松钠 1 周，仅控制住发烧，嗓子仍红肿疼痛，咳嗽有痰，要求中医治疗。根据检查情况，认为是热毒壅滞咽窍。

对病方：玄参 30g，麦冬 30g，生地黄 30g（消炎）；蝉蜕 10g，僵蚕 10 片，姜黄 10g，大黄 10 g，牡丹皮 10g，赤芍 12g，浙贝母 15g，薄荷 10g（消肿）。3 付，水煎服。

3 天后复诊，嗓子红肿已退，不咳亦不吐痰了，观双侧扁桃体还稍稍有点红，因服药后大便稀，每天 2 ～ 3 次，上方减量，又续 2 付，痊愈。

【加减应用】

热甚，去白芍，加连翘；质虚，加大熟地；燥甚，加天冬、茯苓。

205 增液汤

增液汤用玄地冬，滋阴润燥有殊功；

热病津枯肠燥结，增水行舟便自通。

【来源】清·吴鞠通《温病条辨》。

【组成】玄参 30g，麦冬 24g，细生地 24g。

【方解】

治津亏便秘证的常用名方，是增液行舟法的代表方剂，有滋阴清热、润燥通便之功。

本方为津液不足，燥结不甚诸症而设，增液有余，攻下不足，尤适“无水舟停”之证。方中重用玄参苦咸寒，能养阴增液，软坚润下，泻火散结，为主药；辅以麦冬甘寒质润，擅长滋益胃肠阴液；生地黄甘苦而寒，养阴润燥，清热凉血。三药合用，重剂而投，大补阴液，润滑肠道，促使糟粕下行，且可借三药滋润之寒凉以清热，从而使诸症得解。

《温病条辨》谓其“妙在寓泻于补，以补药之体，作泻药之用，既可攻实，又可防虚”。符合治疗热病“存得一分津液，便有一分生机”的原则，见有“增水行舟”之效，以其培添津液作用命名，故称“增液汤”。

附：增液承气汤，即增液汤加芒硝、大黄而成。取增液汤以滋养阴液，润肠通便，更加大黄、芒硝以泻热软坚、攻下腑实。治阳明温病，热结阴亏，燥屎不行，下之不通，津液不足，无水舟停，服增液汤不下者。

【适用证】

阳明温病，津液不足，见大便秘结、口渴、舌干红、脉细稍数或沉而无力等症。现用于便秘、慢性咽喉炎、复发性口腔溃疡、唇炎、鼻衄、糖尿病、皮肤干燥综合征、肛裂、慢性牙周炎、萎缩性胃炎、高血压等。

【临床医案】

1. 便秘（《实用中医药杂志》2008 年）

本方加减治疗阴液亏虚型老年性便秘 26 例（治疗组），对照组 12 例用番泻叶开水浸泡后顿服。以排便通畅与否、便质变化、停药 3 个月复发与否评定疗效，2 周为 1 个疗程。结果：治疗组显效 17 例，有效 6 例，无效 3 例，显著优于对照组。

2. 咳嗽（《北京中医》2000 年）

本方加减治疗肺热津伤型、燥邪伤肺型及肺阴亏耗型咳嗽共 86 例。以咳嗽及临床体征消失，内伤咳嗽 2 周以上未发作者为治愈；咳嗽减轻，痰量减少为好转；症状无明显改变为未愈，5 剂为 1 个疗程。结果：治愈 29 例，好转 49 例，未愈 8 例。

3. 慢性咽炎（《实用医学杂志》2002 年）

本方加减治疗慢性咽炎 140 例。以咽部症状、局部体征变化，1 年内复发与否评定疗效。结果：治愈 78 例，好转 59 例，无效 3 例。

【加减应用】

五心烦热，加连翘心、竹叶心；呕吐，加竹茹、枇杷叶；若舌光红无苔，口干唇燥者，加天花粉、沙参、石斛等以养阴生津；夹风热头痛，加桑叶、菊花；阴虚燥热，虚火上炎，发为牙痛者，加川牛膝、牡丹皮等以降火凉血；若津亏燥热较甚，用本方大便不下者，加生大黄、芒硝清热泻下。

206 燃照汤

【来源】清 · 王孟英《霍乱论》。

【组成】草果仁 3g，滑石 12g，淡豆豉 9g，焦栀子 6g，酒黄芩 4.5g，省头草（类似佩兰）4.5g，制厚朴 3g，制半夏 3g。

【方解】

治热霍乱名方，有清热化湿、辟秽泄浊之功。

王孟英《霍乱论》云：“暑湿内蕴，未化也。须具燃犀之照，庶不为病所蒙，因制燃照汤予之。”犀角，古称之为“灵兽”，认为其神方与通灵之性，全聚于角，点燃其角以照之，可使昏暗幽深之处暴露无遗。本方服之可使湿热、浊秽之邪清泄而除，功效卓著，如燃亮犀烛，令病邪无藏身之地，故称“燃照汤”。

【适用证】

暑疫挟湿，霍乱吐下，脘痞烦渴，恶寒肢冷，苔色白腻者。

【临床医案】

伏暑霍乱（王肃明医案）

黄翁炳文，年逾花甲，于季夏之夜，突然恶寒腹痛暴泄、呕逆，其子秀宽延师往诊。适值中伏，暑热蒸腾，平人皆自汗溱溱，而翁却恶寒战栗，烦躁不安。

诊其脉沉细如无，肢凉如冰，舌淡苔滑，一派阴寒之象。寻思天气如此之热，安得如此之寒耶？询知翁于烈日之下田间耕作，热极而归，饮新汲井水两碗，遂于树荫下席地而卧，困倦入眠。上灯时分，冷极而醒，恶寒战栗，腹痛如绞，暴泄黄水液，其味秽臭异常。顿悟斯乃寒湿抑暑也。遂投燃照汤清暑化湿，以靖其乱。处方：滑石 15g，焦栀子、黄芩各 10g，制半夏 15g，草果仁、藿香、佩兰、竹叶各 10g。次晨其子来云：“家父服药后约 2 小时，腹痛缓解，暑泄亦止，肢体转温。但欲凉饮，奈何？”师欣然告之曰：“令尊之病已瘳，唯津亏耳，急需养阴。可挖嫩芦根一大把煎汤数碗，恣其自饮。”3 日后家访，黄翁精神已复，谈笑自若矣。

【加减应用】暂无。

207 荡胞汤

【来源】唐·孙思邈《备急千金要方》。

【组成】芒硝、桃仁、茯苓、牡丹皮、大黄各9g，人参、桂心、白芍、厚朴、细辛、牛膝、当归、陈皮、虻虫、水蛭各6g，附片4.5g，共16味药，为细末，酒水煎服。

【方解】

治疗妇人因瘀血阻胞所致不孕症之效方，有活血祛瘀、荡涤胞宫之效。

不孕之症，其因多端，瘀血阻胞，即为其一。《千金翼方》条文述此方“主妇人断绪二三十年，及生来无子并数数失子，服此皆有子长命无病方”。

观本方所列药物，当系仲景的抵当汤、桃核承气汤、桂枝茯苓丸、大黄附子细辛汤四方综合而成，芒硝、牡丹皮、当归、大黄、桃仁、赤芍、牛膝、虻虫、水蛭等大量破血逐瘀之品，再加人参、茯苓、桂心、细辛等补气温经之类，以及厚朴、陈皮、桔梗理气辛散药物，可使胞宫瘀血荡除，新血从而复生，利于受孕着胎，故名“荡胞汤”。

【适用证】

痛经、月经不调、经漏、血疲、性交痛等属于瘀血证型者。

人流或流产后，服一二剂，可取到类似西医“清宫术”的荡胞除垢的作用。

【临床医案】

子宫内膜异位症（汤叔良医案）

丁某某，女，38岁，营业员。1980年4月3日初诊。患者

9年前产后感寒，遂发痛经，每届月汛，几至昏厥，某医院诊断为“子宫内膜异位症”，曾在1975年手术治疗，症减年余，旋又复发，经期每藉哌替啶镇痛。面色㿠白挟带浅青，平时畏寒怯冷，经后腰酸脊楚，带下清稀，纳呆便溏。舌淡紫中有瘀点，边有齿印，苔薄白，脉沉细而涩。

虚而留邪，其病则实，攻补交施，以化其癥，遂拟经后以理中、右归合方补其脾肾，经间期起与荡胞汤交替轮服，随访3个月，恙情告瘥，至今安然。

【加减应用】暂无。

208 螽斯丸

【来源】明·龚廷贤《古今医鉴》。

【组成】生地黄、熟地黄、当归各4两，茯苓、川芎、赤芍、枳壳、黄芩、延胡索、青皮各2两，陈皮、苏木、红花、五灵脂各1两，炒干姜5钱，甘草2钱，香附1斤，用艾煎汤，入醋打糊为丸，酒或白开水送服。

【方解】

古代治妇人不孕不育之良方，有养血调经、理气开郁之功。

“螽斯”，一名“蜇虫”，在草上者曰“草螽”，此是一种似草螽而大者。《诗经·螽斯》篇以螽斯之多而成群，比喻子孙之众多。本方借用此名，谓其服药之后，既治妇人经、带疾患，又治不孕诸症，从而使妇人月经调而它症无由以生，身体健康，后代自然繁衍众多之意，故又名“赐子丸”。

【适用证】

妇人赤白带下；经候不调，或前或后，或行时小腹作痛；腿膝麻痹，腰腹痛，子宫不能摄养，不孕症等。

【临床医案】

《御药院方》记载，金城太守范罗谨上：臣验此术，若服药四十日无子，请戮臣一家，以令天下医人。

臣妻年二十七岁无子，服此药有妊。又残药与前太子中金舍宇文妻李氏，年四十无子，服此药十三日有娠。此药名螽斯丸，屡用屡验，此方不可不广传于人，夫不在家不可服。可见此方是治女子不孕症之良方。

【加减应用】暂无。

209 济川煎

济川归膝肉苁蓉，泽泻升麻枳壳从；

肾虚津亏肠中燥，寓通于补法堪宗。

【来源】明·张景岳《景岳全书》。

【组成】当归 9 ～ 15g，牛膝 6g，肉苁蓉 6 ～ 9g，泽泻 4.5g，升麻 1.5g ～ 3g，枳壳 3g。

【方解】

治肾虚便秘之常用名方，有温肾益精、润肠通便之功。

“济”，有接济滋养之意；“川”，指津液分布之形。《黄帝内经》有“肠胃为海，六经为川”之说。张景岳注为“三阴三阳，同流气血，故为人之川”。方中肉苁蓉温肾益精，润肠暖腰，为主药。辅以当归养血和血，润肠通便；牛膝补肾强腰，性善下行；泽泻渗利小便而泄肾浊，枳壳下气宽肠而助通便。尤妙在稍加升麻以升清阳，清阳升则浊阴自降，以增强通便之效。

张景岳称此方为“用通于补之剂”。服之可使肾气盛，津液充，肾、肝、肠三经得以滋济，从而大便畅通。故名“济川煎”。

【适用证】

老年肾虚，大便秘结，小便清长，头目眩晕，腰膝酸软，背冷畏寒。现用于慢性阑尾炎、慢性胆囊炎、慢性胰腺炎、习惯性便秘等病的临床表现符合肾阳虚弱，阴津不足证者。

【临床医案】

1. 阳虚型便秘（《中国中医药现代远程教育》2014 年）

60 例患者随机分为济川煎加味组（治疗组）和便通胶囊组（对照组），每组 30 例，对比观察临床疗效。结果：治疗组 30 例，其中痊愈 11 例，好转 18 例，无效 1 例，总有效率为 97%；对照组 30 例，其中痊愈 8 例，好转 16 例，无效 6 例，总有效率为 80%。

2. 高血压

池某，男，55 岁，1997 年 10 月 12 日初诊。患者原有高血压病史 5 年，近 1 个月来自感头晕目眩，耳如蝉鸣，乏力懒动，食纳欠馨，腰膝酸软，大便秘结，小便清长，手足怕冷，舌淡，脉沉细。证属肾精亏虚，腑气不通。治宜温肾益精，润肠通便，方用济川煎加杜仲 10g、淫羊藿 15g、枸杞子 15g。

服 3 剂药后大便通畅，眩晕、腰膝酸软较前好转，惟耳鸣不减。守方续服 1 周后耳鸣渐少，大便趋于正常，守方加减连服 3 个月，诸症消失而愈。随访 1 年，未见复发。

【加减应用】

气虚明显者，加人参或党参、白术；腰酸甚者，加巴戟天、狗脊；耳鸣甚者，加磁石、熟地黄；大便下行困难者，加槟榔、厚朴；阴津不足甚者，加生地黄、麦冬；血虚甚者，加大当归用量，再加熟地黄。

210 镇肝熄风汤

镇肝熄风芍天冬，玄牡茵陈赭膝龙；

龟甲麦芽甘草楝，肝风内动有奇功。

【来源】清·张锡纯《医学衷中参西录》。

【组成】怀牛膝、生代赭石各 30g，生龙骨、生龟甲、生牡蛎、生白芍、玄参、天冬各 15g，川楝子、生麦芽、茵陈各 6g，甘草 4.5g。

【方解】

治类中风的常用名方，中风初期及后遗症的首选方，有镇肝息风、滋阴潜阳之功。

无论在中风前、中风时或中风后，凡肝阳化风者，均可使用本方。方中重用牛膝、代赭石为主药。牛膝最善引血下行，重用牛膝，可以将随风上逆的血引而下行，令血不致瘀阻于上。代赭石色赤而入血，石体质重而下行，善于平定上逆之挟血肝风。二药相伍，一刚一柔，主治血逆之标实。龙骨、牡蛎、龟甲三药，最善滋阴潜阳。白芍养血柔肝而缓肝风之急，玄参、天冬善养阴而清热。

方中川楝子、麦芽、茵陈三药，是神来之笔。张锡纯最初的处方中并未用到此三药。用于临床后发现，虽然大部分患者可以轻松搞定，但仍有部分患者，服用此方后，病症不轻反重。张氏从而领悟到，肝为将军之官，性情原本暴躁，喜温良之言，而恶激烈之辞。方中主以重镇，意在压制肝风，是逆肝之性，肝脏受制，可形成“反动之力”，从而令病情加重。加此三味以疏肝，如春风细雨，则上弊可除。最后以生甘草调和诸药。

全方组方严谨，配伍有度，既能平肝潜阳，柔润息风；又可条达肝气，和胃调中。诸药合用，可使肝阳得镇，内风平息，故名“镇肝熄风汤”。

【适用证】

阴虚阳亢，头目眩晕，目胀耳鸣，脑部热痛，心中烦热，面色如醉，或时常噫气，或肢体渐觉不利，口角渐形歪斜；甚或眩晕颠仆，昏不知人，移时始醒；或醒后不能复原，脉弦长有力者。现用于治疗高血压、脑血管意外、血管性头痛、癫痫，并可用于脑动脉硬化、帕金森病、三叉神经痛、顽固性呃逆、冠心病心绞痛、脑震荡综合征、癔症性晕厥、神经官能症、倒经、更年期综合征、高血压肾病、急性肾炎以及皮肤病等辨证属阴虚阳亢、肝风内动者。

【临床医案】

1. 脑充血证（张锡纯医案）

刘某来津后，其脑中常觉发热，时或眩晕，心中烦躁不宁，脉象弦长有力，左右皆然，知系脑充血症。盖其愤激填胸，思积虑者已久，是以有斯症也。因其脑中觉热，俾用绿豆实于囊中作枕，为外治之法。又治以镇肝熄风汤，于方中加生地黄1两，连服数剂，脑中已不觉热。遂去川楝子，又将生地黄改用6钱，服过旬日，脉象和平，心中亦不烦躁，遂将药停服。

2. 头痛（张锡纯医案）

天津于氏所娶新妇，过门旬余，忽然头痛。医者疑其受风，投以发表之剂，其疼陡剧，号呼不止。延愚为之诊视，其脉弦硬而长，左部尤甚，知其肝胆之火上冲过甚也。遂投以镇肝熄风汤，加龙胆草3钱，以泻其肝胆之火。1剂病愈强半，又服2剂，头已不疼，而脉象仍然有力。遂去龙胆草，加生地黄6钱，又服数剂，脉象如常，遂将药停服。

3. 皮肤病（《中医杂志》1988年）

以镇肝熄风汤原方治疗黄褐斑13例。患者均为女性，年龄26～34岁，病程2个月～3年。结果：痊愈（面部褐色斑块及临床症状消失）10例，显效（面部褐色斑块及临床症状明显减轻）3例。以本方加减治疗部分中老年性皮肤瘙痒症、神经性皮炎、慢性荨麻疹、银屑病等属肝阳上亢，肝风内动者，亦获满意效果。

【加减应用】

头痛目眩重者，加菊花、夏枯草；心中烦热，加黄芩、栀子；痰热甚，加竹沥、胆南星、川贝母；血压过高，头痛较剧，眼目胀痛者，加夏枯草、石决明、钩藤、菊花、苦丁茶；失眠多梦，加珍珠母、夜交藤、茯神、龙齿。

211 颠倒散

颠倒散敷功效极，大黄硫黄各研细；

等分再匀凉水调，专医酒齄肺风刺。

【来源】清·吴谦《医宗金鉴》。

【组成】大黄、硫黄各15g，研成粉末，石灰水200毫升。先将石灰和清水混和，澄清后取中间水200毫升，再将大黄、硫黄粉末倒入石灰水中混合即成。每次用少许，凉水调敷患处，每日1～3次。

【方解】

治疗酒渣鼻、肺风粉刺之经典外用效方，有清热解毒、祛风杀虫之效。

方中大黄苦寒清热，凉血解毒；硫黄辛热杀虫，引火下行。合治肺经风热之酒渣粉刺症。由于一为寒药，一为热药，两者相须为用，与一般“寒者热之，热者寒之”的治法不同，故名“颠倒散”。

另，《万病回春》亦有名“颠倒散”之方。药用大黄、滑石、皂角三味为末，黄酒送服，治疗脏腑实热之二便不通。三味药物剂量随病情增减，若小便不通，滑石用6钱，余用3钱；大便不通大黄用6钱，余用3钱；二便不通者，皂角3钱，余用4钱半。其方治与上方不同，临床应注意鉴别。

【适用证】

酒渣鼻、肺风粉刺、白屑风、脂溢性皮炎等。

【临床医案】

1. 酒渣鼻（《光明中医》2008 年）

以颠倒散外敷加自制痤疮冲剂口服治疗 50 例，与西药（甲硝唑片口服、甲硝唑霜外用）治疗 46 例对照，疗程 8 周。疗效评价以皮疹完全消退为治愈；红斑、丘疹、脓疱、毛细血管扩张等皮疹消退 70% 以上为显效。结果：治疗组治愈 22 例，显效 24 例，无效 4 例，总有效率为 92.0%；对照组治愈 13 例，显效 20 例，无效 13 例，总有效率为 71.7%。

2. 面部痤疮（《内蒙古中医药》2010 年）

本方外敷治疗 50 例，疗程 10 日。以局部无炎症，丘疹消退，不留瘢痕及色素沉着为痊愈；痤疮消失，无新疹发生，留有瘢痕为显效。结果：痊愈 40 例，显效 8 例，无效 2 例，总有效率为 96.0%。

【加减应用】暂无。

212 藿香正气散

藿香正气大腹苏，甘桔陈苓术朴俱，

夏曲白芷加姜枣，感伤岚瘴并能驱。

【来源】宋·《太平惠民和剂局方》。

【组成】藿香 90g，紫苏、白芷、大腹皮、茯苓各 30g，白术、半夏、陈皮、姜厚朴、苦桔梗各 60g，炙甘草 75g，共为细末，每服 9g，加姜 3 片、枣 1 枚，煎汤送服。

【方解】

《太平惠民和剂局方》之代表方，古代夏季防病的常用名方，被誉为千古第一方，急腹症之神药，当今时代已成为百姓家中必备之方。

方中以藿香为主，既能辛散风寒，又可芳香化浊，醒脾和中，辟秽止呕，为治霍乱吐泻之要药，《删补名医方论》云："藿香之芬，以开胃，名曰正气，谓正不正之气也。"故以"藿香正气散"命名。

另辅以白芷、紫苏辛温解表散寒，行气和胃，祛风除湿；半夏曲降逆止呕，燥湿和胃；厚朴行气除满，宽胸止痛；陈皮理气燥湿，且能和中；大腹皮下气宽中，利水消肿；茯苓、白术健脾利湿；桔梗宣肺利胸膈间之滞气，助解表化湿；再以甘草调和中土，少加姜、枣调和脾胃。诸药合用，使风寒解而寒热除，气机畅而胸脘舒，脾胃和而吐泻止，邪气去而正气复。

【适用证】

外感风寒，内伤湿滞，症见发热恶寒、头痛、胸膈满闷、脘腹疼痛、恶心呕吐、肠鸣泄泻、舌苔白腻，以及山岚瘴气等。现用于胃肠型感冒、急性胃肠炎、胃及十二指肠溃疡、妊娠恶阻、慢性结肠炎等。

【临床医案】

1. 霍乱（王堉医案《醉花窗医案》）

管香病愈未一月，其兄伟卿大令，在都候选，忽有友人招饮，醉饱之余，又苦炎热，自恃气壮，吃西瓜一颗。卧后觉腹中绞痛，吐泻并作。

夜已四更，遣人招余。余询其由，知为霍乱。命服藿香正气丸，不必往视也。其家人逼之不已，疑予深夜懒行，因随之去。见伟卿呻吟不已，腹膨膨如鼓。余笑曰："西瓜作怪也。"问小便利否？曰："否。"乃命其家人循腹极力推下之，不十度，腹中辘辘有声，溺下数碗，而痛少止矣。因仍使服藿香正气丸。

次午衣冠来谢曰："西瓜如此可恶，余当与绝交也。"为之笑。

2. 心腹极痛（陈三农医案）

一妇，暑月方饭后，即饮水而睡，睡中心腹痛极，肢冷上过肘膝，欲吐痢而不得吐痢，绞痛垂死，六脉俱伏。令以藿香正气散，煎汤吐之。一吐减半，再吐而安矣。

3. 急剧腹痛（彭崇让医案）

1960 年湖南长沙的盛夏，持续的酷暑天气，湖南湘雅医学院的急症室，突然来了一位腹胀、急剧腹痛的农民。他已经疼了两天，疼得全身无力，不停地颤抖，家属特别着急。当时，查原因查不出来，一定要剖腹探查。大夫们把这位农民推进了手术室，决定马上实施手术，但是却遭到了家属的坚决反对。

就在这进退两难的时刻，大夫们只好请来了湖南湘雅医学院的中医顾问——湖南省非常著名的老中医彭崇让（彭坚的伯父），看看中医有没有什么好方法。彭崇让走到手术台边，一句话没说，就开了藿香正气散。患者吃下去以后，出了一身汗，然后腹痛腹胀消失了，被抬下了手术台。所有在场的人都感到很惊讶，如此简单的中药方剂，为什么能有这样大的疗效？

【加减应用】

食滞，胸闷腹胀，去甘草、大枣，加六神曲、鸡内金；恶寒无汗，表邪偏重者，加荆芥、防风；湿邪较重，苔厚垢腻者，可用苍术代白术；气滞脘腹胀痛者，加木香、延胡索。

213 蠲痹汤

蠲痹汤中羌独秦，桑枝桂心海风藤；

归芎甘草乳木香，祛风止痛此方良。

【来源】宋·杨倓《杨氏家藏方》。

【组成】酒当归、羌活、片姜黄、赤芍、炙黄芪、防风各9g，炙甘草3g，加生姜5片煎服。

【方解】

古代治风痹之常用名方，有益气和营、祛风除湿之功。

风痹，又名行痹、走注，指风寒湿邪侵袭肢节、经络，其中又以风邪为甚的痹证。“蠲”者，有免除之意，去之疾速也。方中以羌活、防风祛湿而疏风，通气而活血，共为主药。辅以黄芪补气益卫，当归养血和营，赤芍、姜黄活血止痛通络。甘草、生姜通营卫，缓中补虚，调和药性。诸药合用，共奏益气活血之功，气通则血活，血活则风散，服之可使风痹之证得以迅速免除，故名“蠲痹汤”。

【适用证】

风温相搏，身体烦疼，项臂痛重，举动艰难，手足冷痹，腰腿沉重，筋脉无力。现用于类风湿关节炎、膝骨关节炎、强直性脊柱炎、颈椎病等病症。

【临床医案】

1. 类风湿关节炎（《新中医》2011年）

将52例患者随机分为治疗组与对照组，对照组24例予以西医常规治疗，治疗组28例在对照组治疗的基础上加用蠲痹汤合中药熏洗治疗。治疗3个月后观察关节压痛、肿胀及晨僵等症状，以及血沉（ESR）、C反应蛋白（CRP）、类风湿因子（RF）等实验室指标，以及欧洲抗风湿联盟标准中的DAS 28评分和疼痛视觉模拟VAS评分。结果：2组治疗后ESR、CRP、RF均较治疗前明显下降，但对照组下降幅度不及治疗组。

2. 脑卒中后肩手综合征（《河南中医》2012年）

纳入确诊为肩手综合征的26例患者，予口服益肾蠲痹汤治疗，同时进行良肢位摆放，2周为1个疗程，治疗3个疗程后观察疗效。结果：26例中，治愈3例，好转20例，未愈3例，有效率为88.5%。

【加减应用】

风胜者，痛处游走不定，加荆芥；寒胜者，疼痛剧烈、关节不可屈伸，加附子、细辛或川乌、草乌；湿胜者，关节肢体重着、肌肤麻木，加防己、苍术、薏苡仁；邪从热化，关节红肿，加知母、石膏、防己、桂枝；痛在上肢，加威灵仙；痛在下肢，加牛膝、续断。

214 归脾汤

归脾汤中参术芪，归草茯神远志齐；

酸枣木香龙眼肉，煎加姜枣益心脾。

【来源】宋·严用和《严氏济生方》。

【组成】白术、茯神、黄芪、龙眼肉、酸枣仁各30g，人参、木香各15g，甘草5g，当归、远志各3g，加生姜6g、大枣3～5枚煎服。

【方解】

古代治心脾气血两虚证的常用名方，妇科出血证的经典良方，有健脾益气、补血养心之功。

本方为严用和据《黄帝内经》“二阳之病发心脾”之理论而创制。心藏神而主血，脾主思而统血，思虑过度，劳伤心脾，则脾失健运，心血不足，发为惊悸怔忡、食少体倦诸症。

方中人参、黄芪甘微温，补脾养气；龙眼肉甘平，补心安神，益脾补血，共为主药。辅以白术苦甘温，助参、芪补脾益气；枣仁、茯神甘平，助龙眼养心安神；当归滋养营血，与参、芪配伍，补血之力更甚；远志交通心肾，安神宁心；木香理气利脾，使诸益气养血之品补而不滞。再加生姜、大枣调和营卫，炙甘草益气和中。合而成方，养心与健脾并用，健脾不离补气，养心不离补血，气血充足则心神安而脾运健。

本方以补养心脾为主，脾气健而气血生化之源充足，从而心血旺盛，则惊悸失眠诸症自愈。又脾主统血，凡脾虚气弱，不能统血而见崩漏诸症，亦可用本方治疗，即所谓“引血归脾”，故严氏名本方曰“归脾汤”。

【适用证】

思虑过度，劳伤心脾之心悸怔忡、健忘失眠、面色萎黄、舌淡苔白、脉细弱等症。现用于治疗神经衰弱、失眠、头晕、功能性子宫出血、崩漏、血小板减少性紫癜、再生障碍性贫血、白细胞减少症、胃及十二指肠溃疡、脑外伤后遗症、特发性水肿、心脏病、颈椎管内麻醉后并发头痛头昏、脱发等症。

【临床医案】

1. 胃痛（李中梓医案）

一人将应试，八月初五心口痛甚，致不能饮食。李诊之，寸口涩而软。予大剂归脾汤，加人参3钱，官桂1钱。彼云：“痛而骤补，实所不敢，得毋与场期碍乎？”李曰：“第能信而服之，可以无碍，若投破气之药，其碍也必矣。”遂服之，不逾时而痛减，更进一剂，连饮独参汤，场事获竣。

2. 消化性溃疡（江尔逊医案）

余1984年治患者张某，53岁，胃脘饥时隐痛，排黑便4月余，伴吞酸、嘈杂、肠鸣、气短乏力、舌偏红、苔薄白、脉细弱。胃镜检查：十二指肠球部前壁可见一直径约1.0cm之圆形溃疡，后壁有一假性憩室形成。用归脾汤加自制止血散，服12剂，患者疼痛消失，大便转黄，余症大减。遂用原方制蜜丸，连服2个月，诸症消失。次年复查，患者的后壁溃疡已愈合，前壁溃疡正在愈合中。效不更方，嘱其续服此丸。

3. 湿疹（郝万山医案）

郝万山老师说过“内科不治喘”，说明喘难治；“外科不治癣”，癣泛指皮肤病。这个病太顽固了，要找一个容易攻破的突破口。打仗不能找最难的地方去攻克，就找个容易突破的地方。患者说她还睡不着觉，一宿一宿失眠，还有一个问题是月经过多，贫血。月经的颜色发淡，有时几乎没有血色。

郝大夫觉得自己没有治疗皮肤病的经验，但是患者的月经过多，并伴有乏力、脸色苍白、唇爪不华。一定是由于气血不足，不能摄血、不能统血导致的月经过多。于是，郝老师先用归脾汤给患者调理月经，没想到产生了意外的效果。

1个月后，患者非常高兴地说，吃了药，湿疹减轻多了。我开始没有想到直接关系，后来突然想到脾是运化水湿的，当脾气运化水湿功能低下的时候，水湿就泛滥于肌肤，因为脾是主肌肉的。并不是所有的湿疹都可以用归脾汤治疗，但只要是脾气虚、心脾两虚、气血不足这一类的湿疹就可以用归脾汤治疗。

【加减应用】

血崩有寒者，加炮姜、艾叶、血余炭；崩漏不止，症情较重，去当归、木香，加升麻、赤石脂；月经淋漓不止，加山萸肉、五味子；严重失眠，加龙骨、磁石。

215 鸡鸣散

鸡鸣散是绝奇方，苏叶茱萸桔梗姜；

瓜橘槟榔煎冷服，脚气浮肿效果良。

【来源】宋·朱佐《类编朱氏集验医方》。

【组成】槟榔7枚（约30g），陈皮30g，木瓜30g，吴茱萸 6g，紫苏叶 9g，桔梗 15g，生姜 15g。

【方解】

治寒湿脚气之经典要方，有行气降浊、温化寒湿之功。

“鸡鸣”，是指服药时间。五更鸡鸣乃阳升之时，取阳升则阴降之意。其煎服法是：诸药共研粗末，隔宿用水二大碗，慢火煎至一碗半，药渣再用水二大碗，煎至一碗，二汁相和，至次日五更鸡鸣时作二三次冷服。天明时大便当下黑粪水，使肾所受寒湿毒气从大便排出。

方中吴茱萸散寒下气，能治肾气脚气水肿；木瓜舒筋活络，并能化湿，善治湿痹脚气，此二药对湿性脚气而肿胀痹痛有奇效。同时重用槟榔通腑除湿行气逐湿；生姜温化寒湿，降逆止呕；陈皮健脾燥湿，更能理气；紫苏叶、桔梗宜通气机，外散表邪，内开郁结。诸药合用，有开上、导下、疏中之效。

规定服药时间之意主要是取其空腹药方易于发挥，可使寒湿之邪随阳气升发而散，故名“鸡鸣散”。

附：宋孝志老先生运用鸡鸣散

在刘渡舟老师的《伤寒临证指要》一书中，提及宋老用“鸡鸣散”治疗风心病心衰水肿，效果惊人。

在治疗心衰水肿过程中，宋老尤其对风心病心衰的辨治，有其独特见解和经验。他提出以开肺散肝，温散寒湿之法，治疗风心病心衰水肿，而并不刻意单纯消肿利水。并推出以“鸡鸣散”为主方，苦降酸收，温散寒湿。数十年来，他以此法，治疗了许多风心病心衰的患者，收到了显著的疗效，曾被周围许多医患，称为治疗水肿一绝。

【适用证】

寒湿脚气，足腿肿重无力，行走不便，麻木冷痛；或挛急上冲，甚至胸闷泛恶，以及风湿流注，脚痛不可着地，筋脉肿大者；亦适用于丝虫病。现用于治疗慢性膝关节炎、慢性充血性心力衰竭、不宁腿综合征、功能性水肿等病症。

【临床医案】

1. 脚气（李铎医案《医案偶存》）

邹，六十，右脚浮肿，筋脉痛不可忍，憎寒发热。此寒湿流注于下。阅前医进二妙散、拈痛散等方无效，爰议鸡鸣散主之。

槟榔、橘红、木瓜、紫苏叶、吴茱萸、桔梗、防己、生姜。水二大碗，煎至一碗，取渣再煎一碗，两汁相和，安置床头。次日五更，分三四次冷服。服之天明，果下黑粪水，痛减，肿消大半。照方再进一剂，令迟吃饭，使药力下行，竟痛住肿消。

2. 不宁腿综合征（《山东中医杂志》1999 年）

采用鸡鸣散加味治疗不宁腿综合征 30 例。10 剂为 1 个疗程，连服 1 ～ 2 个疗程。以症状完全消失，3 个月内未复发为治愈标准。结果：总有效率为 93.3%。

3. 慢性充血性心力衰竭（《浙江中西医结合杂志》2001 年）

采用加味鸡鸣散治疗慢性充血性心力衰竭患者 20 例，与地高辛、利尿剂治疗 20 例作对照，疗程 7 日。以用药后心功能改善Ⅱ级以上，心室率维持在每分钟 60 ～ 80 次，水肿完全消失为显效标准。结果：在改善心功能方面治疗组总有效率为 90%；在降低心率方面治疗组总有效率为 85%；在改善水肿方面治疗组总有效率为 85%。

【加减应用】

见自汗、恶风、脉浮等风湿偏胜者，加桂枝、防风；无汗、身痛、脉沉属寒湿偏胜者，加肉桂、附子；寒湿脚气冲心、心悸、胸闷者，可去紫苏、陈皮、桔梗，加沉香、肉桂、附子、制半夏。

216 泻白散

泻白桑皮地骨皮，粳米甘草扶肺气；
清泻肺热止咳喘，热伏肺中喘咳医。

【来源】宋·钱乙《小儿药证直诀》。

【组成】地骨皮、桑白皮各30g，炙甘草3g，粳米一撮。

【方解】

治肺热喘咳之常用要方，有泻肺清热、止咳平喘之功。

肺主西方，属金，其色应白，泻白，即泻肺也。王晋三《绛雪园古方选注》曰："肺气本辛，以辛泻之，遂其欲也。遂其欲，当谓之补，而仍云泻者，有平肺之功焉。"

李时珍《本草纲目》曰："桑白皮、地骨皮，皆能泻火从小便去；甘草泻火而缓中；粳米清肺而养血，此乃泻肺诸方之准绳也。"方中桑白皮清泻肺热，止咳平喘；地骨皮泻肺中伏火，并退虚热；粳米、炙草养胃和中，补土生金。诸药同用，泻肺平喘而不伤正，宜属清泻肺中伏热之良方，故名曰"泻白散"。

【适用证】

肺热咳嗽，甚则气急，皮肤蒸热，日晡发热尤甚，舌红苔黄，脉象细数。现用于百日咳、肺炎、肺脓肿、气管炎、慢性肺源性心脏病、哮喘、鼻衄、声音嘶哑、小儿多汗症、盗汗、荨麻疹等。

【临床医案】

1. 咳嗽（谢映庐医案）

杨协胜之女，寒热咳嗽、腹痛泄泻。医者未知痛一阵泻一阵属火之例，木强反踱之理，妄用消耗之剂，渐至面浮气促，食减羸瘦，又误用芪、术之药，潮热愈重，痛泻愈多，延绵2个月，众谓童痨难治。乞诊于余，先予戊己丸作汤，2剂痛泻顿止，继以泻白散生脉汤，2剂潮嗽皆安。

2. 肺结核、盗汗（《安徽医学院学报》1986年）

杨某某，男，26岁，工人。1979年3月11日就诊。患浸润性肺结核，盗汗长期不愈，虽用抗痨药物，但每夜汗出均浸湿枕褥。由于长期汗出过多，耗伤津液，故口燥咽干、五心烦热、身体消瘦、颧红、舌质红绛、脉细数。即用桑白皮、地骨皮各30g，生甘草10g，浮小麦50g，水煎服。共服8剂，盗汗即止。

3. 老年肺炎（《湖南中医杂志》1996年）

以本方加减：桑白皮25g，地骨皮、黄芩、车前子各15g，甘草6g，葶苈子、枇杷叶、知母各10克，浙贝母12g，随症加减，治疗老年肺炎58例。结果：显效50例，好转7例，无效1例，总有效率为98%。

【加减应用】

肺经热重，加黄芩、知母；燥热咳甚，加瓜蒌皮、川贝母；咳喘气促，加地龙、杏仁、葶苈子；阴虚潮热，加青蒿、鳖甲；烦热口渴，加天花粉、知母；肝火犯肺，咳逆胁痛，加黛蛤散；汗多，加浮小麦。

217 泻青丸

泻青丸用龙胆栀，下行泻火大黄资；
羌防升上芎归润，火郁肝经用此宜。

【来源】宋·钱乙《小儿药证直诀》。

【组成】当归、龙脑（即龙胆草）、川芎、栀子、川大黄、羌活、防风各 30g，共为细末，炼蜜为丸，煎竹叶汤同砂糖化下。

【方解】

专用于清泻肝经实热郁结的常用名方。肝主东方，属木色青，“泻青”，即泻肝也。

肝经实火，非苦寒泻火之品不能除，故方中以龙胆草大寒大苦，直泻肝火，为主药；大黄、栀子协助龙胆草泻肝胆实火，导热下行，从二便分消；当归、川芎养肝血以防火热伤及肝血。肝火郁结，木失条达，羌活、防风皆能辛散火郁，即取《黄帝内经》“肝欲散，急食辛以散之”之意。竹叶清热除烦，导引热从小便而出。蜂蜜、砂糖调和诸药，合而用之，共奏清热泻火，养肝散郁之效。

故《删补名医方论》云：“本方重用苦寒之品，以清泻肝火为主，又佐升散之品，以散郁火，寓升于降，是升降同用之法，可使泻肝而不伤肝气，升散而不助火势，相得而益彰，故为泻肝之善法。”又汪昂云：“本方一泻（肝火）一散（肝风）一补（肝血），同为平肝之剂，故曰‘泻青’”。

【适用证】

肝火郁结之目赤肿痛、易惊多怒、不能安卧、尿赤便秘、脉洪实者。现用于血管性头痛、抽风、癫痫、小儿发热、角膜炎、中耳炎、结膜炎、全眼球炎、高血压头痛、带状疱疹、失眠、儿童高热惊厥等。

【临床医案】

1. 惊风（万密斋医案《续名医类案》）

罗田令治朱女,未周岁,病惊风。万用泻青丸,服之而搐转甚,盖喉间有痰,药末颇粗,为顽痰裹住,黏滞不行之故。乃煎作汤,用薄绵纸滤去滓，一服而愈。

2. 巅顶痛（《浙江中医杂志》1983 年）

某女，36 岁。痛从头发，沿眉中上巅，痛剧则欲呕，已 10 余年。平日抑郁寡欢，大便常干结，口苦，耳鸣耳聋。据述因大怒而得，后遇情志刺激则举发。舌质红，苔黄腻，脉弦紧。证属肝火上炎，巅顶受灼。治宜清肝泻火为主。

方用泻青丸加减：龙胆草、制大黄、柴胡、当归、川芎、防风、羌活、石菖蒲各 6g，栀子、牛膝各 9g，磁石 15g，木通 5g。5 剂后痼疾若失，原方加入养血柔肝之品，以善其后。

【加减应用】

上呼吸道感染而夜热不退，加薄荷、荆芥穗；惊风抽搐，加钩藤、蝉蜕、地龙；目赤肿痛，加草决明、车前子、菊花；睡眠不安，加珍珠母、夜交藤、枣仁；肝阳上亢，加代赭石、牛膝；大便秘结，大黄宜生用后下。

218 泻黄散

泻黄甘草与防风，石膏栀子藿香充；

炒香蜜酒调和服，胃热口疮并见功。

【来源】宋·钱乙《小儿药证直诀》。

【组成】藿香21g，栀子6g，石膏15g，甘草5g，防风120g。

【方解】

专用于清泻脾胃伏火所致诸症的常用名方。脾属中土，其色为黄，开窍于口，其华在唇、四白，脾火亢盛，则口疮、烦渴诸症由生。本方原用“治脾热弄舌”，即舌头总是伸出又收进，无意识地玩弄。

清脾者，以石膏、栀子为主药，寒凉以清泻之，因心开窍于舌，弄舌者，乃心经亦热，用栀子者兼可清心火。辅以防风，取其辛散脾中伏火，虽为发散之药，但其性舒缓，故称为“风药中之润剂”。藿香芳香入脾，既助防风辛散伏火，而有“火郁发之”之效，又可芳香辟秽，调中和胃。用甘草，一可以泻火解毒，二可以甘缓和中，使散者不至迅散，清者不至骤清，缓行于中，以奏祛热之功。

本方既清泻脾中伏热，又振复脾胃气机，虽名“泻黄”，而独以风药为重，是散火即所以泻火。立此方者，可谓深得《黄帝内经》“火郁发之”之微旨。服本方可使脾火清泻而正气无伤，诸症得愈。“泻黄”，即泻脾经之热，故又名“泻脾散”。

【适用证】

脾胃伏火症见小儿弄舌、口疮口臭、唇干烦渴、舌红脉数。现用于治疗口腔溃疡、慢性口腔炎、鹅口疮、滞颐、小儿发热、脑功能失调、妇人带下、睑缘炎等。

【临床医案】

1. 胎疸（薛己医案《保婴撮要》）

一小儿生下目黄，三日面赤黄；一小儿旬日内目黄而渐至遍身。此二者，胎禀胃热，各用泻黄散，一服皆愈。

2. 小儿牙关紧闭（谢映庐医案）

傅毓尚之子，潮热恶寒，医以羌活、防风、柴胡、葛根之属，热愈甚，大汗淋漓，四肢怠惰，食已即饥。医者犹谓能食为美，见其潮热不退，更认为疟疾。复用柴胡、槟榔之属；其热如故，问其大便甚难，又加大黄、枳壳，便仍未通，乃至牙关紧闭，口中流涎，面唇俱白，大汗嗜卧，腹中欲食，口不能入。

前医束手而去，始延余诊。问其初有潮热畏寒，继则大汗易饥便坚，四肢倦怠，后乃牙紧涎流，诊得诸脉弦小，惟两关洪大之至。细察此症，虽属三阳经病，但与太阳、少阳全无相涉，悉是阳明胃病。盖胃中伏火，为中消候也。以泻黄散加蒺藜、升麻、大黄予之。

方中最妙防风、升麻有升阳泻木之用，所以能启发胃中伏火，不致清阳、邪火两遏其中，使之尽行舒畅；又有蒺藜诱之，石膏凉之，大黄泻之，栀子引之，甘草调之，蜂蜜润之，井井有法，诚为胃中伏热之妙剂也。下咽后熟睡一顷。牙关即开，流涎亦止，潮热亦退，更以搜风润肠之药频服而健。

3. 唇疮（《广西中医药》1984 年）

某男，30 岁。患者在冬至前后，连续食火锅，以致下唇起疮，肿痛不止，口燥便结，食后腹胀，尿黄如茶色。服炎见宁、核黄素等未效。诊见舌质红，苔薄黄，脉孩数。辨证属燥邪引动脾火上冲，治以泻火润燥。拟泻黄散加麦冬 6g，每日 1 剂。药后大便通畅，唇肿痛均减，疱溢黄水，逐渐结痂，1 周后痊愈。

【加减应用】

烦躁不安，加灯心草、赤茯苓；小便短赤，加滑石；大便秘结，加大黄；热重，加连翘、金银花；口疮、口疳兼有血热者，加生地黄、赤芍；口舌赤裂疼痛，可加黄连、黄柏；舌下肿痛，加瓜蒌、贝母。